U0295382

主编 王 刚

神经病学
诊断思路

Diagnostic approaches of Neurology

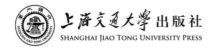

上海交通大学出版社
SHANGHAI JIAO TONG UNIVERSITY PRESS

内容提要

　　本书内容包括两部分,第一章介绍了神经病学诊断的历史源头、发展及现状;第二章至第十六章分别介绍了头痛的诊断思路、头晕的诊断思路、脑血管疾病的诊断思路、运动障碍的诊断思路、认知障碍的诊断思路、围脑膜感染的诊断思路、自身免疫性脑炎的诊断思路、癫痫的诊断思路、慢性炎性脱髓鞘性神经根周围神经病的诊断思路、肌病的诊断思路、神经系统遗传病的诊断思路、神经眼科疾病的诊断思路、神经口腔科疾病的诊断思路、功能性神经疾病的诊断思路、内科疾病相关脑病的诊断思路等。本书内容丰富,层次清晰,论述严谨,适合神经精神内科医师、普通内科医师、眼科、口腔科及相关医护人员使用。

图书在版编目(CIP)数据

　　神经病学诊断思路/王刚主编.—上海:上海交
通大学出版社,2022.5(2024.11 重印)
　　ISBN 978‑7‑313‑26800‑6

　　Ⅰ.①神… Ⅱ.①王… Ⅲ.①神经病学—诊疗 Ⅳ.
①R741

　　中国版本图书馆 CIP 数据核字(2022)第 073590 号

神经病学诊断思路
SHENJINGBINGXUE ZHENDUANSILU

主　　编:王　刚
出版发行:上海交通大学出版社　　　　　　　地　　址:上海市番禺路 951 号
邮政编码:200030　　　　　　　　　　　　　电　　话:021‑64071208
印　　制:苏洲市越洋印刷有限公司　　　　　经　　销:全国新华书店
开　　本:787mm×1092mm　1/16　　　　　印　　张:13
字　　数:312 千字
版　　次:2022 年 5 月第 1 版　　　　　　　印　　次:2024 年 11 月第 2 次印刷
书　　号:ISBN 978‑7‑313‑26800‑6
定　　价:148.00 元

尹　豆　上海交通大学医学院附属瑞金医院神经内科

卢逸舟　上海交通大学医学院附属瑞金医院卢湾分院脑病中心

袁　芳　山东大学齐鲁医院青岛院区老年病科

梁　兵　山东大学齐鲁医院青岛院区神经内科

· 学术秘书（兼）·

贺娜英　上海交通大学医学院附属瑞金医院放射科

高　超　上海交通大学医学院附属瑞金医院神经内科

· 绘　图 ·

李一民　安徽滁州城市职业学院艺术与传媒学院

作为一门独立二级学科,神经病学(Neurology)常与"卓尔不群"相行。面对神经病学时,初入医林的医学生常会因对神经解剖、生理等基础学科心存恐惧而出现神经恐惧症(neurophobia),望而却步;而中青年专科医师即使口念"定位定性",胸怀"VITAMINS"、"MIDNIGHTS"原则,但一旦具体到某一患者身上,仍然会有"线索如麻,无从下手"之感,虽想"按图索骥",却"无图可查"。事实上,国内外不乏神经诊断的众多教材和专著,但始终少有能以专病化形式,从疾病症状和病种着手,将体检、辅助检查有的放矢,以诊断思路为核心,能够给专科医师尤其是中青年专科医师执业中的迷茫加以点拨并提升其临床思维能力的专著。

作者历经多年的构思和策划,聚集了全国 20 余位知名神经病学专家,共同编就这本临床诊疗实践的专著《神经病学诊断思路》,旨在填补这一空白。本专著首次尝试从疾病症状和疾病分类两个维度对神经疾病的诊断实践及最新进展进行系统总结和介绍,内容充分体现了神经疾病复杂性、多样性、疑难性和趣味性的特点,围绕某一症状或疾病,引入神经影像、体液标志物、神经电生理、基因检测以及神经病理等辅助诊断技术,全方位、多视角地介绍了上述疾病的临床诊断思路和流程,尤其突出编者自身的临床实践,系统介绍收集病史的要点、行床边查体的手法技巧和代表性体征及其意义,而后针对性地选择辅助检查,强调"无论何种形式的辅助检查"绝不能替代"临床医师的床边查体",时刻不忘"临床"本色,这一点尤显弥足珍贵。本专著按照常见症状学及疾病分为:头痛、头晕、脑血管病、神经免疫病(周围神经病及脑炎)、脑膜感染、癫痫、神经变性病(帕金森病及相关运动障碍和阿尔茨海默病及相关认知障碍)、神经遗传病、神经眼科学(neuro-ophthalmology)、内科疾病相关脑病等,并将新兴的"功能性神经疾病(functional neurology)"和作者团队首次提出的"神经口腔科学(neuro-stomatology)"作为两大病种予以介绍,在国内尚属首次。同时,为突出临床教学特色,在每个章节的结尾都设置了思考题,以便启迪读者的思维。专著面向的读者不仅为神经科、精神心理科专科医师,也包括老年科、大内科、影像科、眼科、口腔科、病理科及其他对神经精神病学诊断感兴趣的医务工作者和科研人员。

在本书的撰写过程中,得到了我的导师、本书名誉主编陈生弟教授的鼓励和支持,在此深表谢意;同时我也要深深感谢参与本书编撰的每一位专家及所在团队成员,感谢他(她)们愿意敞开心扉、与我一起携手,积数十年之临床经验和心得,将一个个症状和疾病,抽丝剥茧,悉心传授,尽显医者风采、师者荣光。在此也要感谢瑞金医院及临床医学院领导对本书出版的支持。最后我要感谢家人对我一贯的包容与支持。

本书力求风格统一、图文并茂，所收录图片如无特殊说明，均为来自各章作者临床实践病例；书中若有纰漏，恳请各位前辈及同道批评指正，以期再次修订时完善，无限致谢！

王刚

上海交通大学医学院附属瑞金医院神经内科

2022 年 3 月

CONTENTS 目 录

第一章

神经病学诊断发展史

作为一门从内科学衍生而来,目前独立设置的二级学科,神经病学(Neurology)在众多临床学科中以特色鲜明、发展迅猛而著称,既有历史底蕴绵绵不断,又革故鼎新不断进步。

一、神经病学学科体系创立的源头: 马丁·夏科和他的弟子们

现代意义上的神经病学发轫于欧洲,1882年,一代宗师让-马丁·夏科(Jean-Martin Charcot,1825—1893,出生于法国巴黎,现代神经病学的奠基人,被称为神经病学之父)被聘任为巴黎大学的神经病学教授,并在 Salpêtrière 医院(巴黎萨伯特慈善医院)设置独立的神经内科病房及诊所,设立较为完整的神经科体检规范(这套查体规范保留至今,鲜有修改)和神经病理检查流程,从而创立了科学正规的诊断体系。同时,马丁·夏科还注重授业传道,培养出了包括约瑟夫·巴宾斯基(Joseph Babinski)、阿尔弗雷德·比奈(Alfred Binet)、皮埃尔·简奈特(Pierre Janet)和西格蒙特·弗洛伊德(Sigmund Freud)等在内的一批群星璀璨般的神经精神科大师[1-3](图1-1),极大地推进了神经病学专科和亚专科的发展和细化。历经130余年的风云变幻、沧海沉浮,神经病学已在全世界生根、发芽、开花、结果,发展成为一门专注研究神经系统及骨骼肌疾病的重要临床学科。

神经病学涉及病种繁多,按病变部位不同可分为中枢神经疾病、周围神经疾病和肌肉疾病。按病因可分为感染、血管病、肿瘤、外伤、自身免疫、变性、遗传、先天发育异常、中毒、营养缺陷及代谢障碍等。按照世界卫生组织(WHO)相关疾病流行病学及疾病负担统计报告,脑卒中、阿尔茨海默病及相关认知症疾病位居严重危害人类健康的十大疾病之列,其他诸如头痛(偏头痛)、头晕、癫痫、帕金森病等神经系统常见病(症状)更是成为各类人群的常见病、多发病,占据了神经科门急诊及病房的大半壁江山。

神经病学的研究内容涉及疾病的病因、发病机制、病理、临床表现、诊断、治疗及预防,因此,从神经病学诞生之日,就涉及了多个学科的交叉,包括神经解剖学、神经生理学、神经生物化学、神经病理学、神经免疫学、神经遗传学、神经流行病学、神经药理学、神经影像学、神经心理学、神经外科学、精神病学等。其中,神经外科学与神经病学的密切关系自不待言。神经病学与精神病学虽属两个不同学科,但"神经、精神不分家",两者如同脑功能异常的 AB 面,精神病学是一门研究认知、情感、意志、行为等精神活动障碍的临床学科,如精神分裂症、情绪障碍、人格障碍等;而神经疾病常常伴有精神症状,作为器质性疾病的表现之一,神经病学更多地还

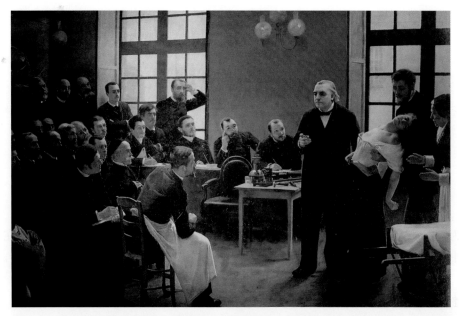

图 1-1　法国著名画家皮埃尔·安德烈·布鲁耶(Pierre Andre Brouillet, 1857—1914)所绘制的名画《巴黎萨伯特慈善医院的一节临床课, 1887 (A Clinical Lesson at the Salpêtrière, 1887)》[23]描述了夏科教授在医院周五举行的病例讨论上通过催眠方法诱发出女患者维特曼(Wittman)的癔症症状,围绕着他的是一批后来大放异彩的学生: 约瑟夫·巴宾斯基(Joseph Babinski)、阿尔弗雷德·比奈(Alfred Binet)、皮埃尔·简奈特(Pierre Janet)、乔治·吉勒斯·图雷特(Georges Gilles de la Tourette)等

是关注神经、肌肉器质性病变。眼科、耳鼻喉科、口腔科、骨科等临床学科与神经病学也有较密切的联系,目前已派生出神经眼科学(neuro-ophthalmology)、神经口腔科学(neuro-stomatology)等边缘交叉学科[4-6]。甚至在临床医学教育中,针对医学生对神经病学以其所依赖的复杂解剖结构和多变的定位定性原则而心存恐惧的心态,化生出了一个独特的概念和现象——神经恐惧症(neurophobia)[7]。

二、神经病学的定位定性诊断原则

神经疾病的诊断程序及原则突出总结为"定位(topical diagnosis)、定性(etiological diagnosis)"。即在病史询问、内科及神经系统体检(全身体格检查)的基础上,结合适当的辅助检查,进行综合分析并得出诊断。尤其是,神经病学是一门注重逻辑性的学科,疾病的诊断思路是先定位,再定性,即先确定病变的部位(即定位诊断),再确定病变的性质(即定性诊断),犹如福尔摩斯探案,一步步抽丝剥茧,直至水落石出[8-10]。在临床工作中,必须熟悉各部位损害产生的神经症状和体征的特点,将采集到的神经症状及体征结合神经解剖、神经生理知识进行推理分析才能确定病变部位(大脑皮质、锥体系、锥体外系、小脑、脊髓、自主神经、周围神经、神经肌肉接头、肌肉等),即做出定位诊断。定性诊断需要根据病史、定位诊断结果结合必要的辅助检查做出疾病性质判断,首先要确认是器质性还是功能性,如果是器质性的,细分是血管病、炎症、脱髓鞘、肿瘤、中毒、代谢、变性等。

目前被公认的便于快速记忆的定性原则包括 3 种(图 1-2)：①最初用于诊断快速进展性痴呆的 VITAMINS 原则[11]。②源于美国医学题材悬疑剧《豪斯医生(House，M. D.)》的 MIDNIGHTS 原则：该剧第一季第二集《父子(Paternity)》中，豪斯医生在办公室中和助手们一起讨论 16 岁的男孩丹(Dan)的病情，他在白板上写下的"Midnight"鉴别诊断原则经国内学者传播修订，成为行业公认的 MIDNIGHTS 原则[12]。③VINDψCATE 原则：首次将心因性(功能性)疾病的诊断纳入的定性原则，由 VINDICATE 衍生而来，也是目前最新的诊断原则[13]。

VITAMINS 原则

V：Vascular 血管性
I：Infectious 感染性
T：Toxic-Metabolic 中毒-代谢性
A：Autoimmune 自身免疫性
M：Metastases/Neoplasm 肿瘤性
I：Iatrogenic 医源性
N：Neurodegenerative 神经退行性
S：Systemic(全身)系统性

MIDNIGHTS 原则

M：Metabolism 代谢性
I：Inflammation 炎性
D：Degeneration 变性
N：Neoplasm 肿瘤
I：Infection 感染
G：Gland 腺体/内分泌
H：Hereditary 遗传
T：Toxication 中毒/Trauma 外伤
S：Stroke 卒中

VINDψCATE 原则

V：Vascular 血管性
I：Infectious 感染性
N：Neoplastic 肿瘤性
D：Degenerative 变性
ψ(希腊字母，发音 psi)：Psychogenic 功能性
C：Congenital/Genetic 先天遗传性
A：Autoimmune 自身免疫性
T：Trauma 外伤性
E：Endocrine/Toxins/Metabolic/Drug 内分泌/毒物/代谢/药物性

图 1-2　神经疾病的 3 种定性原则

三、神经病学诊断发展史的 3 次革命

早期的神经病学诊断依靠的是临床医师的观察，类似内科基本功的"视、触、叩、听"，实验室检查则为患者死亡后的病理学解剖[这也是脑库(Brain Bank)在欧美国家诞生的初衷]。从英国内科医师詹姆斯·帕金森(James Parkinson，1755—1824)描述震颤麻痹(shaking plasy)

的过程(在自家阳台上观察过往行人)到德国医师阿洛伊斯·阿尔茨海默(Alois Alzheimer,1864—1915)对患者奥古斯特·德特尔(Auguste Deter)的大脑进行病理学解剖,发现老年斑及神经原纤维缠结,从中即可一窥端倪[14,15]。然而,随着相关学科的发展和现代科学技术的进步,从 19 世纪至今,神经病学诊断在继承经典的基础上,不断发展,自我革故鼎新,至少经历了 3 次代表性的革命。

(1) 第一次革命:从 19 世纪末到 20 世纪末,在近百年中,在一批又一批神经病学专家的共同努力下,初步建立了神经病学辅助检查的基础体系,包括以腰穿检查为核心的脑脊液生化检查,以脑电图、肌电图、神经传导速度和诱发电位为代表的神经电生理检查体系。这些辅助检查手段沿用至今,并不断向精细化、亚专业化方向发展,如对终板病变有较高诊断价值的单纤维肌电图(single-fiber electromyography)、鉴别功能性和器质性疾病有重要价值的准备电位(bereitschafts potential,BP)[16,17](参见第 15 章)。

(2) 第二次革命:从 20 世纪 70 年代开始以计算机断层扫描(CT)和磁共振成像(MRI)为代表的神经影像学技术的问世对神经病学诊断水平的提高带来了革命性变化,使活体脑的可视化成为可能,也使临床医师的定位得到了进一步的确认和修订,并逐渐向脑功能的可视化发展,针对特殊病变的序列[如检测铁沉积的定量磁化率图(quantitative susceptibility mapping,QSM)]、功能磁共振(静息态和任务态 fMRI)和高分辨 MRI(7.0T)技术也日臻成熟,并逐渐应用于临床诊断和临床研究中[18,19]。自此,神经病学的定位某种意义上从双手的查体定位发展为查体结合机器的神经影像定位阶段,但查体仍旧保持着核心地位:当神经影像检查为阴性,而查体定位为阳性时[如头颅 CT 阴性,而查体考虑蛛网膜下腔出血;如颅内磁共振血管成像(magnetic resonance angiography,MRA)阴性,查体定位为颈段髓外病变,DSA 最后证实为动静脉瘘],应该以查体定位为准。

(3) 第三次革命:从 21 世纪初开始,以二代测序技术(next generation sequencing,NGS)(包括对致病基因和致病病原体测序)、核素标记的正电子发射计算机断层成像(positron emission computerized tomography,PET)- CT/MRI 及数十种自身免疫性抗体为代表的三大分子诊断技术,使得神经病学的诊断已从临床表型分型进入基因分子分型[20-22],基因测序技术促进了神经遗传疾病的诊断,使很多神经遗传疾病的病因逐渐得以阐明,如亨廷顿舞蹈病、遗传性共济失调、进行性肌营养不良、强直性肌营养不良等,且为基因治疗研究提供了极具前景的发展方向。而自身免疫性抗体的检测,则将原来一大类无法明确的"非特异性散发性脑炎"重新归位,得以明确诊断;核素标记的 PET - CT/MRI 功能成像已几乎达到了病理解剖的效果和作用,使得一大批过去依靠病理解剖确认的神经变性疾病(AD、PD 等)在生前即可得到确诊,为对因治疗打下坚实基础,并仍在持续发展。

四、神经病学诊断的临床化与工具化的关系:床边查体和辅助检查的取舍

需要强调的是,随着科学技术的发展,尤其是目前人工智能技术(artificial intelligence,AI)的迅猛发展,一大批新型辅助诊断仪器和手段相继应用于临床,尽管这些仪器和设备极大地方便了临床诊断并实质性地提高了诊断水平,但毋庸讳言,我们仍然要警惕盲目依赖仪器、忽视基本技能培养的错误倾向。因为临床方法仍是诊断疾病的基础,辅助检查只能提供辅助

依据,任何先进的辅助检查结果必须结合临床表现才能正确判断其意义。实际上,有些神经疾病,如三叉神经痛、特发性面神经炎、癫痫、偏头痛、帕金森病、肌张力障碍和功能性神经系统疾病(见第 15 章)等,主要依据临床表现和查体做出诊断,辅助检查居于次要地位。忽略临床体检、无选择地滥用辅助检查不仅无助于诊断水平的提高,还会增加患者的经济负担和全社会的医疗成本。需要强调的是:"无论何种形式的辅助检查,都不能替代临床医师的床边查体"[10]。同时,床边查体的过程也是一次和患者及家属面对面接触沟通的过程,更加体现出我们面对的是人,而不是单纯的病,同患者的交流更能获得第一手的信息。

因此,床边查体是临床神经病学的根基所在,绝非任何辅助检查所能取代。在这本专著接下来的章节中,每一种症状/疾病的诊断流程中,都突出展示了临床查体的手法和体征识别。

五、以"动态视角、抓住主要矛盾、坚持长期随访"应对诊断中"变"的挑战

在定位、定性诊断原则的基础上,我们还要时刻体现出因地制宜、因人而异的灵活性,以不变应万变。

(1)动态视角:疾病是动态的,恰似从蚕化蛹,从蛹化蝶,起始阶段的症状之后可以出现其他多种症状和体征,甚至可以被随后的其他症状遮盖、淡化,由主变次,相同的临床表型可以对应不同的疾病实体病理或突变基因,而不同的临床表型也可能对应相同的疾病实体病理或突变基因,正所谓"你中有我,我中有你"。例如,急诊来了一位双侧面瘫的男青年,除了周围性面神经麻痹外无其他任何体征,这时除了诊断患者为"周围性面瘫"之外,我们还要想到是否是格林-巴利综合征(Guillain-Barré syndrome, GBS)的前驱症状,一方面对症用药,另一方面向患者交代注意事项。3 天后该患者果然四肢无力又来到急诊,最后腰穿及肌电图(electromyography, EMG)确认是 GBS。整个诊疗过程就是一个动态变化的过程,我们要想到多种可能,既融入治疗方案中,又要适时纳入对患者的知情谈话中。

(2)抓住主要矛盾:疾病的症状多样,甚至有重叠,往往有"乱花渐欲迷人眼"之感,切记要:抓住主要症状(矛盾),看清次要症状,由主要矛盾入手,先解决心头大患,而后才是皮毛之疾。例如,一例步态不稳多次摔倒的中年男性,动作迟缓伴双上肢抖动,诊断时到底是往脊髓小脑共济失调(spinocerebellar ataxia, SCA)考虑,还是往帕金森病(parkinsonism)考虑?这时就要判断患者最主要的症状是什么,对其生活影响最大的症状是什么?如果是共济失调,则要优先往 SCA 系列考虑,如果是锥体外系症状,则要优先往帕金森综合征(Parkinsonian syndrome, PDS)[多系统萎缩(multiple system atrophy, MSA)]考虑。

(3)坚持长期随访:无论什么资历、水平的临床医生都有可能遇到无法确诊的神经系统疾病,这时可以给出一些可能,承认"无诊(无法诊断)",而切忌碍于情面,硬拉郎配,过早地做出所谓"确诊"而导致真正的"误诊、漏诊",使得后续治疗南辕北辙。"Sometimes, not interfering is the best. Sometimes, follow-up is the best"(有时候,不干预是最好的。有时候,随访是最好的)。正如临床研究的分类,我们看到和诊断的一些所谓疑难疾病,很多是横断面(cross-section),有时关键性的定位、定性体征还未出现,随后的长期随访(long-term follow-up)才可能会使病情水落石出。一言以蔽之,我们应该始终抱着有所敬畏、时刻学习的态度去随访患者,针对未解之谜一个一个耐心地明确诊断。总之,只有脚踏实地在临床上孜孜以求,

不舍昼夜，以不变应万变，才能不断提升我们的神经病学诊断水平，成为见微知著、抽丝剥茧的良医。

（王刚　陈生弟）

● 思 考 题 ●

1. 神经病学诊断体系的建立者是谁，他有哪些代表性的卓越贡献？
2. 常用的神经病学诊断快速记忆的定性原则有哪几种？
3. 如何处理神经病学诊断中床边体检和辅助检查的关系？

● 参考文献 ●

［1］ KUMAR DR, ASLINIA F, YALE SH, et al. Jean-Martin Charcot：the father of neurology［J］. Clin Med Res, 2011,9(1)：46 - 49.

［2］ BOGOUSSLAVSKY J. Hysteria after Charcot：back to the future［J］. Front Neurol, Neurosci. 2011, 29：137 - 161.

［3］ PACIARONI M, CITTADINI E, BOGOUSSLAVSKY J. Great careers：Cornil, Bouchard, Bourneville and Proust［J］. Front Neurol Neurosci, 2011,29：61 - 70.

［4］ CHERAYIL NR, TAMHANKAR MA. Neuro-Ophthalmology for Internists［J］. Med Clin North Am, 2021,105(3)：511 - 529.

［5］ 王刚,宋忠臣,王金涛,等.神经口腔科学：一个值得关注的新兴交叉学科［J］.重庆医科大学学报,2021, 46(07)：858 - 862.

［6］ 王刚,陈生弟.神经病学的诊断：源头、发展和挑战［J］.诊断学理论与实践杂志,2022,21(1)：1 - 4.

［7］ JOZEFOWICZ RF. Neurophobia：the fear of neurology among medical students［J］. Arch Neurol. 1994, 51(4)：328 - 9.

［8］ 王刚.神经病学诊断的进展与挑战［J］.诊断学理论与实践,2018,17(04)：358.

［9］ 王刚.疾病探案之美［J］.医学与哲学(A),2016,37(11)：48 - 49.

［10］ 王刚.不忘本色　临床而诊［J］.重庆医科大学学报,2021,46(07)：731.

［11］ GESCHWIND MD, HAMAN A, MILLER BL. Rapidly progressive dementia［J］. Neurol Clin, 2007,25 (3)：783 - 807.

［12］ RICH LE, SIMMONS J, ADAMS D, et al. The afterbirth of the clinic：a Foucauldian perspective on "House M. D." and American medicine in the 21st century［J］. Perspect Biol Med, 2008,51(2)：220 - 37.

［13］ MILLIGAN TA. Diagnosis in Neurologic Disease［J］. Med Clin North Am, 2019,103(2)：173 - 190.

［14］ WALUSINSKI O. Jean-Martin Charcot and Parkinson's disease：Teaching and teaching materials ［J］. Rev Neurol (Paris),2018,174(7 - 8)：491 - 505.

［15］ MÜLLER U, WINTER P, GRAEBER MB. Alois Alzheimer's case, Auguste D., did not carry the N141I mutation in PSEN2 characteristic of Alzheimer disease in Volga Germans［J］. Arch Neurol, 2011, 68(9)：1210 - 1, author reply 1211.

［16］ 尹豆,王含,张玉虎,等.功能性运动障碍的诊断与治疗中国专家共识［J］.重庆医科大学学报,2021,46 (07)：732 - 736.

［17］JUEL VC. Single fiber electromyography ［J］. Handb Clin Neurol，2019，160：303 - 310.

［18］LIU S，BUCH S，CHEN Y，et al. Susceptibility-weighted imaging：current status and future directions ［J］. NMR Biomed，2017，30(4)：10. 1002/nbm. 3552.

［19］YOUNG GS，KIMBRELL V，SEETHAMRAJU R，et al. Clinical 7T MRI for epilepsy care：Value, patient selection，technical issues，and outlook ［J］. J Neuroimaging，2022 Jan 31.

［20］卢逸舟，陈晟. 自身免疫性脑炎的诊断进展［J］.重庆医科大学学报，2021，46(07)：754 - 759.

［21］罗巍，陈思. 神经系统遗传病的基因检测策略［J］.重庆医科大学学报，2021，46(07)：798 - 803.

［22］张慧玮，左传涛. 淀粉样蛋白和 tau 蛋白 PET 显像在痴呆中的临床研究进展［J］.重庆医科大学学报，2021，46(07)：813 - 817.

［23］HARRIS JC. A Clinical Lesson at the Salpêtrière ［J］. Arch Gen Psychiatry，2005；62(5)：470 - 472.

第二章

头痛诊断思路

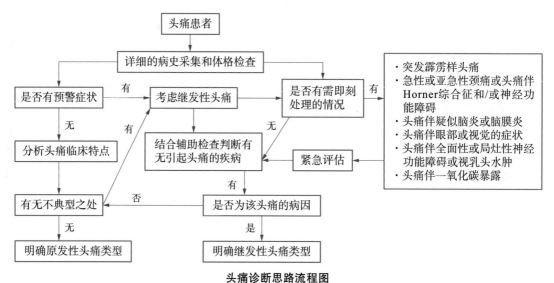

头痛诊断思路流程图

* 根据中华医学会神经病学分会《头痛分类和诊断专家共识》意见修改[1-2]

　　头痛是临床上最为常见的主诉症状之一,全球发病率高。它可能源于某种原发的头痛病,也可能是多种疾病的临床表现,不同病因导致其治疗与预后截然不同。有的继发性头痛还可能涉及多学科,甚至掩盖其原发疾病的特征性症状,导致其他专科医师未能重视或识别。大多数头痛疾病的诊断主要依靠临床表现而非辅助检查。因此,很大一部分患者未能得到准确和及时的诊断,从而接受了不必要的检查和无效的治疗。

　　国际头痛学会于 2018 年颁布了第 3 版《头痛疾病的国际分类》(The International Classification of Headache Disorders,3rd edition,ICHD - III)[3]。该分类和诊断标准对主要的头痛疾病类型给出了描述性的定义和操作性强的诊断标准,目前在国际上被广泛接受,成为头痛疾病分类和诊断的国际规范。本文结合 ICHD - III 分类诊断,阐述如何通过病史询问、体格检查和辅助检查,识别原发性和继发性头痛,最终完成头痛的病因诊断。

◆ 第一节　头痛疾病的分类 ◆

　　1988年，国际头痛学会（Headache Classification Committee of the International Headache Society，IHS）颁布了第1版《头痛疾病的国际分类》（ICHD‑I），包括头痛、神经痛及面痛的分类和诊断标准，为世界卫生组织所采用[4]。2004年IHS又推出了第2版《头痛疾病的国际分类》[5]。ICHD‑II保留了ICHD‑I的基本架构，将头痛明确分为3类：①原发性头痛；②继发性头痛；③颅神经痛、中枢和原发性头痛以及其他类型头痛。将ICHD‑I中"不与结构性器质性病变相关的头痛"命名更改为"其他原发性头痛"；将持续偏侧头痛归入其他原发性头痛；并增加偏头痛、紧张型头痛、丛集性头痛和其他三叉自主神经性头痛分类下的几个亚型。经过近15年的检验与发展，IHS又于2018年推出了第3版《头痛疾病的国际分类》（ICHD‑III）。ICHD‑III大的分类与ICHD‑II基本相同，但将丛集性头痛合并在三叉神经自主神经性头痛大类中，并在原发性头痛的分类亚型中做了更多细化。

　　由此，ICHD‑III中头痛疾病分为3大组：①原发性头痛；②继发性头痛；③痛性颅神经病变和其他面痛及其他类型头痛。原发性头痛包括偏头痛、紧张型头痛、三叉自主神经性头痛及其他原发性头痛4个部分。每一种原发性头痛可以看作具有某种发病机制的、独立的头痛病。而继发性头痛的分类命名为"缘于"某种疾病的头痛，表示继发性头痛只是某种疾病的一个症状。因此，原发性头痛的分类是以临床表现为依据，而继发性头痛的分类是以其病因为依据[1]。

◆ 第二节　头痛疾病的诊断流程 ◆

一、病史询问

　　详细的病史采集对明确头痛类型的诊断十分重要，对病史的把握可使体格检查更有针对性，并确定是否需要影像学或其他进一步的检查。头痛的病史采集包括起病年龄、发作形式（包括诱因、前驱症状、起病方式、发展过程、加重或缓解因素）、痛的特征（部位、性质、疼痛程度、频率、持续时间、伴随症状）、既往史及基础疾病（是否有伴随疾病、近期是否有创伤、当前的用药情况）、生活工作习惯（睡眠、运动、体重、工作或生活方式的变化、避孕方式的改变、月经周期和外源性激素的影响）和家族史。特别需要注意的是，在症状不典型的原发性头痛临床诊断中，阳性家族史常能给出重要提示。如若患者有偏头痛的特征，但是不完全符合偏头痛各亚型的诊断标准，且不满足其他类型头痛诊断的标准，该患者又有偏头痛的家族史，则可以拟诊偏头痛，并在给予偏头痛的治疗后进一步评估。

二、体格检查

体格检查包括一般情况检查和神经系统检查。一般情况检查中需要注意生命体征(体温、血压、脉搏)、疾病面容、意识水平、头颈部外伤表现、颞动脉搏动异常或压痛、下颌关节触诊、颈肩部肌肉触诊等。神经系统检查中需仔细排查是否有任何新发的局灶或非局灶性神经系统体征,特别注意颅神经检查、眼底检查、脑膜刺激征检查以及运动、反射、小脑和感觉检查的对称性等。

多数主诉头痛的患者体格检查和神经系统检查完全正常,但一些原发性头痛类型可能有特定的异常表现。部分偏头痛和紧张型头痛的患者可能会有颅周肌肉压痛[6](图2-1)。由于三叉神经血管系统外周或中枢敏化,偏头痛患者可能出现皮肤痛觉过敏和触诱发痛[7]。以丛集性头痛为代表的三叉神经自主神经性头痛在体格检查时可能发现自主神经激活(如结膜充血、流泪、鼻塞、流涕、眼睑水肿、前额和面部出汗、瞳孔缩小和上睑下垂)的表现[8]。体格检查时发现其他异常,则应怀疑有继发性头痛疾病。

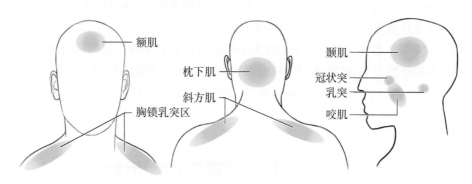

图2-1 头部压痛点检查示意图

三、辅助检查

影像学检查多用于继发性头痛病因的筛查,具体的检查部位(头、颈、面、鼻窦、颅神经)根据临床情况而定。大多数原发性头痛的患者不需要影像学检查来诊断,比如偏头痛发作模式稳定、神经系统检查正常的患者。但近期有新情况,如头痛模式改变、伴随其他表现、出现新的体征时,需要进行影像学检查[9]。需要注意的是,影像学检查可能会意外发现其他与头痛无关的病灶,如血管病变、小肿瘤、钙化灶等[10]。三叉神经痛、鼻窦和一些牙源性疾病(如牙髓炎、异位牙)也可表现为单纯头痛和面部头痛,通常需针对关注部位的影像学检查(血管神经成像、鼻窦 CT、鼻内镜和牙 X 线片)。考虑脑静脉窦血栓形成时应行颅内静脉血管造影成像[11](图2-2)。考虑可逆性脑血管收缩综合征的患者应行脑动脉血管造影成像(图2-3),若发现多灶性、可逆性的脑血管狭窄有重要提示作用[12]。临床上怀疑头痛由感染、炎症或肿瘤引起,或考虑蛛网膜下腔出血但头颅 CT 检查相关指征为阴性时,应行腰椎穿刺抽取脑脊液进行检测。

颞动脉炎的患者实验室检查可见红细胞沉降率和(或)血清 C-反应蛋白升高,但金标准是颞动脉活检[13]。

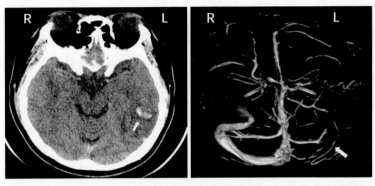

图 2-2 颅内静脉窦血栓形成 男,36 岁,左颞部搏动性头痛 1 周来院。(左图)头颅 CT 平扫显示左侧颞叶局灶性出血(白色箭头)。(右图)头颅静脉造影成像(CTV)显示左侧横乙状窦血流减少,提示血栓形成(白色箭头)

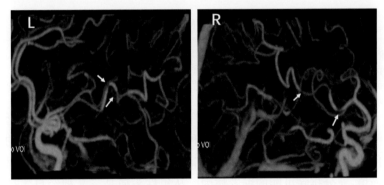

图 2-3 可逆性脑血管收缩综合征(RCVS) 女,62 岁,反复发作双侧顶枕部"雷击样"头痛 3 天来院,头颅 CT 动脉造影成像(CTA)显示双侧大脑中动脉 M2 段部分分支部分节段管腔明显狭窄(白色箭头)

◆ 第三节　原发性头痛的诊断 ◆

　　原发性头痛的患者中,90%的患者为偏头痛和紧张型头痛[14]。在头痛门诊、神经内科门诊或三级医疗中心,偏头痛都是最常见的诊断。紧张型头痛是基于人群研究中最常见的头痛类型,但从头痛门诊的数据来看,在就诊的人群中并不常见,究其原因可能与其疼痛程度对日常生活影响较小、头痛时无呕吐等伴随症状相关。在三叉神经自主神经性头痛中,丛集性头痛是最重要的。因为丛集性头痛程度剧烈,患者通常会积极就诊,但其人群发病率较低(<1%),故在门诊患者中也是一个不常见的诊断[15]。由于丛集性头痛的发作呈明显的季节性,发作高峰一般在春季(三、四月份)和秋季(九、十月份),因此,季节性也是丛集性头痛的就诊特点[16]。

ICHD-III列出了这些原发性头痛的诊断标准，熟悉后不难鉴别。需要强调的是，原发性头痛诊断标准的第一条往往要求有一个反复发作的病史，而最后一条都提到需要排除ICHD-III中的其他诊断[17]。在具体的特征中，偏头痛常常是，但并非总是单侧；常呈跳动性或搏动性；发作时伴随症状可能包括恶心、呕吐、畏光、畏声等非疼痛症状；头痛在活动后加重。偏头痛作为就诊人群最常见的头痛，但患者得到诊断的比例却并不理想。

为了使更多的患者得到诊断，目前研究人员已经提出来一些筛查诊断的工具，如ID Migraine问卷(the identification of migraine, ID Migraine)[18]。这个筛查使用3个问题来快速识别偏头痛患者(表2-1)，如果这3个问题中患者有2个肯定回答，则ID Migraine筛查结果为阳性。研究显示，ID Migraine筛查的敏感性为84%，特异性为76%，且其用于排除偏头痛的效用高于诊断偏头痛的效用，ID Migraine阳性可将预测概率从59%增加到84%，而其阴性可将预测概率降低到23%[19]。这些结果提示在临床运用中，对于ID Migraine阳性的患者可以开始偏头痛特异性药物治疗，并监测治疗反应，如果治疗无效，患者需要进一步评估。而对于ID Migraine阴性的患者，需考虑其他诊断。该筛查的效用在国内患者中还有待进一步评估。

表2-1 ID Migraine问卷

在过去3个月内，你是否在头痛时出现以下情况？ ① 畏光(photophobia)：是否怕光(比没有头痛时严重很多)？ ② 致残(incapacity)：头痛是否限制了工作、学习或做其他所需事情的能力且这种状况持续至少1天？ ③ 恶心(nausea)：是否感到恶心或胃部不适？

在ICHD-III中，紧张型头痛的定义是一种双侧、非搏动样、轻度或中度的头痛。它没有其他特异性的伴随症状，可以伴或不伴颅周肌肉压痛[20]。由于紧张型头痛的临床特征模糊，所以诊断应更谨慎，充分排除可能的继发病因。丛集性头痛是三叉神经自主神经性头痛这一大类头痛病中最常见的头痛，它的特征常是严格的单侧头痛，程度剧烈，伴随与疼痛侧同侧的自主神经症状，如结膜充血、流泪、鼻塞、流涕、前额和面部出汗、瞳孔缩小、上睑下垂、眼睑水肿。这类头痛的典型特点是患者常表现为躁动不安。丛集性头痛有时可能与危及生命的继发性头痛相混淆，因为部分丛集性头痛患者的疼痛可在数分钟内达到痛的最大峰值(类似霹雳样头痛)，但它的持续时间较短，一般为15~180 min，并且病史中常能问出明显的丛集期(发作期)。在丛集期，患者的发作频率可能为1~8次/天，丛集期可持续7天至12个月；而不在丛集期时，患者通常无症状[21]。需要注意的是，由于解剖通路的影响，周围病灶、炎症或其他原因刺激蝶腭神经节，会引起模仿三叉神经自主神经性头痛特点的头痛，临床上应特别注意排查继发病因[22]。

原发性头痛主要依靠详细病史进行诊断，影像学检查仅作为少数患者鉴别诊断的排除性工具，绝大多数患者不需要进一步检查。满足以下特征的患者被认为存在严重头痛基础病因的可能性较低：年龄≤50岁；原发性头痛的典型特征；既往有类似的头痛病史；无异常的神经系统表现；无头痛模式的改变；无高危伴随疾病；无新的疾病或检查异常发现[23-24]。

◆ 第四节 继发性头痛的诊断 ◆

对继发性头痛患者的诊疗,最重要的是及时识别需要紧急处理的危及生命的头痛[25-26]。例如,突发的霹雳样头痛(疼痛发作在 1 分钟内达到痛的最大峰值)常提示蛛网膜下腔出血及其他脑血管意外;急性或亚急性颈痛或头痛伴 Horner 综合征和(或)神经功能障碍常见于颈动脉夹层或椎动脉夹层患者(引起缺血性脑卒中或短暂性脑缺血发作);头痛伴发热、意识改变提示中枢神经系统感染;头痛伴发热、颈强以及出现眼部症状、耳鸣、听力减退提示无菌性脑膜炎(小柳原田综合征);头痛伴全面性或局灶性神经功能障碍、视盘水肿、恶性呕吐时提示颅内压升高;头痛伴眼部或视觉的症状(如伴眶周疼痛或眼肌麻痹)提示海绵窦血栓形成或动静脉畸形,或者累及眼眶的肿瘤、炎症;伴一侧瞳孔散大提示后交通动脉瘤;伴虹视需考虑闭角型青光眼;伴视野缺损提示存在视觉传导通路的损害(脑血管意外、垂体肿瘤);严重单侧视力丧失提示视神经炎;头痛伴有一氧化碳接触史的,需考虑一氧化碳诱发的头痛,其头痛程度与一氧化碳暴露浓度相关。临床上推荐使用 SNNOOP10 法,记忆危险征象可以较全面地排查可能缘于占位性病变或血管疾病、感染、代谢紊乱或全身性疾病的头痛[27]。出现下述危险征象的任何一种都需要进一步检查。

SNNOOP10 法

Systemic:全身性症状(包括发热)

Neoplasm:肿瘤史

Neurologic:神经功能障碍(包括意识下降)

Onset:突然发作

Older:发病年龄较大(>50 岁)

Pattern:头痛模式改变或近期新发头痛

Positional:体位性头痛

Precipitated:打喷嚏、咳嗽或运动诱发头痛

Papilledema:视盘水肿

Progressive:进行性头痛和不典型表现

Pregnancy:妊娠或产褥期

Painful:眼痛伴自主神经症状

Post-traumatic:创伤后头痛发作

Pathology:免疫系统病变(如 HIV 感染)

Painkiller:镇痛药过度使用或新使用某药时出现头痛

在对继发性头痛进行诊断时,首先要排除危及生命的继发性头痛。对于考虑其他原因所致的头痛,需要根据头痛的部位、性质、伴随症状及其他特点进一步寻找病因。继发性头痛的病因诊断需要证实原发疾病与引起头痛症状的因果关系。例如,一种从来没有过的头痛与可

以引起这种头痛的疾病在时间上存在密切的相关性;或者原有的原发性头痛模式发生明显改变,如持续时间延长、程度加重、性质改变,这种变化与引起这种头痛的疾病在发生的时间上存在密切的相关性。另外,在原发疾病治愈或缓解后,这种头痛或原发性头痛的变化也随之缓解。

◆ 第五节　头痛诊断思路小结 ◆

在头痛的诊断过程中,应将患者病史作为最主要的诊断依据,首先判断头痛是原发性还是继发性,若考虑继发性头痛应确定病因是否危急,并及时行影像学或其他检查。符合原发性头痛典型特征的,如首次发病年龄较小、既往有类似头痛病史、本次头痛性质无变化、无异常或新发的神经系统症状、无其他高危病史或检查异常,无须进一步行影像学检查。

当存在多个头痛诊断时,应根据所诊断头痛对患者影响程度的大小排序,关注患者最受困扰的头痛类型。当患者的头痛表现同时符合 2 种或 2 种以上头痛诊断的诊断标准时,应通过获取其他信息来甄别哪一个是更正确或可能的诊断(头痛病史、家族史、药物疗效、与月经的关系、年龄、性别及其他信息)。值得注意的是,2020 年国际头痛协会在新发表的 ICHD‑4 alpha 中对发作性偏头痛做了定义,即对于一个原发性头痛患者,在过去 3 个月,每个月发生的头痛少于 15 天,而只有一些天数(some days)发作的头痛符合偏头痛特征时,仍然应诊断为发作性偏头痛[28]。

当新出现的头痛与某个可以导致头痛的疾病有时间相关性或符合该疾病导致头痛的其他标准时,即使该头痛表现符合原发性头痛(偏头痛、紧张型头痛、丛集性头痛或其他三叉神经自主神经性头痛),应该诊断为缘于该疾病的继发性头痛。需要强调的是,继发性头痛可以模仿所有类型原发性头痛的特点。

(周冀英　贺维)

● 思 考 题 ●

1. 偏头痛的临床表现及诊断标准有哪些?
2. 对于首次出现头痛或头痛模式改变的患者,头痛病史采集及体格检查要点有哪些?
3. 继发性头痛的危险信号和其他潜在指标有哪些?

● 参 考 文 献 ●

[1] 中华医学会神经病学分会. 头痛分类和诊断专家共识[J]. 中华神经科杂志,2007,40(7):493‑495.

[2] BECKER W J, FINDLAY T, MOGA C, et al. Guideline for primary care management of headache in adults [J]. Can Fam Physician, 2015,61(8):670‑679.

[3] Headache Classification Committee of the International Headache Society (IHS). The International

Classification of Headache Disorders, 3rd edition [J]. Cephalalgia, 2018,38(1)：1－211.

［4］ Headache Classification Committee of the International Headache Society (IHS). The International Classification of Headache Disorders [J]. Cephalalgia, 1988,8(S7)：1－96.

［5］ Headache Classification Committee of the International Headache Society (IHS). The International Classification of Headache Disorders, 2nd edition [J]. Cephalalgia, 2004,24(S1)：9－160.

［6］ LUEDTKE K, BOISSONNAULT W, CASPERSEN N, et al. International consensus on the most useful physical examination tests used by physiotherapists for patients with headache：a Delphi study [J]. Man Ther, 2016,23(3)：17－24.

［7］ BERNSTEIN C, BURSTEIN R. Sensitization of the trigeminovascular pathway：perspective and implications to migraine pathophysiology [J]. J Clin Neurol, 2012,8(2)：89－99.

［8］ MAY A, SCHWEDT TJ, MAGIS D, et al. Cluster headache [J]. Nat Rev Dis Primers, 2018,1(4)：18006.

［9］ GOADSBY PJ. To scan or not to scan in headache [J]. BMJ, 2004,329(7464)：469－470.

［10］ VERNOOIJ MW, IKRAM MA, TANGHE HL, et al. Incidental findings on brain MRI in the general population [J]. N Engl J Med, 2007,357(18)：1821－1828.

［11］ YANG F C, TSO A C, CHEN C W, et al. Cerebral venous thrombosis initially presenting with left occipital hemorrhage and headache [J]. Blood Coagul Fibrinolysis, 2010,21(2)：182－184.

［12］ DUCROS A. Reversible cerebral vasoconstriction syndrome [J]. Lancet Neurol, 2012,11(10)：906－917.

［13］ HALE N, PAAUW DS. Diagnosis and treatment of headache in theambulatory care setting：a review of classic presentations and new considerations in diagnosis and management [J]. Med Clin North Am, 2014,98(3)：505－527.

［14］ GBD 2016 Headache Collaborators. Global, regional and national burden of migraine and tension-type headache, 1990－2016：a systematic analysis for the global burden of disease study 2016 [J]. Lancet Neurol, 2017,17(11)：954－976.

［15］ RUSSELL MB. Epidemiology and genetics of cluster headache [J]. Lancet Neurol, 2004,3(5)：279.

［16］ NABER WC, FRONCZEK R, HAAN J, et al. The biological clock in cluster headache：a review and hypothesis [J]. Cephalalgia, 2019,39(14)：1855－1866.

［17］ 偏头痛诊断与防治专家共识组. 偏头痛诊断与防治专家共识[J]. 中华内科杂志,2006,45(8)：694－696.

［18］ LIPTON RB, DODICK D, SADOVSKY R, et al. A self-administered screener for migraine in primary care：the ID Migraine validation study [J]. Neurology, 2003,61(3)：375－82.

［19］ COUSINS G, HIJAZZE S, VAN DE LAAR F A, et al. Diagnostic accuracy of the ID Migraine：a systematic review and Meta-analysis [J]. Headache, 2011,51(7)：1140－1148.

［20］ 紧张型头痛诊疗专家共识组. 紧张型头痛诊疗专家共识[J]. 中华神经科杂志,2007,40(7)：496－497.

［21］ MAY A. Cluster headache：pathogenesis, diagnosis, and management [J]. Lancet, 2005,366(9488)：843－855.

［22］ HE W, ZHANG YX, LONG T, et al. Sphenopalatine neuralgia：an independent neuralgia entity. Pooled analysis of a case series and literature review [J]. Headache, 2019,59(3)：358－370.

［23］ American College of Emergency Physicians. Clinical policy：critical issues in the evaluation and management of patients presenting to the emergency department with acute headache [J]. Ann Emerg Med, 2002,39(1)：108－122.

［24］ HAINER BL, MATHESON EM. Approach to acute headache in adults [J]. Am Fam Physician, 2013, 87(10)：682－687.

［25］ FILLER L, AKHTER M, NIMLOS P. Evaluation and management of the emergency department headache [J]. Semin Neurol，2019，39(1)：20 - 26.

［26］ GODWIN SA，CHERKAS DS，PANAGOS PD，et al. Clinical policy：critical issues in the evaluation and management of adult patients presenting to the emergency department with acute headache [J]. Ann Emerg Med，2019，74(4)：e41 - e74.

［27］ DO TP，REMMERS A，SCHYTZ HW，et al. Red and orange flags for secondary headaches in clinical practice：SNNOOP10 list [J]. Neurology，2019，92(3)：134 - 144.

［28］ GOADSBY PJ，EVERS S. International classification of headache disorders：ICHD - 4 alpha [J]. Cephalalgia，2020，40(9)：887 - 888.

第三章

头晕诊断思路

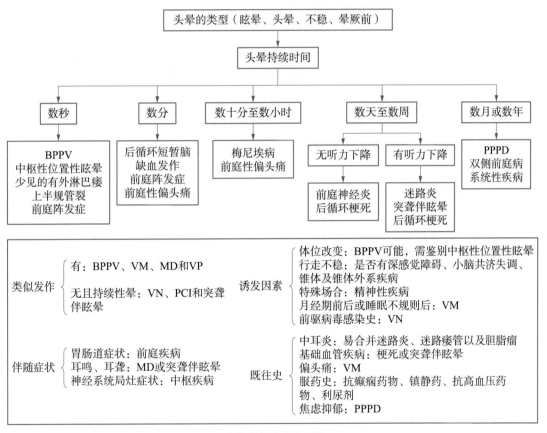

头晕诊断思路流程图

PPPD,持续性姿势感知性头晕(persistent postural-perceptual dizziness);PCI,后循环缺血(posterior circulation ischemia);BPPV,良性阵发性位置性眩晕(benign paroxysmal positional vertigo);VM,前庭性偏头痛(vestibular migraine);VP,前庭阵发症(vestibular paroxysmia);MD,梅尼埃病(meniere disease);VN,前庭神经炎(vestibular neuritis)

  头晕眩晕是临床患者最常见的自诉症状之一,绝大多数人一生中会经历此症。引起头晕眩晕发作的疾病涉及多个学科,主要涉及耳科、神经内科及精神科。临床头晕眩晕患者很多,但与之形成鲜明对比的是头晕眩晕的诊治相当混乱。过去10多年来,随着国内外多个头晕眩晕学会的成立,学会推出了一系列头晕眩晕疾病的诊断标准或专家共识,特别是 Bárány 协会推出的各个眩晕疾病诊断标准,不断推动着头晕眩晕疾病领域的发展。但临床诊治现状依然有待改进提高,即使是 Bárány 协会推出的内容也有很多值得商榷之处,如将慢性头晕中的持续性姿势感知性头晕(persistent postural-perceptual dizziness,PPPD)归为功能性前庭疾病而非精神源性,但备注又说明 80% 的 PPPD 患者存在焦虑症状,且无论患者有无焦虑症状,推荐的治疗都是认知行为治疗和抗焦虑药[1],这说明大部分此类患者更多的是与精神因素相关。该领域问题在国内更加严重,具体表现为:一些认识误区仍根深蒂固(如颈性头晕),一些概念已偏离原本含义[如后循环缺血(posterior circulation ischemia,PCI),临床绝大部分诊断为 PCI 的不是真正的后循环梗死或短暂脑缺血发作[2]],而另一些前庭疾病在不同的医生群体中出现截然不同的泛化和漏诊现象[如良性阵发性位置性眩晕(benign paroxysmal positional vertigo,BPPV)和前庭性偏头痛(vestibular migraine,VM)],临床诊断过程中过度依赖辅助检查的现象非常突出。本文就头晕诊断思路进行一系统阐述。

◆ 第一节 头晕的症状分类 ◆

Bárány 协会于 2009 年提出了第一版前庭症状的分类[3],大致将前庭症状分为:头晕(dizziness)、眩晕(vertigo)、前庭视觉症状(vestibule-visual symptoms)及姿势性症状(postural symptoms)四大类,每一类症状的具体定义对临床区分不同性质的"晕"有很大的帮助,然而并不代表某种特定的前庭症状与某一类疾病必然相关。由于自诉头晕眩晕不适的患者不仅仅是前庭疾病,即使是前庭疾病的患者也常存在或伴发其他导致或加重头晕的非前庭疾病,特别是易伴发以焦虑、抑郁为表现的精神疾病,因此在接诊头晕眩晕患者时采用 1972 年的症状分类[4]更符合临床实际。将所有来看眩晕头晕门诊的患者作为一个总体,主要包括以下 4 种类型:①眩晕(vertigo):对空间定向障碍产生的一种运动错觉,患者常描述为自身或外界环境出现旋转、翻滚、倾倒等感觉。②头晕(lightheadedness):也称头昏,概念相对比较含糊,常指头重脚轻、头昏脑涨、头昏沉、身体漂浮等。与眩晕最主要的区别是患者无自身或外界环境的运动错觉。③不稳(disequilibrium):指行走时出现不稳、不平衡感或要摔倒的感觉,此类患者在躺、坐时一般无不稳症状。④晕厥前(presyncope):指大脑血液供应普遍下降后出现黑矇、快失去意识知觉、即将晕倒的感觉。之所以要采用这样的症状分类,主要是因为每一类型的"晕"代表着不同的潜在疾病范畴,这样的分类有利于进一步查找患者的确切病因:当患者主诉为眩晕时,主要是前庭神经通路受损后出现的一系列疾病;而患者出现头晕且没有恶心呕吐时,小部分是患者眩晕症状减轻后出现的残留不适,更多却是与抑郁、焦虑相关的精神疾病和系统性疾病相关;出现不稳时主要与患者深感觉、小脑共济功能、锥体及锥体外系和下肢肌肉关节损害相关;晕厥前主要与心血管功能下降相关。必须强调眩晕头晕只是患者的主观描述,每个人对"晕"的感知不同,对"晕"的描述也不一致,即使同一个患者前一次与后一次的描述也可能不一致,而且同一个患者可能存在 2 种或 2 种以上类型的"晕"。并且不同的"晕"之间可能存在重叠。譬如,一个前庭神经炎的患者在急性眩晕缓解后,可继发良性阵发性位置性眩晕(BPPV)而出现发作性眩晕,也可因单侧前庭功能低下导致运动不耐受出现头晕症状,时间长久之后又可并发精神心理因素导致迁延不愈的慢性头晕；一个表现为反复发作性眩晕伴有耳鸣、耳闷胀感的"梅尼埃病"患者，其真实的诊断有可能是"前庭性偏头痛"；既往有多次发作BPPV的患者，一段时间后出现反复体位相关性头晕亦有可能是有颅内第四脑室周围肿瘤的影响等。因此，临床应在详细的问诊和体格检查后，再进一步明确患者"晕"的描述属于哪一类。

◆ 第二节　头晕疾病的诊断流程 ◆

一、病史询问

详细而完整的病史是诊断头晕眩晕疾病的基石。虽然很多患者不能准确描述其自身头晕眩晕性质和发作特点，有时甚至出现前后描述不一致[5]，但头晕眩晕疾病的诊断却秉持"病史为王"，强调主要依靠患者详细的头晕眩晕发作病史来进行初步诊断和鉴别诊断。因此，临床医生首先要提高捕捉可靠、关键病史信息的能力，问诊时注意适当引导患者，在并不很准确的病史中善于提炼对诊断有帮助的关键点。

一个完整而又详细的病史，应该包括以下6个方面的内容：

(一) 晕的性质

患者"晕"的描述是有运动错觉的真性眩晕？还是没有运动错觉的头晕？是行走时的不平衡？还是有黑矇，快要失去意识的晕厥前表现？按照前面所述的症状四大分类，初步进行区分。临床大部分眩晕、不稳和晕厥前的患者描述是很明确的，而描述不清的常常是头晕。

(二) 持续时间

眩晕症状持续时间对判断眩晕疾病很重要，问诊时应尽量明确患者眩晕症状持续了多久，是数秒钟，数分钟，数小时，还是数天甚至更长时间？持续时间短的发作，患者常易夸大发作时间；而持续时间长的发作，患者描述相对准确。每一种持续时间都代表不同的眩晕疾病：持续数秒的眩晕疾病主要是 BPPV、中枢性位置性眩晕，少见的有外淋巴瘘（perilymph fistula，PF）、上半规管裂（superior semicircular canal dehiscence，SSCD）和前庭阵发症（vestibular paroxysmia，VP）；持续数分钟的有后循环短暂脑缺血发作、VP；持续数十分钟至数小时的有梅尼埃病（Meniere disease，MD）；持续数天至数周的，无听力下降时主要考虑前庭神经炎（vestibular neuritis，VN）和 PCI，有听力下降主要考虑迷路炎、突聋伴眩晕和 PCI 等；持续数月或数年的晕，常为头晕而非眩晕，主要为 PPPD，双侧前庭病（bilateral vestibulopathy，BVP）少见，此时应注意大量的非前庭疾病患者常以持续性眩晕来就诊。VM 是临床常见眩晕疾病，其眩晕症状持续时间多变，可持续数秒、数分钟、数小时或数天，除持续数秒占 10% 外，其余 3 种情况大约各占 30%[6]，因此每种持续时间均应考虑有无 VM 可能。

(三) 诱发因素

患者诱发因素的描述常很准确,可为眩晕头晕诊断提供可靠线索。如果眩晕症状在体位改变时发作,如躺下、坐起、抬头或在床上翻身等动作,一定要考虑是否为 BPPV,此时应追问既往位置诱发眩晕的发作频率和每次发作的缓解时间,结合随后的体格检查来鉴别是 BPPV 还是中枢性位置性眩晕;如果患者坐、躺无症状,一旦行走即出现不稳、晃动感,临床应考虑是否有深感觉障碍、小脑共济失调、锥体及锥体外系疾病,BVP 也会出现类似不适;特殊场合出现或加重头晕眩晕症状,如在幽闭的空间如电梯,或者在空旷场所如广场,或者在超市、商场,抑或上楼正常而下楼时会出现症状者,提示存在视空间不适,很多合并精神性疾病;女性在月经期前后或睡眠不规则后出现眩晕发作,即使没有明确的偏头痛病史,临床也应考虑 VM;有前驱病毒感染史首先考虑 VN,但应注意只有不到 30% 的 VN 患者能够问到这样的前驱病毒感染史。还有少见的诱发因素如在咳嗽、用力憋气或听到响声后出现发作,临床应考虑内耳除了圆窗、前庭窗以外,可能出现了第 3 窗,如上半规管裂(SSCD)。

(四) 反复或单次发作

既往是否有过类似的眩晕发作,患者基本能够准确描述。如果有过类似发作,临床主要考虑以下 4 种疾病,即 BPPV、VM、MD 和 VP;如果既往没有类似发作,此次是第一次发作,而且临床眩晕症状呈持续性,此时主要是在 VN、PCI 和突聋伴眩晕之间做出鉴别诊断。

(五) 伴随症状

患者会突出强调恶心、呕吐等胃肠道症状,出现胃肠道症状更多提示是前庭疾病,而对判断具体是哪个前庭疾病基本无帮助,询问伴随症状时主要关注有无耳蜗和神经系统局灶症状:如果在眩晕发作时,同时出现明显的耳蜗症状如耳鸣、耳聋,临床主要考虑为 MD 或突聋伴眩晕;而如果出现共济失调、肌力下降、一侧肢体麻木、复视、言语含糊或者吞咽困难等,则提示中枢疾病。

(六) 既往史

既往有中耳炎的患者,后期易并发迷路炎、迷路瘘管以及胆脂瘤等;老年患者出现梗死或突聋伴眩晕时,注意有无基础血管病如高血压、糖尿病等;越来越多的证据表明偏头痛与眩晕关系相当密切,但患者很容易遗忘以前的偏头痛发作,此时常需反复追问,也可根据偏头痛的共病如晕动病、直立性低血压和家族史等加以明确;服药史尤其是最近新增加的药物,也可导致患者头晕不适,特别是老年人群中药物不良反应引起的头晕值得重视。临床容易导致头晕不适的药物有抗癫痫药物如卡马西平、镇静药如氯硝西泮、抗高血压药物如普萘洛尔、利尿剂如呋塞米等。由于眩晕患者容易伴发焦虑抑郁症状,而焦虑抑郁患者中头晕症状也很常见,因此建议对每个患者均应询问相关的病史和症状,必要时进行相关量表评定。

二、体格检查

关键的床旁体格检查是明确疾病诊断和区分中枢或周围性头晕眩晕的重要依据。针对眩晕/头晕患者的体格检查,可以按照"平衡三联"的概念去进行。所谓"平衡三联",主要包括视觉、深感觉及前庭系统所传入的位置信息以及小脑、大脑对信息的整合和反应。所以,对于眩晕患者的体格检查,除了常规的神经系统检查外,需着重评估眼、头动、耳、姿势平衡四大方面。建议先按照顺序完成常规神经系统体格检查,评估是否存在肢体无力、感觉障碍、共济失调,以及一些相对隐匿的体征,如高级皮质功能受损(精神、智能、语言等)。在鉴别中枢或周围性眩晕疾病时,生命体征是否平稳,有无局灶神经系统体征,特别是有无共济失调体征和独立站坐的平衡能力、方向和(或)类型改变的凝视诱发眼震,以及有无眼球运动障碍等体征,是及时识别中枢头晕眩晕疾病的重要依据。在此基础上,完善眼、头动、耳、姿势平衡检查。以下着重对一些平素不甚重视而在眩晕患者中非常重要的体格检查进行阐述。

(一) 眼部检查

眼的检查在眩晕查体中尤其重要,因为眼睛是前庭的窗户,也是诸多神经系统病变的窗口。头晕/眩晕患者眼部检查主要注意动态视敏度、眼位、眼动、眼震的检查。

1. 动态视敏度检查

动态视敏度(dynamic visual acuity,DVA)是受检者与视觉目标之间存在相对运动时受检者的视力。简单的 DVA 检查可以通过视力表完成:受检者按照节拍器以 2 Hz 频率摆头的同时认读前方一定距离的视力表,将摆头时的视力与头部静止时的视力进行比较,即可反映受检者的前庭功能状况。如果摆头状态下视力比静止时下降 2 行以上,则可能存在前庭眼反射(vestibulo-ocular reflex,VOR)功能减退。临床上前庭眼反射检查结果的可靠性远大于前庭脊髓反射,二者结果矛盾时以前庭眼反射为准。

2. 眼位检查

眼位检查者可以嘱受检者眼球跟随检查者手指移动,按"米"字形检查 9 个方向上双侧眼球活动是否共轭,是否存在眼球活动受限或视物重影的情况。同时可通过遮盖、遮盖-去遮盖、交替遮盖试验观察受检者有无显性/隐性斜视,也有助于观察受检者是否存在眼偏斜。

眼偏斜反应(ocular tilt reaction,OTR)是耳石重力传导通路张力不平衡的表现,是眩晕诊断的重要体征之一。其包括经典的三大体征,即静态眼旋转(static ocular torsion,OT),两眼不在一个水平面上;眼偏斜(skew deviation,SD),两眼球在垂直方向上的偏斜;头倾斜(head tilt)。经典眼偏斜三联征常发生于耳石传导通路的脑干病变,皮质病变可仅表现为头倾斜,小脑病变可仅表现为眼偏斜。检查时,要求受检者双眼直视前方,可以观察至受检者出现头位姿势和眼位异常(头歪斜、眼偏斜),头歪斜通常偏向眼低位一侧。静态眼旋转通常是眼低位侧出现眼球外旋,需眼底拍片检查进行确定。

3. 眼动

眼动主要观察受检者有无平滑跟踪及扫视异常。①平滑跟踪:受检者头不动,眼球平稳跟踪眼前缓慢移动的视靶(如手指、电筒),可分别于水平及垂直方向进行测试。观察其跟踪过程中有无扫视性眼球运动。②扫视:受检者头不动,眼球在快速切换的 2 个靶标之间来回运动,可分别于水平方向及垂直方向进行测试。注意观察扫视的潜伏期、速度、准确度及共轭性等。

4. 眼球震颤

眼球震是眼球不自主的、有节律的往返运动。临床常见的为跳动性眼震,前庭、视动、终末性眼震均为该类型。眼球先缓慢向某一方向移动(慢相,系前庭系统病损的一种自发性眼球运动),随后出现眼球迅速返回原位的跳动(快相,是大脑皮质调节的一种继发性反射性眼球运动)。因快相较易识别,故临床将快相定为眼球震颤的方向,但实际上慢相的方向才是真正的前庭病损侧。如观察到眼球震颤,应注意其震形、方向(快相)、幅度大小、速度及持续时间。

眼球震颤的检查主要包括自发性眼震、凝视诱发性眼震及位置试验下眼震的观察。需要注意的是,外周性眼震受固视抑制的影响,有可能在床边肉眼查体中不可见(假阴性),因此,通过 Frenzel 镜或眼震视图仪去除固视抑制进一步评估是否存在眼震非常重要。

(1) 自发性眼震:嘱受检者直视正前方,注意观察眼震的快相方向、强度。大部分眩晕患者,除非双眼非共轭,双侧眼球震颤方向应是一致的,所以检查时要集中精力观察一侧眼球,或间断遮盖另一侧眼睛以打断固视,从而观察受检者有无自发性眼震。周围前庭疾病的自发眼震一般为水平略扭转,眼震快相指向前庭功能相对增强侧,而非水平扭转的自发眼震一般都为中枢来源。但也有学者认为在有光线刺激时其实不是自发眼震,而遮盖是打断双眼的融合功能,而不是打断固视。

(2) 凝视诱发眼震(gaze evoked nystagmus,GEN):检查者位于受检者前面,嘱其注视检查者的示指或小光源(电筒),并向左、右、上、下及斜向移动视线。示指或小光源应距受检者面部 40~60 cm,移动速度不宜太快,移动偏离正前方应≤30°,以免诱发终末性眼震,在每个方向上停留观察 20~30 s。观察每一方向上眼震是否出现及眼震快相方向,不管向哪一方向注视,眼震的方向均一致,称为"定向性"眼震,多见于前庭周围性病变;如眼震的快相方向随凝视方向发生改变,则称为"变向性"眼震,多提示前庭中枢性病变。

(3) 位置试验:位置试验是采用迅速改变头位和体位(Dix-Hallpike 法及滚转试验)来诱发眼震和眩晕的一种检查方法,可协助诊断良性 BPPV。需要注意的是,位置试验下出现诱发性眼震时,应与中枢性发作性位置性眩晕(central paroxysmal positional vertigo,CPPV)相鉴别。BPPV 诱发出的眼震符合半规管平面,眼震具有潜伏期、短暂性、互换性和疲劳性,CPPV 患者改变体位时眼震方向是不符合半规管与眼外肌偶联特征的,常为纯垂直性眼震或纯旋转性眼震,通常与眩晕症状不同步,疲劳性差,多见于第四脑室背部外侧、小脑背侧蚓部及小脑小结叶和舌叶等结构的受损。

Dix-Hallpike 法用于检测后半规管或前半规管 BPPV。受检者取坐位,水平方向向一侧转头 45°和快速躺下使头悬垂与水平面成 30°,并维持至少 30 s(图 3-1)。观察受检者眩晕和眼震情况,待症状消失后扶受检者缓慢恢复坐位,再观察受检者的眩晕和眼震情况。然后依同法检查对侧。滚转试验(roll maneuver)是确定水平半规管 BPPV 的最常用方法。受检者取平卧位,头部及身体向左侧做 90°桶状滚动,然后回到平卧位,头部及身体向右侧做 90°桶状滚动,再回到平卧。

(二) 头动检查

头动检查主要包括床旁甩头试验和摇头眼震。需要注意的是,头动检查也是通过观察眼的活动来实现的。

1. 甩头试验

甩头试验是头晕/眩晕患者床边查体非常重要的方法,可用于识别患者有无 VOR 受损。

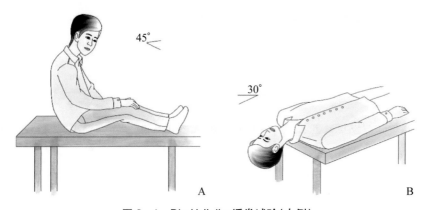

图 3 - 1 Dix-Hallpike 诱发试验（右侧）

A.患者坐位,头向右侧转 45°;B.快速躺下,头向下垂,低于水平面约 30°,见快相扭转、向上、向地眼震发作

嘱受检者稳定注视眼前的一个靶点(可以是操作者的鼻尖),操作者以 15°~20°的幅度将受检者头部快速转向一侧,每次转动的方向需无规律、不可预知。观察受检者眼球有无产生纠正性扫视活动,若有则提示转头侧 VOR 受损。该检查需在床边多加练习,避免因操作者的因素产生假阳性的可能。当然,部分患者受存在的隐性扫视影响亦可能存在假阴性,故有条件的机构应行头脉冲试验(visual-head impulse test,vHIT)检查以进一步评估。对于急性前庭综合征合并自发性眼震的患者,若床旁甩头试验有阳性发现,则提示前庭周围病变可能性大,病变位于甩头侧(图 3 - 2);若床旁甩头阴性,未见眼球有纠正性扫视活动,则需高度警惕中枢病变的可能。头脉冲试验、凝视诱发眼震、眼偏斜三者构成头脉冲-眼震-扭转偏斜检查(head impulse,nystagmus,test of skew,HINTS)床旁检查法,能够快速区分急性前庭综合征的中枢与外周病变,即满足头脉冲试验阴性、有凝视诱发变向眼震、垂直性眼偏斜其中之一者,需注意排除中枢异常的可能。但需注意受临床操作者经验的影响、受累不同前庭结构的差异、眩晕人群整体特征的影响等。不应机械化去看待 HINTS 床旁检查法的敏感性及特异性,临床中一定要结合患者的病史、体征、相关眼动检查及眼震形式进行综合分析。

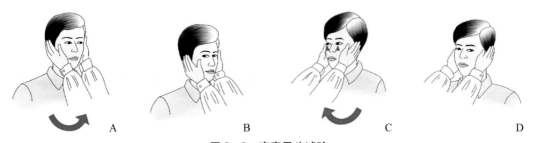

图 3 - 2 床旁甩头试验

A、B.将患者头部向左甩时,患者双眼始终注视靶点,提示左侧正常;C.快速将患者头部向右甩,患者双眼不能注视靶点,眼睛被甩到右边(三角),提示右侧异常;D.患者为了注视靶点出现纠正性扫视动作,提示右侧阳性

2. 摇头眼震(head shaking nystagmus,HSN)

受检者闭眼头前倾30°,主动或被动地以 2 Hz(每秒 2 次)的频率摇头 15 s(共 30 次),摇头停止后即刻观察受检者睁眼有无眼震,注意眼震的方向、性质。如果在摇头后出现与摇头方向

不一致的垂直性眼震,则称为摇头后错位眼震,高度提示中枢病变(图 3-3)。需要注意的是,若在不能去除患者固视抑制影响的情况下行该检查可能会呈现假阴性结果。

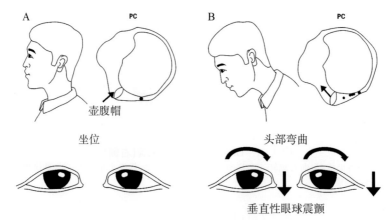

图 3-3　坐位摇头眼震检查

(三) 听觉检查

临床中最好应用 256 Hz/512 Hz 音叉,通过振动产生的声音进行 Weber 试验和 Rinne 试验检查,可初步筛查有无传导或感音性耳聋。传导性耳聋时,Rinne 试验骨导>气导,Weber 试验患侧较响;感音性耳聋时,虽 Rinne 试验气导>骨导,但时间均缩短,Weber 试验健侧较响。听力学检查是头晕/眩晕患者检查中重要的一个方面,听力对诊断梅尼埃病至关重要,同时纯音电测听可以明确有无中耳传导疾病,而正常的中耳传导是一些前庭功能检查的基础条件,因此对每个患者均应进行音叉听力检查。必要时应进一步完善鼓室图、声反射、听性脑干反应、耳蜗电图等评价以获得更详细的听觉相关症状线索。

(四) 姿势/平衡检查

1. Romberg 试验

要求受检者双足并拢站立,睁开双眼,然后闭上眼睛去除视觉的校正作用。患者闭目、直立和双脚靠拢至少 15 s,Romberg 试验可疑者可进一步行强化试验,即 Tandem Romberg 试验。该试验要求患者一足在前,另一足在后,使两足跟-趾连成一条直线,再嘱其闭目,阳性者常向前庭病变侧倾倒。

2. Fukuda 原地踏步试验(Fukuda step test)

要求受检者闭目原地踏步 50 次或 100 次,踏步时要求大腿抬平,观察踏步结束后偏离的角度。踏步 50 次偏转角<30°、踏步 100 次偏转角<45°为正常,踏步 50 次偏转角>30°、踏步 100 次偏转角>45°或偏离起始时原点距离>1 m 为异常(图 3-4)。大多数单侧前庭损伤的患者,踏步时通常会逐渐转向损伤侧。

以上所提及的针对头晕和眩晕患者的床旁查体内容是一些可操作性强、简单易行的检查方法。即使在门诊,简单的几个动作(看、摇、躺、踏)辅助音叉、电筒等简单的工具即可粗略获

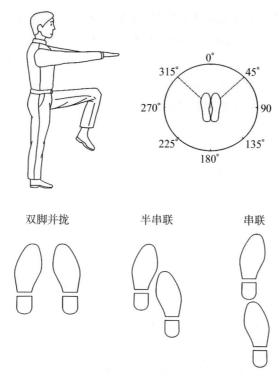

双脚并拢　　　　　半串联　　　　　串联

图 3-4　Fukuda 试验和 Romberg 试验

得患者的初步诊断信息,可通过进一步行相关辅助检查以明确诊断。当然,基于人体的复杂性,头晕/眩晕的具体发病机制一定远比这些机械的结果复杂,尤其与自主神经功能、精神心理因素的交互影响,也带来了更多需要考虑的因素,这需要每一个临床工作者在临床工作中不断总结,从而出真知。

三、辅助检查

合理有针对性的辅助检查是避免头晕眩晕疾病误诊的保障。无针对性的辅助检查常常是头晕眩晕疾病误诊的来源,特别是头颅、颈椎影像学检查发现的老化、非特异性改变极易误导临床。如果患者的眩晕病因不能从病史和体格检查时推断出来,那么辅助检查一般也不能提供更多的诊断线索。即使是前庭功能检查,更多是用来评价该眩晕患者其前庭功能损害或保留的程度,而不是作为诊断依据,同时应注意每个检查的局限性。当患者存在前庭功能明确损害时,常出现多个前庭功能检查结果异常,不同检查之间可以相互印证。因此,在只出现某一项前庭功能检查结果异常时,特别是只出现变温或前庭诱发肌源性电位结果异常时,解读结果尤其应慎重。对所有患者进行前庭功能检查前,均应进行纯音电测听检查,听力检查不仅是诊断 MD 的必要条件,也是评价患者有无中耳异常的重要线索,是其他检查如变温试验的先决条件。

再从 Bárány 协会制定的眩晕疾病诊断标准看,常见的眩晕疾病诊断中 BPPV[7]、VM[8] 和 VP[9] 都是根据临床症状和(或)体征来诊断,不需要前庭功能检查,而 MD 的诊断标准只纳入了纯音电测听[10]，未将前庭功能检查纳入，也未纳入耳蜗电图和内耳钆增强检查，而 PPPD 诊断更多强调无前庭功能异常或前庭功能异常不能解释现有症状[1]。仅 BVP 诊断时强调前庭功能检查意义[11]，该协会尚未推出 VN 的诊断标准，国内的专家共识强调前庭功能检查意义[12]，这两类疾病其前庭异常基本是多项检查可以相互印证。而影像学检查特别是头颅 MRI 检查，主要是在确诊 PCI 或排除中枢结构异常时发挥决定性作用。及时、准确识别中枢恶性眩晕头晕疾病是临床医疗安全的保证，临床医师要时刻警惕在以下情况时要及时申请头颅 MRI 检查：①眩晕起病特别急，在几秒内即出现眩晕症状，并呈持续性；②急性眩晕，床旁体格检查甩头试验正常；③急性眩晕并出现头痛，尤其是位于单侧后枕部的新发头痛；④急性眩晕，体格检查发现任何中枢局灶性损害体征；⑤急性眩晕并出现明显耳聋症状者，其临床表现不符合 MD 表现，考虑突聋伴眩晕需要排除小脑前下动脉卒中时；⑥单侧听力进行性下降，临床需要排除听神经瘤时；⑦眩晕平衡不匹配，平衡障碍明显如无法独立站、行走者。

◆ 第三节　头晕的治疗 ◆

综合治疗是改善头晕眩晕患者预后的关键。眩晕头晕患者即使前庭疾病已缓解，也可能伴发其他前庭疾病如 VN 后出现 BPPV 发作，随后也可出现慢性头晕，同时不少患者具有影响预后转归的基础疾病，因此治疗时强调对因、对症、康复和心理的综合治疗。

一、对因治疗

在眩晕疾病的治疗中，病因治疗是根本，有些眩晕疾病一旦病因解除，眩晕症状可随即消失，如 BPPV、PF、SSCD 等，而有些眩晕疾病，病因治疗虽然不能使眩晕症状迅速缓解，但可加快患者的前庭功能恢复，如 VN。因此对 BPPV 患者，只要没有复位禁忌证，均应给予手法复位治疗；而 PCI 患者，在溶栓时间窗内且没有溶栓禁忌证者均应给予溶栓治疗；VN 患者早期应给予糖皮质激素治疗；MD 间歇期推荐阶梯治疗；PF、SSCD 患者在接受半规管修补或填塞手术后，眩晕症状常常可以完全缓解；而对抗癫痫药物无效的 VP 患者，微血管减压手术可使 75% 的患者缓解眩晕不适。发现系统疾病的慢性头晕患者应进行相应的对因治疗。

二、对症治疗

对症治疗主要针对眩晕急性发作期，急性期患者除了眩晕症状外，常伴有明显的恶心、呕吐、心慌、出汗等自主神经症状，对症的药物治疗可降低健侧前庭功能，致使两侧前庭功能间的不平衡程度减小，故可减轻患者的眩晕和伴随症状，常用的对症药物有以下 4 种：抗组胺类药物如异丙嗪、茶苯海明；增强 GABA 类药物如地西泮；抗胆碱类药物如 654-2、阿托品；多巴受体阻滞剂药物如氯丙嗪。在使用以上对症药物时，必须强调这些药物均可抑制前庭中枢的代偿功能，原则上使用时间不应超过 3 天，长时间使用前庭抑制药物，将减慢患者前庭功能的恢复。

三、康复治疗

一旦患者的眩晕症状明显减轻,有条件者即应对患者进行有针对性的前庭康复训练,即使没有专门的前庭康复训练,也应鼓励患者进行适当的头部及全身运动,以促进患者的前庭功能恢复,并进一步改善患者的平衡功能。临床上也应使用一些能提高前庭中枢代偿功能的药物,如倍他司汀[14]和 EGb761[15]。

四、心理治疗

鉴于眩晕患者容易伴发以焦虑抑郁为主要表现的精神症状,也有相当部分的焦虑抑郁患者来眩晕门诊就诊,及时评估患者的心理状况,并给予相应的认知行为治疗,给予以 SSRI/SNRI 为代表的抗焦虑抑郁药物,可明显改善患者的眩晕头晕不适。

◆ 第四节　头晕分层诊断思路小结 ◆

Bárány 协会推出的分层诊断对临床很有帮助[13],分为症状体征、综合征、疾病和潜在病因 4 个层面,分层诊断的基础依然是前面所述的病史和体格检查。主要根据症状和体征中的诱发因素、持续时间和既往是否有类似发作分为发作性前庭综合征、急性前庭综合征和慢性前庭综合征。发作性前庭综合征,其每次发作时间多以小时计,原则上不超过 24 h,主要在 MD 和 VM 间鉴别,此时纯音电测听是最重要的区分依据;急性前庭综合征基本为单次发作,症状呈持续性,常超过 24 h,无听力下降时主要在 VN 和 PCI 间鉴别,有听力下降时需区分是突聋伴眩晕还是 PCI,此时头颅 MRI 检查是确诊 PCI 的金标准。以上综合征中的疾病均属于前庭疾病范畴,而最后的慢性前庭综合征,其症状持续时间超过 3 个月,此时主要考虑 BVP、PPPD 和小脑变性疾病等。临床 BVP 少见,更多的是没有前庭功能异常的 PPPD,小脑变性疾病是整个小脑的变性,患者存在新小脑和脊髓小脑的功能异常,而非单纯的绒球小结叶异常导致的前庭、眼动障碍。同时应看到很多系统性疾病的患者如甲状腺功能亢进、甲状腺功能减退、睡眠呼吸暂停、帕金森病、正常颅压脑积水等也常以慢性头晕来就诊,这些患者虽有头晕主诉,但头晕不是患者的核心症状,患者同时存在其他明确的非前庭症状或体征,通过辅助检查或症状体征可明确诊断,临床如将这些非特异头晕表现的患者纳入头晕眩晕疾病谱易引起泛化。

(庄建华　黄海威)

● 思 考 题 ●

1. 评估眼、头动、耳、姿势平衡四大方面的体格检查要点有哪些?
2. 如何进行头晕的分层诊断?

参考文献

［1］STAAB JP, ECKHARDT-HENN A, HORII A, et al. Diagnostic criteria for persistent postural-perceptual dizziness（PPPD）：consensusdocument of the committee for the classification of vestibular disorders of the Bárány Society［J］. J Vestib Res, 2017,27(4)：191－208.

［2］CAPLAN L. Posterior circulation ischemia：then, now, and tomorrow. The Thomas Willis Lecture-2000［J］. Stroke, 2000,31(8)：2011－2023.

［3］BISDORFF A, VON BREVERN M, LEMPERT T, et al. Classification of vestibular symptoms：towards an international classification of vestibular disorders［J］. J Vestib Res, 2009,19(1－2)：1－13.

［4］DRACHMAN DA, HART CW. An approach to the dizzy patient［J］. Neurology, 1972,22(4)：323－334.

［5］NEWMAN-TOKER DE, CANNON LM, STOFFERAHN ME, et al. Imprecision in patient reports of dizziness symptom quality：a cross-sectional study conducted in an acute care setting［J］. Mayo Clin Proc, 2007,82(11)：1329－1340.

［6］DIETERICH M, BRANDT T. Episodic vertigo related tomigraine (90 cases)：vestibular migraine? ［J］. J Neurol, 1999,246(10)：883－892.

［7］VON BREVERN M, BERTHOLON P, BRANT T, et al. Benign paroxysmal positional vertigo：diagnostic criteria［J］. J Vestib Res, 2015,25(3－4)：105－117.

［8］LEMPERT T, OLESEN J, FURMAN T, et al. Vestibular migraine：diagnostic criteria［J］. J Vestib Res, 2012,22(4)：167－172.

［9］STRUPP M, LOPEZ-ESCAMEZ JA, KIM JS, et al. Vestibular paroxysmia：diagnostic criteria［J］. J Vestib Res, 2016,26(5－6)：409－415.

［10］LOPEZ-ESCAMEZ JA, CAREY J, CHUNG WH, et al. Diagnostic criteria for Meniere's disease［J］. J Vestib Res, 2015,25(1)：1－7.

［11］STRUPP M, KIM JS, MUROFUSHI T, et al. Bilateral vestibulopathy：diagnostic criteria consensus document of the classification committee of the Bárány Society［J］. J Vestib Res, 2017,27(4)：177－189.

［12］中国医师协会神经内科分会眩晕专业委员会,中国卒中学会卒中与眩晕分会.前庭神经炎诊治多学科专家共识[J].中华老年医学杂志,2020,39(9)：985－994.

［13］BISDORFF AR, STAAB JP, NEWMAN-TOKER DE. Overview of the international classification of vestibular disorders［J］. Neurol Clin, 2015,33(3)：541－550.

［14］REDON C, LOPEZ C, BERNARD-DEMANZE L, et al. Betahistine treatment improves the recovery of static symptoms in patients with unilateral vestibular loss［J］. J Clin Pharmacol, 2011,51(4)：538－548.

［15］SOKOLOVA L, HOERR R, MISHCHENKO T. Treatment of vertigo：a randomized double-blind trial comparing efficacy and safety of ginkgo biloba extract EGb761 and betahistine［J］. Int J Otolaryngol, 2014,2014：682439.

第四章

脑血管疾病诊断思路

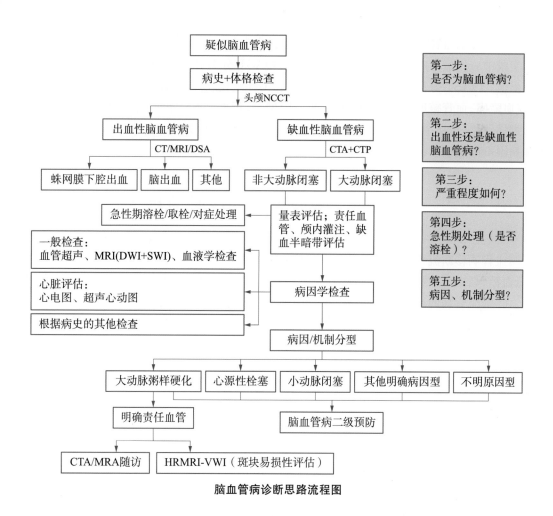

脑血管病诊断思路流程图

图中文字：

疑似脑血管病 → 病史+体格检查 → 头颅NCCT

出血性脑血管病 — CT/MRI/DSA：蛛网膜下腔出血、脑出血、其他

缺血性脑血管病 — CTA+CTP：非大动脉闭塞、大动脉闭塞

急性期溶栓/取栓/对症处理

量表评估；责任血管、颅内灌注、缺血半暗带评估

一般检查：血管超声、MRI(DWI+SWI)、血液学检查

心脏评估：心电图、超声心动图

根据病史的其他检查

病因学检查 → 病因/机制分型：大动脉粥样硬化、心源性栓塞、小动脉闭塞、其他明确病因型、不明原因型

明确责任血管 → CTA/MRA随访、HRMRI-VWI（斑块易损性评估）

脑血管病二级预防

第一步：是否为脑血管病？

第二步：出血性还是缺血性脑血管病？

第三步：严重程度如何？

第四步：急性期处理（是否溶栓）？

第五步：病因、机制分型？

目前，脑血管病已成为危害我国中老年人身体健康和生命的主要疾病，给家庭和社会造成了重大的经济负担。影像技术在急性脑血管病特别是急性缺血性脑卒中（acute ischemic stroke，AIS）的临床诊疗及临床研究中具有重要地位[1]。影像学的发展日新月异，只有了解各种影像学技术的基本原理、特征及临床意义，正确理解和分析影像图片，才能精准地指导不

同脑血管病的临床诊疗并进行预后判断。

◆ 第一节　脑血管病的诊断分类 ◆

　　根据《中国脑血管疾病分类 2015》的分类方法,脑血管病主要分为缺血性脑血管病和出血性脑血管病,此外,其他一些脑血管病类型如颅内静脉系统血栓形成、头颈部动脉粥样硬化狭窄或闭塞、高血压脑病、颅内动脉瘤或血管畸形、脑血管炎等,也被列入脑血管疾病范围。缺血性脑血管病是最常见的一类脑血管疾病(占 70%～90%),包括短暂性脑缺血发作、急性缺血性卒中、脑动脉盗血综合征及慢性脑缺血。出血性脑血管病仅占脑血管病的 10%～30%,包括蛛网膜下腔出血、脑出血及其他颅内出血。

　　对缺血性脑血管疾病进行病因分型有助于预后判断、指导治疗和二级预防决策。目前在临床实践中应用最为广泛的分型系统分别是 TOAST 分型和中国缺血性卒中亚型(CISS)分型。根据 TOAST 分型,缺血性卒中分为大动脉粥样硬化、心源性栓塞、小动脉闭塞、其他病因(如凝血障碍、血管畸形、血管炎等)和不明原因型等;根据 CISS 分型方法,缺血性卒中分为大动脉粥样硬化(包括主动脉弓和颅内/外大动脉粥样硬化)、心源性卒中、穿支动脉疾病、其他病因和病因不确定型。

◆ 第二节　脑血管病的诊断流程 ◆

　　脑血管病诊断流程应包括以下 5 个步骤:①是否是脑血管病? 需排除非血管性疾病(中毒、低血糖、高血压脑病等)。②是出血性还是缺血性脑血管病? 需进行脑 CT 或 MRI 检查以明确。③脑血管病的严重程度如何? 可采用神经功能评价量表评估神经功能缺损程度。④若为缺血性脑血管病,能否进行溶栓治疗? 是否进行血管内治疗? 需核对适应证和禁忌证。⑤责任血管及脑血管病的病因是什么? CTA 或 DSA 明确受累血管部位和代偿情况,有助于判断预后和防止再发,可结合病史、实验室、脑病变和血管病变等检查资料明确病因。

一、病史询问

　　详细的病史采集对明确脑血管病的诊断十分重要,对病史的询问和记录包括一般情况(年龄、性别、职业、居住地、左利手或右利手)、主诉、现病史、既往病史、个人史和家族史。在病史询问中应注意询问其发病形式(急性还是慢性,起病的诱因,症状的进展和波动情况)、临床表现、症状严重程度以及伴随症状。询问症状出现的时间非常重要,若于睡眠中起病,应以最后表现正常的时间作为起病时间。既往史要着重询问患者是否有高血压、糖尿病、高脂血症、癫痫、心脏病(房颤、心瓣膜病、卵圆孔未闭)、偏头痛、感染、创伤、睡眠呼吸障碍疾病、手术史及其他相关病史,个人史要重点询问有无烟酒史、药物应用史、吸毒史及不良嗜好等,女性要详细询问月经史、流产史及避孕药服用史等,家族史要重点询问患者家族中是否有血管病病史或血管病高危因素史。

二、体格检查

除一般体格检查外,详细的神经系统体格检查对于脑血管病的定位诊断非常重要,也是判断疾病变化和治疗效果的重要指标。神经系统体格检查包括 8 个部分:一般状态、高级神经活动、脑神经、运动功能、感觉、反射、特殊体征和自主神经功能。在检查结束时,应当对所有异常发现进行汇总,将异常体征进行横向/纵向分类,结合病史分析,明确疾病的解剖定位或提出进一步的推测。

三、辅助检查

(一) 神经影像

在脑血管疾病中常用的神经影像学技术包括 CT 和 MRI。其中 CT 成像技术包括平扫 CT(non-contrast CT,NCCT)、增强 CT 扫描、CT 血管成像(CT angiography,CTA)、CT 灌注成像(CT perfusion,CTP)。MRI 常用序列包括 T_1 加权序列(T_1 weighted image,T_1WI)、T_2 加权序列(T_2 weighted image,T_2WI)、液体衰减反转恢复序列(fluid attenuated inversion recovery,Flair)、动脉成像(magnetic resonance angiography,MRA)、灌注成像(perfusion weighted imaging,PWI)、弥散加权成像(diffusion tensor imaging,DWI)、表观弥散系数(apparent diffusion coefficient,ADC)、高分辨血管壁磁共振成像(HRMRI - VWI)、磁敏感加权成像(susceptibility weighted imaging,SWI)、弥散张量成像(diffusion tensor imaging,DTI)及磁共振波谱分析(magnetic resonance spectroscopy,MRS)。

1. 缺血性卒中急性期的影像学评估

缺血性卒中急性期的救治重点是尽快开通闭塞血管,恢复血液灌注,抢救处于缺血状态的半暗带区脑组织。早期静脉溶栓或血管内介入治疗都是血管再通的有效手段。但患者的获益程度与梗死面积、再通时间和脑组织灌注情况有关。因此,评估缺血组织内的核心梗死区和缺血半暗带,是实施血管再通治疗前的必要环节,也是评估预后的重要手段[2](表 4 - 1)。影像技术为急性期缺血性卒中患者的评估以及进一步治疗方案的选择提供了有力的依据。

表 4 - 1 急性缺血性脑卒中影像评估项目

基本评估项目(2P)		其他评估项目(3C)	
脑实质(parenchyma)	排除出血及类卒中疾病	侧支循环(collaterals)	评估侧支循环情况
	明确 AIS	核心梗死(core)	梗死核心/缺血半暗带范围
脑血管(pipe<vascular>)	检测动脉闭塞	斑块评估(clot)	斑块的大小及性质

（1）核心梗死区的判断。NCCT 检查对 AIS 的早期发现和评估并不敏感，可通过适当调整窗宽和窗位来提高准确性[3]。AIS 的早期 CT 表现包括局部脑组织肿胀、外侧裂的岛带征、尾状核模糊及大脑中动脉高密度征(hyperdense middle cerebral artery sign，HMCAS)等影像学特征。其中 HMCAS 高密度提示大脑中动脉血管腔内存在血凝块、血栓或栓子，其预测大动脉闭塞的敏感性约为 67%，特异性为 82%[4]，提示较严重的神经损害和不良的功能预后。对于梗死面积和卒中病情的量化评估，目前较常采用 Alberta 卒中项目早期 CT 评分(alberta stroke program early CT score，ASPECTS)[5]，即在大脑中动脉(middle cerebral artery，MCA)供血区选取 10 个区域评估其早期缺血性改变(脑实质低密度或灰白质分界不清)，包括岛叶、豆状核、尾状核、内囊及 6 个 MCA 皮质供血区域(M1~M6)。10 项评分总分为 10 分，每一个部位发生梗死即减少 1 分。评分>7 分提示患者 3 个月后很有希望独立生活；≤7 分提示患者不能独立生活或死亡的可能性大；如果溶栓治疗后 ASPECT≤7 分，其脑出血的危险性大大增加；评分 0~2 分预示不良预后。基底动脉闭塞引起的后循环缺血性改变用后循环 ASPECT(pc-ASPECT)来评估[6]，中脑和脑桥各减 2 分，左侧或右侧的丘脑、小脑或大脑后动脉供血区域各减 1 分。pc-ASPECT<8 分提示患者即使闭塞的基底动脉再通预后也较差。

相较于 NCCT，头颅 MRI 扫描可更早地显示脑梗死病灶(表 4-2)。脑缺血发生后 30 min 即可在 DWI 序列上检测到高信号，且急性期 DWI 病变体积与大血管闭塞时的核心梗死区有很好的对应关系，因此 DWI 对急性缺血性卒中的早期诊断具有较强的优势。DWI-Flair 不匹配可作为时间窗内静脉溶栓的筛选指标，比起灌注成像方法简单高效，在时间和成本节省方面更具优势。

表 4-2　MRI 常规序列在急性缺血性脑卒中的信号改变

成像序列	超急性期(0~6 h)	急性早期(6~24 h 内)	急性期(24 h~1 周)
ADC	低信号	低信号	低信号
DWI	高信号	高信号	高信号
Flair	信号多样；6 h 后高信号；同侧动脉 0~2 h 可显示高信号	通常为高信号	高信号
T_1WI	等信号	16 h 后常为低信号	低信号；3~5 d 后皮质坏死可见高信号
T_1 增强	0~2 h 可出现动脉强化；未完全梗死区 2~4 h 可出现皮质强化	可出现动脉强化；未完全梗死区可出现皮质强化；可出现脑膜强化	可出现动脉及脑膜强化；5~7 d 完全梗死区出现脑实质强化
T_2WI	等信号；大面积梗死者 0~2 h 可见同侧颈动脉流空消失	信号多样；通常 8 h 后高信号	高信号
SWI	0~12 h 内可见到出血转化(不常见)	0~12 h 内可见到出血转化(不常见)	48 h 内常见出血转化；5 d 内出血风险仍存在

（2）缺血半暗带的影像评估。在 AIS 患者的救治过程中，明确患者是否存在缺血半暗带以及半暗带的大小，对于指导急性期救治具有重要意义。DEFUSE 研究发现，DWI 可证实核

心梗死>80 mL 时患者的不良再通率会明显升高；核心梗死区<70 mL 与良好预后相关，约 64％的患者达到良好预后（MRS 评分 0～2 分）。而核心梗死较小、缺血半暗带较大的患者，即使超出静脉溶栓时间窗，也可通过血管内介入治疗获得良好的预后。CTP 和 MRI - PWI 均可对核心梗死灶和半暗带进行定量检测，是目前临床应用较多的可靠评估方法。常用的测量方法之一为不匹配法，即计算脑血容量（cerebral blood volume，CBV）与脑血流量（cerebral blood flow，CBF）的不匹配区域。核心梗死区的 CBV 和 CBF 均下降，而缺血半暗带区域由于侧支循环建立及血管代偿性扩张，其 CBF 下降而 CBV 保持不变甚至增加，其不匹配区域即为缺血半暗带。其二为对比法，即计算患侧 CBF 与健侧 CBF 的比值，比值<30％的脑组织区域为核心梗死区，而比值>50％可认为该组织具有存活的可能性。也有研究把 t_{max} 延长作为评估半暗带的依据，t_{max} 延长大于 6 s 的区域对应缺血半暗带，如果不迅速再通，将进一步发生不可逆性梗死。CTP 检查对 AIS 评估具有较高的敏感性（82％）和特异性（96％），可筛选出虽然已超过发病时间窗但仍具有血管开通价值的患者进行溶栓或取栓治疗，尽可能改善患者的预后[7]。研究已经证实 CTP 成像指导超过 4.5 h 的 AIS 患者进行 rt - PA 溶栓的可靠性[8]。DAWN 和 DEFUSE - 3 研究分别使用 CTP 或 PWI 测量核心梗死体积和缺血半暗带，成功将机械取栓时间分别延长至 6～24 h 和 6～16 h[9-10]。

　　近年来，神经影像检测技术不断进步，新的技术层出不穷。综合多种成像方式的"一站式"多模态 CT 影像综合评估技术可在最短的时间内一次性获取 NCCT、头颈部 CTA 及 CTP 数据，从而对 AIS 患者进行全面和客观的影像评估，在美国心脏协会联合卒中协会（American heart association/American stroke association，AHA/ASA）发布的急性缺血性卒中的早期管理指南（表 4 - 3）[11] 及《中国脑血管病影像应用指南 2019》中得到推荐[12]；移动卒中单元（mobile stroke unit，MSU）将移动 CT 和相关的检验仪器装配在救护车上，形成集神经症状学检查、CT 诊断和静脉溶栓治疗为一体的快速救治模式，为卒中患者的院前诊疗提供了帮助[13]；平板计算机断层扫描直接在血管造影台上进行脑组织扫描，进一步缩短了血管内治疗的院内时间[14]；CT 自动分析技术将神经影像与自动化结合，对图像进行智能分析，可快速提供缺血情况、血管闭塞和 ASPECT 评分等重要信息[15]。神经影像技术的突飞猛进为急性 AIS 患者的救治提供了更多的帮助。

表 4 - 3　2019 AHA/ASA 关于急性缺血性脑卒中的神经影像指南推荐

患者类型	影像学检查推荐及推荐级别
首次检查	所有疑似急性卒中的患者到达医院后应进行急诊影像学评估（Ⅰ级） 尽快完善影像学评估，以筛选合适溶栓或血管内治疗的患者（Ⅰ级） NCCT 检查可有效排除静脉溶栓前的脑出血（Ⅰ级） MRI 成像可有效排除静脉溶栓前的脑出血（Ⅰ级） 对某些患者，推荐 CTA＋CTP，或 MRA＋DWI（可联合或不联合 PWI）进行评估（Ⅰ级）
静脉溶栓适应证患者	不推荐在静脉溶栓前进行 MR 检查排除颅内微出血（Ⅰ级） 因溶栓具有时间依赖性，对符合溶栓条件的患者不应附加多模式神经成像（如 CTP 或 MRP）而延误溶栓治疗（Ⅰ级） 醒后卒中（距最后正常时间>4.5 h），在症状发现 4.5 h 内，DWI 阳性但 Flair 阴性的特点有助于筛选溶栓可能获益的患者（Ⅱa 级）

患者类型	影像学检查推荐及推荐级别
动脉取栓适应证患者-血管影像	推荐符合机械取栓条件的患者在首次影像检查期间进行无创性的颅内血管成像（Ⅰ级） 对首次影像评估未进行血管成像但怀疑大血管闭塞的患者应尽快完善无创血管成像（例如，在静脉溶栓期间完成）（Ⅰ级） 怀疑有颅内大动脉闭塞，符合取栓标准且无肾病史的患者，在获得血肌酐水平前完善CTA检查是合理的（Ⅱa级） 对有潜在机械取栓适应证的患者，除颅内循环，完善颅外颈动脉和椎动脉影像可为治疗策略的制订提供有用的信息（Ⅱb级） 对于部分符合机械取栓标准的患者，将侧支循环状态评估纳入临床治疗决策可能是合理的（Ⅱb级）
动脉取栓适应证患者-多模态成像	距发病6～24 h内的前循环大血管闭塞患者，建议行CTP或DWI-MRI检查以筛选合适机械取栓的患者，但应严格符合相应RCT研究标准（Ⅰ级） 对最后正常时间在6 h内，考虑大血管闭塞而ASPECT评分大于6分的患者，推荐基于CT和CTA（或MRI和MRA）的评估进行机械取栓，灌注成像不是必需的（Ⅰ级）

2. 脑动脉病变的影像评估

颅内外动脉斑块形成，导致管腔狭窄甚至闭塞，是引起缺血性脑血管疾病最重要的原因。急性脑血管疾病患者在确认为缺血性梗死之后，接下来需进一步明确脑梗死的责任血管及其病变情况。利用CTA和MRA成像技术可较好地显示颅内外大动脉狭窄或闭塞情况。

CTA空间分辨率高，可三维重建完整的血管形态及病变情况，准确评估血管是否有狭窄，并判断狭窄的部位及狭窄程度。以血管造影DSA为标准，CTA检测＞50％的颅内动脉狭窄敏感性为96.6％，特异性为99.4％[16]。CTA也可用于无创性评价动脉粥样硬化斑块的位置、体积、形态及其易损性[17]。根据斑块的密度将斑块分为软斑块（＜60 HU）、混合斑块（60～130 HU）和钙化斑块（＞130 HU），对斑块体积、斑块重塑指数、斑块衰减和斑块破裂等进行量化分析，为卒中风险评估及制订临床诊疗策略提供指导。此外，CTA也能提供侧支循环的相关信息[18]，特别是多时相CTA可全面显示侧支代偿速度及侧支血管充盈数量，预测梗死灶的进展及溶栓治疗的预后。CTA还能清晰显示动脉夹层及脑动脉瘤，为治疗决策及病因判定提供重要信息。

MRA也能很好地识别血管的狭窄和闭塞。MRA有3种技术，包括时间飞跃法（time of flight，TOF）、相位对比法（phase contrast，PC）和对比增强MRA（contrast-enhanced magnetic resonance angiography，CE-MRA），前2种方法是不用对比剂而借助血液动力学特性来制造对比显示血管形态。TOF序列评估颅内外血管狭窄程度的敏感度为60％～85％，特异性为80％～90％[19]。MRA无辐射损伤、相对无创，虽然对脑血管的显示敏感性、特异性略低于CTA，但可在无须造影剂情况下一次性获得脑组织及脑血管成像，不失为优良的筛选方法。

值得注意的是，CTA和MRA技术显示的均为血管管腔形态，无法对血管壁病变进行观察。对于以外向性重构为主、管腔狭窄不明显的动脉斑块则不能有效显示其病变情况。近年来开展的HRMRI-VWI技术弥补了这一缺陷。HRMRI-VWI技术具有较高的空间分辨率，能清楚显示动脉血管壁特征，包括血管重构模式、斑块形态及位置、斑块信号及斑块强化情况等,从而对动脉粥样硬化斑块负荷和成分特征进行定性、定量分析,识别出易损斑块(特征包括富脂质坏死核、斑块内出血、钙化、纤维帽破裂等),用于判断血管狭窄原因,识别卒中机制,对患者进行危险分层,指导临床诊疗,特别是对 AIS 术前评估具有重要意义[20]。高度疑似有颅内动脉狭窄或动脉夹层的患者,可尝试增加此项检查。目前较成熟的技术方法有"亮血技术"和"黑血技术":前者是 3D-TOF MRA,采用短回波时间、短重复时间及较小激发角度,使斑块显示为低信号,血流显示为高信号,在颅内外颈动脉斑块成像中能够区分出血管壁、血流及斑块的不同成分;后者是使用双反转恢复、饱和脉冲法等来抑制腔内血液信号,使血流呈低信号,管壁软组织和斑块呈较高信号,从而更好地显示管壁和斑块结构,该方法获得了很好的病理印证,是现阶段使用较多的斑块成像方法。此外,HRMRI-VWI 在明确烟雾病的病因、鉴别动脉夹层、侧支循环、血管炎等方面也有很好的应用价值(图 4-1),但主要缺点是增加了术前影像学评估的时间。

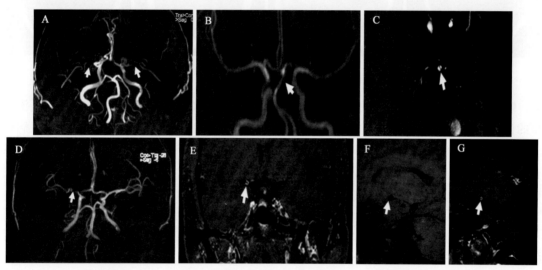

图 4-1　A. 1 例烟雾病患者,TOF-MRA 显示双侧大脑中动脉闭塞;B、C. 1 例基底动脉夹层患者,TOF-MRA 和 HR-MRI 显示基底动脉上段双腔;D. 1 例右侧大脑中动脉狭窄患者,TOF-MRA 显示右侧大脑中动脉 M1 段高度狭窄;E、F、G. HR-MRI 显示右侧大脑中动脉管腔狭窄,管壁增厚,呈环形强化

3. 脑出血及血肿扩大的影像学评估

出血性卒中约占所有急性脑血管疾病的 20%,但急性期病死率为 30%~40%。影像学检查有助于早期发现脑出血患者并进行及时治疗。对于缺血性卒中患者,也需要充分排除颅内出血后才能进行血管再通或各种抗栓治疗。大量的脑出血在 NCCT 上可立即显示高密度病灶,易于发现;需要注意的是微出血病灶。老年患者尤其是合并高血压、糖尿病导致小动脉玻璃样变性时,极易发生血管破裂导致微出血,其临床症状较为隐匿,易于漏诊。MRI 的 SWI 序列可显示组织间磁敏感差异,对血液代谢产物、铁离子及钙化等病灶敏感性较高,能直观地显示引流静脉与出血灶,因而对于出血性病灶具有较高的检出率,可早期发现梗死内出血或出血倾向。也有研究发现,SWI 序列上如果在梗死病变周围发现明显扩张的引流静脉,则容易发生出血性转化,因此 SWI 对于预测溶栓治疗后的出血风险也具有较好的帮助。

脑出血后的血肿扩大可严重危及患者生命,使得脑出血的致死、致残率进一步增加。一些特征性的影像学表现(图4-2)对血肿扩大有一定的预警作用,近年来受到越来越多临床医生的重视。常见的有:①黑洞征(black hole sign)。血肿内存在圆形、卵圆形或棒形低密度区,且不与周围组织相连,高低密度相差28 HU。②混杂密度征(blend sign)。血肿腔内边界清晰的高、低密度混杂区[21]。③漩涡征(swirl sign)。漩涡征被描述为高密度区内的一个低密度区,提示存在活动性出血。④岛征(island sign)。血肿周围出现3个以上与其分离或相连的小血肿,形似泡状或芽状[22]。脑出血患者出现上述影像学改变时,往往预示着血肿扩大的风险,需要进行严密的观察和积极干预。

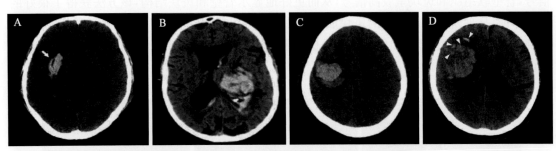

图4-2　A.黑洞征;B.混杂密度征;C.漩涡征;D.岛征

随着神经影像技术的日新月异,人们对脑血管疾病在内的多种神经系统疾病有了更深一步的认识,也极大地提高了对疾病的诊断水平。同时,适当的影像学检查能够有效提高疾病检出率,减少误诊和漏诊,并更加精确地评估疾病状态,为制订个体化治疗方案和评估预后提供有益的信息。

(二) 血管超声

脑血管病的血管超声检测技术主要包括颈部动脉常规超声检测、颈部动脉粥样硬化病变的检测和经颅多普勒超声(ranscranial Doppler,TCD)。

颈部动脉常规超声检测的动脉包括无名动脉、双侧锁骨下动脉、双侧颈总/颈内/颈外动脉、双侧椎动脉。以颈动脉为例,常规检测以下参数:内-中膜厚度(intima-media thickness,IMT)、动脉内径、血流动力学参数包括收缩期峰值流速(peak systolic velocity,PSV)、舒张期末流速(end of diastolic velocity,EDV)、血管阻力指数(resitance index,RI)、动脉粥样硬化斑块情况(部位、形态、表面纤维帽的厚薄与完整性、斑块内声学特征等)。

颈部动脉粥样硬化病变的超声检测重点是对斑块的形态学和声学特征进行评估。当超声检测到IMT≥1.5 mm,凸出于血管腔内,或局限性内膜增厚高于周边IMT的50%时,可定义为动脉粥样硬化斑块形成。形态学评估中,根据斑块表面是否光滑、纤维帽是否完整分为规则、不规则和溃疡型斑块,后者表现为斑块表面纤维帽破裂不连续,形成"火山口"征,"火山口"的宽度与深度≥2.0 mm,并显示血流向斑块内灌注,是不稳定斑块的重要类型。斑块声学特征的评估主要根据斑块回声与血管壁回声强弱的差异分类,分为低回声斑块(斑块内回声低于内膜层)、等回声斑块(斑块内回声与内膜层相等)、高回声斑块(斑块内回声等于或略高于外膜层)以及强回声斑块(斑块回声明显增强,高于动脉外膜层,并伴有后方声影,多为钙化性斑块)。

易损性斑块是临床医生非常警惕的斑块类型。斑块的易损性是通过对斑块的形态学、内部回声、表面纤维帽的完整性等信息进行综合分析判断；另外也与患者脑血管病变危险因素的治疗有效性密切相关。超声评估易损性斑块的结构特征包括以下两点。

（1）主要条件：①活动性炎症，炎症细胞的浸润；②薄纤维帽与大脂质核心；③斑块破裂，血栓形成；④纤维帽破裂，溃疡形成；⑤重度血管狭窄（狭窄＞70％）。

（2）次要条件：①斑块表面点片状钙化性结节；②脂质斑块（低回声为主）；③斑块内出血（低至无回声）；④血管内皮细胞功能异常；⑤血管壁处于正性重构期。

经颅多普勒超声可发现颅内大动脉狭窄和闭塞，评估脑血流和侧支循环情况，进行微栓子监测等。常用的检测参数包括：血流速度（包括收缩期峰值流速 PSV、平均血流速度 MV、舒张期末流速 EDV）、血管搏动指数［PI，(PSV－EDV)/MV，正常颅内动脉的 PI 值为 0.65～1.10］和血管阻力指数［RI，(PSV－EDV)/PSV］。颅内动脉重度狭窄时，常出现狭窄以远段 PI 值明显减低、血流充盈不全、血流速度节段性异常（狭窄段流速明显升高，狭窄远段血流速度明显减低，狭窄段/狭窄远段流速比值≥3.0）、血流频谱异常（出现涡流或湍流信号）以及血流音频异常等。此外 TCD 还可用于溶栓治疗监测，对预后判断有参考意义。

（三）其他检查

血液化验包括血常规、凝血功能、同型半胱氨酸、血糖、血脂及肝肾功能等检查有利于发现脑血管病的危险因素。心电图及超声心动图有助于排除心房纤颤、心瓣膜病等心源性病因。

◆ 第三节　脑血管病诊断思路小结 ◆

脑血管病是严重危害人类健康和生命的常见病、多发病，其病因、发病机制、病理类型、临床征象较为复杂。在进行诊断时，我们首先要详细询问患者病史及临床症状，进行详细的体格检查，将体征与病史结合分析，明确疾病的解剖定位并提出进一步的推测。合理利用实验室及多模态影像学检查手段，准确判定脑血管病的性质，明确责任血管以及颅内灌注、缺血半暗带情况、侧支循环等，合理制订急性期的诊疗方案，并进一步对疾病的病因、机制进行分型诊断，对疾病进行分层管理，为长期二级预防策略的制订提供准确的依据。

（张莉莉　唐春花）

● 思 考 题 ●

1. 脑血管病的分类有哪些？
2. 脑血管病的诊断步骤有哪些？
3. 脑血管的影像评估手段有哪些？
4. 脑出血后预示血肿扩大的特征性影像学表现有哪些？

参考文献

［1］ KAMALIAN S, LEV MH. Stroke imaging［J］. Radiol Clin North Am, 2019,57(4)：717 - 732.

［2］ VILELA P, ROWLEY HA. Brain ischemia：CT and MRI techniques in acute ischemic stroke［J］. Eur J Radiol, 2017,96：162 - 172.

［3］ MAINALI S, WAHBA M, ELIJOVICH L. Detection of early ischemic changes in noncontrast CT head improved with "stroke windows"［J］. ISRN Neurosci, 2014,2014：654980.

［4］ LIM J, MAGARIK JA, FROEHLER MT. The CT-defined hyperdense arterial sign as a marker for acute intracerebral large vessel occlusion［J］. J Neuroimaging, 2018,28(2)：212 - 216.

［5］ SCHRÖDER J, THOMALLA G. A critical review of Alberta stroke program early CT score for evaluation of acute stroke imaging［J］. Front Neurol, 2017,7：245.

［6］ KHATIBI K, NOUR M, TATESHIMA S, et al. Posterior circulation thrombectomy-pc-ASPECT score applied to preintervention magnetic resonance imaging can accurately predict functional outcome［J］. World Neurosurg, 2019,129：e566 - e571.

［7］ SHAKER H, KHAN M, MULDERINK T, et al. The role of CT perfusion in defining the clinically relevant core infarction to guide thrombectomy selection in patients with acute stroke［J］. J Neuroimaging, 2019,29(3)：331 - 334.

［8］ MEDINA RM, MILLAN VM, ZAPATA AE, et al. Intravenous thrombolysis guided by perfusion CT with alteplase in >4. 5 hours from stroke onset［J］. Cerebrovasc Dis, 2020,49(3)：328 - 333.

［9］ NOGUEIRA RG, JADHAV AP, HAUSSEN DC, et al. Thrombectomy 6 to 24 hours after stroke with a mismatch between deficit and infarct［J］. N Engl J Med, 2018,378(1)：11 - 21.

［10］ ALBERS GW, MARKS MP, KEMP S, et al. Thrombectomy for stroke at 6 to 16 hours with selection by perfusion imaging［J］. N Engl J Med, 2018,378(8)：708 - 718.

［11］ POWERS WJ, RABINSTEIN AA, ACKERSON T, et al. Guidelines for the early management of patients with acute ischemic stroke：2019 update to the 2018 guidelines for the early management of acute ischemic stroke：a guideline for healthcare professionals from the American Heart Association/American Stroke Association［J］. Stroke, 2019,50(12)：e344 - e418.

［12］ 中华医学会神经病学分会,中华医学会神经病学分会脑血管病学组. 中国脑血管病影像应用指南 2019［J］. 中华神经科杂志,2020,53(4)：250 - 268.

［13］ CALDERON VJ, KASTURIARACHI BM, LIN E, et al. Review of the mobile stroke unit experience worldwide［J］. Interv Neurol, 2018,7：347 - 358.

［14］ BOUSLAMA M, HAUSSEN DC, GROSSBERG JA, et al. Flat-panel detector CT assessment in stroke to reduce times to intra-arterial treatment：a study of multiphase computed tomography angiography in the angiography suite to bypass conventional imaging［J］. Int J Stroke, 2021,16(1)：63 - 72.

［15］ SUNDARAM VK, GOLDSTEIN J, Wheelwright D, et al. Automated ASPECTS in acute ischemic stroke：a comparative analysis with CT perfusion［J］. Am J Neuroradiol, 2019,40(12)：2033 - 2038.

［16］ DUFFIS EJ, JETHWA P, GUPTA G, et al. Accuracy of computed tomographic angiography compared to digital subtraction angiography in the diagnosis of intracranial stenosis and its impact on clinical decision-making［J］. J Stroke Cerebrovasc Dis, 2013,22(7)：1013 - 1017.

［17］ BARADARAN H, GUPTA A. Carotid vessel wall imaging on CTA［J］. Am J Neuroradiol, 2020,41(3)：380 - 386.

［18］ GRUNWALD IQ, KULIKOVSKI J, REITH W, et al. Collateral automation for triage in stroke： evaluating automated scoring of collaterals in acute stroke on computed tomography scans［J］.

Cerebrovasc Dis，2019，47(5－6)：217－222.

[19] BASH S，VILLABLANCA JP，JAHAN R，et al. Intracranial vascular stenosis and occlusive disease：evaluation with CT angiography，MR angiography，and digital subtraction angiography [J]. Am J Neuroradiol，2005，26(5)：1012－1021.

[20] YOUNG CC，BONOW RH，BARROS G，et al. Magnetic resonance vessel wall imaging in cerebrovascular diseases [J]. Neurosurg Focus，2019，47(6)：E4.

[21] LI Q，ZHANG G，XIONG X，et al. Black hole sign：novel imaging marker that predicts hematoma growth in patients with intracerebral hemorrhage [J]. Stroke，2016，47(7)：1777－1781.

[22] LI Q，ZHANG G，HUANG YJ，et al. Blend sign on computed tomography：novel and reliable predictor for early hematoma growth in patients with intracerebral hemorrhage [J]. Stroke，2015，46(8)：2119－2123.

附表　中国脑血管病的分类诊断要点

分类	诊断要点
一、缺血性脑血管病	
（一）短暂性脑缺血发作	1. 突发局灶性脑或视网膜功能障碍，符合颈动脉或椎-基底动脉系统缺血表现，一般在 24 h 内(多数不超过 1 h)完全恢复，可反复发作 2. 头颅 DWI 未发现相应急性脑梗死证据 3. 排除非缺血性病因
（二）脑梗死(急性缺血性脑血管病)	1. 急性发病的局灶性神经功能缺失，少数可为全面性神经功能缺失 2. 头颅 CT/MRI 证实脑部相应梗死灶，或症状体征持续 24 h 以上，或在 24 h 内导致死亡 3. 排除非缺血性病因
（三）脑动脉盗血综合征	锁骨下动脉盗血综合征 颈动脉盗血综合征 椎-基底动脉盗血综合征
（四）慢性脑缺血	1. 具有慢性脑功能不全临床表现 2. 具有脑血管病危险因素，无脑部局灶性神经系统体征 3. 辅助检查存在支持脑动脉粥样硬化的证据
二、出血性脑血管病	
（一）蛛网膜下腔出血	1. 突发剧烈头痛，可伴恶心、呕吐、肢体抽搐或不同程度意识障碍，脑膜刺激征阳性 2. 头颅 CT/MRI 或腰椎穿刺证实蛛网膜下腔有血性脑脊液 3. 临床或辅助检查证实有与本次出血相关的病因或原因不明，排除其他病因导致的继发性或外伤性蛛网膜下腔出血
（二）脑出血	1. 突发局灶性神经功能缺失或头痛、呕吐、不同程度意识障碍 2. 头颅 CT/MRI 显示脑内出血病灶 3. 排除其他病因导致的继发性或外伤性脑出血
（三）其他颅内出血	硬膜下出血 硬膜外出血
三、头颈部动脉粥样硬化、狭窄或闭塞(未导致脑梗死)	1. 无局灶性神经功能缺失，可有头晕、头痛或认知障碍等症状 2. 头颅 CT/MRI 未见相应梗死灶 3. 血管影像学检查证实脑动脉粥样硬化、狭窄或闭塞

续表

分　类	诊　断　要　点
四、高血压脑病	1. 急性发病的剧烈头痛、呕吐、视力障碍、肢体抽搐或意识障碍 2. 发病时收缩压＞180 mmHg 和（或）舒张压＞120 mmHg,血压控制后症状迅速缓解 3. 头颅 CT/MRI 可显示弥漫性脑水肿或大脑后部异常征象,可有脑血流灌注异常 4. 排除其他原因导致的血压升高和脑损害
五、颅内动脉瘤	头颅 CT/CTA 或 MRI/MRA 可明确
六、颅内血管畸形	
七、脑血管炎	1. 急性、亚急性或慢性起病的局灶性或全面性神经功能缺失 2. 头颅 CT/MRI 显示皮质和皮质下单发或多发形态多样的梗死灶、出血灶或占位病灶 3. 脑动脉成像可发现多发血管节段性狭窄与扩张相间,呈串珠样改变,高分辨 MRI 可见血管壁长节段向心性增厚及环形强化 4. 脑和脑膜组织活体组织检查(活检)可见血管透壁性损害及血管破坏性炎性反应,可作为诊断参考 5. 排除其他疾病
八、其他脑血管疾病	脑底异常血管网症(烟雾病) 伴有皮质下梗死及白质脑病的常染色体显性遗传性脑动脉病(CADASIL)和伴有皮质下梗死及白质脑病的常染色体隐性遗传性脑动脉病(CARASIL) 头颈部动脉夹层 可逆性脑血管收缩综合征
九、颅内静脉系统血栓形成	1. 急性、亚急性或慢性发病的局灶性或全面性神经功能缺失 2. 头颅 CT/MRI 显示脑静脉窦或脑静脉血栓形成直接或间接征象;脑静脉系统成像显示脑静脉窦或静脉充盈缺损或回流障碍,DSA 检查结果可作为诊断静脉窦血栓形成的"金标准" 3. 排除其他原因导致的脑静脉血液回流障碍
十、无急性局灶性神经功能缺损症状的脑血管病	无症状性脑梗死 脑微出血
十一、脑卒中后遗症	1. 既往有明确脑卒中病史 2. 卒中 6 个月至 1 年后仍存在难以恢复的神经功能缺失 3. 头颅 CT/MRI 显示相应的陈旧性脑卒中病灶或脑积水、脑萎缩
十二、血管性认知障碍	1. 可有脑血管病危险因素或脑卒中病史 2. 认知功能损害达到痴呆诊断标准 3. 头颅 CT/MRI 显示脑部多发腔隙性脑梗死灶、白质病变、认知相关部位脑卒中病灶或脑血流灌注减少;病变与痴呆有因果关系 4. 排除其他病因
十三、脑卒中后情感障碍	1. 既往 1 年内有脑卒中病史 2. 神经心理学规范检测证实有情感障碍,并与脑卒中有因果关系 3. 排除其他病因

此表参考《中国脑血管病分类 2015》及《中国各类主要脑血管病诊断要点 2019》

第五章

运动障碍诊断思路

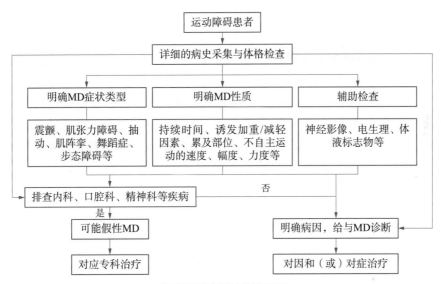

运动障碍诊断思路流程图

运动障碍性疾病（movement disorders，MD）是一类以躯体运动症状为主要临床表现的神经系统变性疾病，同时可伴发非运动症状（non-motor symptoms，NMS）。临床上对这一大类疾病的诊断评估主要应从运动症状入手，先确定运动症状的类型，明确属于何种类型的 MD，然后再寻找病因，明确疾病性质。与其他神经系统疾病不同的是，MD 的运动症状表现和体征形式多样，挑战性和趣味性强，部分甚至具有戏剧性，即在见到患者的第一眼就可以基本确定诊断，常有一叶知秋的妙处。和其他神经系统疾病一样，MD 的临床诊断程序仍然需要通过病史询问、体检，再结合适当的辅助检查，综合分析后做出诊断[1-2]。

◆ 第一节　运动障碍的诊断分类 ◆

一、根据临床特点分类

运动障碍依据临床特点，可分为肌张力降低-运动过多（多动性运动障碍）和肌张力增高-

运动减少(少动性运动障碍)两大类,前者表现为运动显著增多及异常不自主运动,后者则以随意运动贫乏为特征。多动性运动障碍疾病以亨廷顿病(Huntington's disease,HD)为典型代表。帕金森病(Parkinson's disease,PD)是代表性少动性运动障碍疾病。

二、根据运动障碍类型分类

根据运动障碍的类型可分为帕金森综合征(强直-少动综合征)、震颤、肌张力障碍、舞蹈症及投掷症、肌阵挛、抽动症、刻板运动、共济失调、发作性运动障碍,其他疾病较少见。需要注意的是,疾病的实际表现并不只限于某一种症状模式,有时多种症状并存,如舞蹈症与肌张力障碍并存,震颤与肌张力障碍并存。

三、根据产生的神经机制分类

根据产生的神经机制不同,将运动障碍疾病的运动症状分为原发症状(阴性症状)和继发症状(阳性症状),前者系神经功能缺失或减退所致,后者可视为运动神经系统未受损伤的结构活动释放或去抑制所致。对运动障碍疾病来说,运动迟缓、运动减少及正常姿势反射丧失为阴性症状,震颤、肌强直及不自主运动则是阳性症状。

◆ 第二节　运动障碍的诊断流程 ◆

一、病史采集

病史采集作为 MD 诊断不可或缺的首个环节,常在诊室内或床边采集,询问对象既包括患者本人,也包括照料者、家人甚至目击者;采集内容主要包括以下方面(要点见表 5-1):

表 5-1　MD 病史采集要点总结

病史内容	要　点
现病史	发病时间、症状表现、疾病进展或发作情况、治疗情况及反应、对正常活动及生活质量的影响 神经精神状况:询问家人及照料者视幻觉、认知障碍状况 自主神经功能:体位改变时头晕黑矇、二便障碍(MSA 早期即出现) 睡眠:REM 睡眠行为障碍(与 PD、MSA 相关)、喘鸣(与 MSA 相关)
既往史	感染史(如风湿热、梅毒)、有毒物质暴露史(一氧化碳/锰)
用药史	目前用药和既往用药,对酒精摄入的反应
家族史	如家族中患者较多,需绘制家系图(可用绘制家系的软件,如 VP Online 等)

1. 发病年龄

年轻者多提示遗传代谢性疾病,老年患者可能与神经变性疾病或脑血管病等关系较大[3-4]。

2. 起病方式及病程

环境因素引起的 MD 多为急性或亚急性起病,如急性起病的肌张力障碍常提示为药物不良反应或中毒;缓慢起病多为慢性疾病如原发性扭转痉挛、肝豆状核变性(Wilson's disease, WD)等;急性起病的舞蹈症或偏侧投掷症提示血管性病因可能,病程相对较短,慢性隐袭起病的舞蹈症提示神经变性病因可能,病程相对较长[5]。

3. 症状

通常为描述性词汇,如"抖动""抽动""拖曳"等,由家属或本人提供;对不能亲眼观察到的症状,请患者家属在家中用智能手机录制视频,这些对诊断很有帮助。体检时尽量细致全面,仔细甄别运动症状/体征的类型和性质。有些患者运动症状复杂,如多种不自主运动症状并存,一时难以确定症状类型,可通过录像进行分析[6]。同时要注意了解疾病症状的时间延续特征,是阵发性[如发作性运动诱发性运动障碍(paroxysmal kinesigenic dyskinesia, PKD)],或是突发突止(功能性运动障碍),还是经常性(舞蹈症),或是持续性(帕金森病)[7-9]。

4. 加重及缓解因素

紧张、焦虑会使所有 MD 症状加重,常无鉴别诊断价值。抚摸皮肤等感觉性刺激可使肌张力障碍暂时缓解;主动运动动作和负重可分别减轻静止性、姿势性震颤,而心因性震颤则相反。突然的声光刺激可使肌阵挛加重,疲劳、富含碳水化合物饮食可加重发作性非运动诱发的运动障碍(paroxysmal nonkinesigenic dyskinesia, PNKD),突然运动动作(如门铃响起后,患者从椅子上站起去开门)可诱发 PKD[10]。酒精摄入(酒精家庭摄入试验*)可减轻特发性震颤(essential tremor, ET)。倒退行走或跑动可改善肌张力障碍性步态,而正向行走困难常提示功能性疾病可能。不宁腿综合征下肢活动或走动后可明显缓解蚁爬等不适感。

5. 治疗情况及反应

药物治疗反应对某些 MD 具有诊断价值,如原发性 PD 对左旋多巴治疗反应良好[诊断 PD 中常涉及左旋多巴冲击试验,治疗后统一帕金森病评分量表(UPDRS-Ⅲ)评分改善超过 30%],其他帕金森综合征疗效较差或无效;多巴反应性肌张力障碍(dopa-responsive dystonia, DRD)对左旋多巴治疗反应极佳,具有戏剧性效果(常可短期内迅速而极显著改善运动症状),而其他类型的肌张力障碍则对左旋多巴治疗无反应[11]。

6. 用药史

用药史易被忽视,但对药物相关的运动障碍性疾病诊断至关重要,特别注意询问抗精神病药物(如利培酮等)、抗抑郁焦虑药物(如氟哌噻吨美利曲辛等)、抗癫痫药物(如丙戊酸等)、甲氧氯普胺(胃复安)、多巴胺耗竭剂(利血平)、胺碘酮、长效钙离子拮抗剂(氟桂利嗪)等用药史。用药史对 MD 的诊断至关重要,特别是帕金森综合征、急性肌张力障碍、迟发性运动障碍综合征、震颤患者[3]。

7. 既往史

既往病史、生长发育史、伴发疾病对发现病因也有重要意义。如婴幼儿期起病的 MD,若合并有脑缺氧、产伤、核黄疸等则考虑为症状性,若无相关病史则可能与遗传有关。青年患者姿势性或运动性震颤如伴焦虑、失眠、甲亢等病史则考虑为增强的生理性震颤,若无则考虑 ET

可能[12-13]。非典型帕金森病(atypical Parkinsonism，APS)若伴多发性腔隙性脑梗死、脑积水、脑炎等疾病，则考虑继发性帕金森综合征可能，如无相关病史则考虑帕金森叠加综合征可能。

8. 家族史

如果家中直系亲属中2代及以上出现类似症状，则要高度怀疑为家族遗传性MD可能，如亨廷顿病、ET、遗传性肌张力障碍等，家族史及基因分析对病因诊断极为关键。

二、查体要点

(一) 内科检查

观察一般营养状况、是否有贫血貌，出现吞咽障碍且伴发异动症的PD患者易出现营养不良[14]。评估心血管功能：立卧位血压、心率，外周循环状况[直立性低血压、四肢末端发绀/发凉多见于多系统萎缩(multiple system atrophy，MSA)]；既往有血压异常病史的患者需要在诊室进行卧立位血压评估以及随后的24 h动态血压监测[15]。

(二) 神经系统检查

除了常规的12对颅神经、四肢肌力、肌张力、共济、深浅感觉、病理征等查体外，针对MD还有一些相对特异的查体内容：通常在诊室中以患者坐位查体，病房中可以卧位、坐位结合。结合笔者师承陈生弟教授、Tony Lang教授的临床经验及自身近20年的临床实践，总结为"视、听、看、查"。

1. 视

初见患者时的第一眼印象，即"first impression"，包括身材、体型、相貌、动作及其分布，初步得出少动、多动的判断。如老年男性，体型偏瘦，面部呆板，脂颜，口角及四肢不自主扭动，首先应想到PD合并异动症；男童，父母搀扶下拖曳步态进入诊室，傻笑，流涎，则考虑WD可能；幼儿，唇、手指明显咬伤，需要想到Lesch-Nyhan综合征引起的强迫性自残行为可能；年轻女性，平车推入诊室，哭闹、喊叫伴口面部不自主运动、肢体震颤、舞蹈样动作，应想到抗NMDAR脑炎可能(图5-1)。

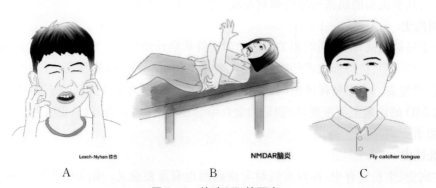

图5-1 特殊MD的面容
A. Lesch-Nyhan综合征面容；B. 抗NMDAR脑炎面容；C.迟发性运动障碍的捕蝇(舌)征

2. 听

第二步是和患者交谈,询问患者,通过患者的对答,初步判断患者的反应、语音、语调、是否有失语(底节性失语多见于 PD)等;是否有声音的抽动,甚至秽语;耳部是否有"咯嗒"声(如有,需张口观察有无软腭震颤)。

3. 看

第三步是开始近距离观察及指令性查体(不包括检查者动手查体)。观察有无不自主运动及其分布。近距离观察头面部及四肢:皮肤是否有黑色素瘤[16];尤其是头面部是否有眼睑、口角和舌头的不自主动作[如 PD 眨眼减少;进行性核上性麻痹(progressive supranuclear palsy,PSP)眨眼显著减少,眼睑痉挛、面肌痉挛、抽动症眨眼频率增加],伸手是否有肢体远端皮肤冰冷(检查者可快速触摸判断)、灰暗(提示自主神经障碍)。设置 10～15 m 的直线行走距离(可结合步态检测仪),嘱患者正常行走,进行步态检测及步态任务(单任务、双任务)评估,观察其步态(前冲步态、冻结步态、醉酒步态、额叶步态、黏着步态、失稳综合征等)及姿势(包括步宽、步长、转弯、肢体姿势、摆臂动作)[17],查看是否有颈部歪斜(痉挛性斜颈)、比萨综合征*(Pisa syndrome,PS;躯干向身体一侧强直性弯曲)、躯干前屈征(camptocormia,站立或行走时脊柱异常弯曲,仰卧位时缓解,出现在 5%～10% 的 PD 患者中,与肌张力障碍及椎旁肌变性有关)。

4. 查

第四步为检查者动手查体(图 5 - 2)。

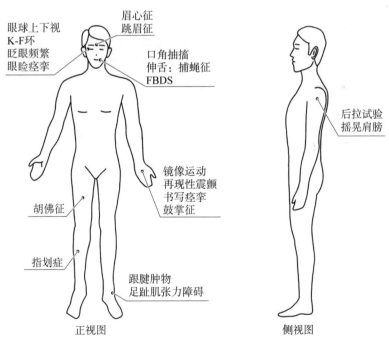

图 5 - 2 **MD 特殊查体要点**

(1) 头面部:①用食指连续轻敲鼻梁或前额至发际线的皮肤,观察是否有持续不自主的眨眼,观察是否有眉心征*(Myerson's sign;常为 PD 的早期典型体征);同时注意眉间及眉弓以上是否有不自主动作(跳眉征,常提示 HD),甚至波及耳部(跳耳征)。②嘱患者注视检查者的手指,检查眼球运动速度和范围,是否有上下视受限、角膜是否有可疑 K－F 环(确诊需要裂隙灯下观察)、眨眼频率、眼睑是否有不自主运动等。③嘱患者伸舌示齿:观察口角是否有不自主运动,伸舌是否受限或突然伸出舌头且不能在口外维持较长时间[捕蝇(舌)征(fly catcher tongue)],常提示长期服用抗精神病药物引起的迟发性运动障碍(tardive dyskinesia,TD)](图 5－1C),口角抽搐的同时伴有同侧上肢的肌张力障碍发作[面－臂肌张力障碍发作(faciobrachial dystonic seizure,FBDS)],常提示 LGI1 抗体相关的自身免疫性脑炎[18]。

(2)四肢:①上肢:嘱患者一侧肢体做随意运动时,观察对侧肢体同源性肌肉是否同时出现复制的不随意运动——镜像运动*(mirror movement,MM)。双手平放在桌面或椅子上和平举时,是否出现"再现性震颤*"(re-emergent tremor,RET),即 PD 患者中出现的一种特殊类型的姿势性震颤(当患者取上肢平伸姿势时先出现短暂的停顿,数秒潜伏期后手指或手腕部位出现震颤)。而 ET 患者的姿势性震颤却缺乏这种数秒停顿的潜伏期,以此可以作为 PD 样震颤和 ET 的一个重要的鉴别点。坐位时嘱患者书写画图(阿基米德螺旋试验),观察是否有书写痉挛。书写完毕后,可接着检查鼓掌征(applause sign),检查者给受试者一个连续拍 3 次手的指令后(注意检查前提示患者模仿医师的动作而不要告诉患者拍几次手),观察受试者所出现的自主拍手行为。鼓掌征阳性表现为:受试者拍手次数超过 3 次,甚至无法终止拍手(图5－3)。②下肢:脱掉袜子,暴露双足、踝关节及跟腱部位,观察跟腱后是否有突出肿物[脑腱黄瘤病(cerebrotendinous xanthomatosis,CTX)][19],踝关节是否有水肿,足趾是否变形(肌张力障碍),是否有下肢的不自主动作,是否有指划症(手足徐动)和中晚期 PD 好发的纹状体足/趾(需与心因性足/趾征、巴宾斯基征鉴别)。如果患者有肌无力主诉,需要行胡佛征*(Hoover sign)检查,即坐位检查时,患侧髋部伸展无力,而当健侧大腿做抗阻力屈曲运动时,患侧全部伸展变为正常;卧位检查时,嘱患者健侧下肢做抗阻力屈曲,阳性反应患侧下肢出现无意识的伸展。目前胡佛征是诊断下肢心因性乏力的经典体征。

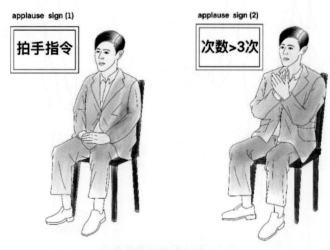

图 5－3 鼓掌征

(3)躯干:观察步态及姿势后,行牵拉试验(pull test),一般为后拉(站在患者身后推拉试验),如果后退超过 3 步以上提示轴性肌张力增高,同时站在患者身后左右摇晃肩膀,如一侧晃动减少也提示肌张力增高。坐位暴露肩部及卧位暴露腹部,观察是否有抽动或阵挛运动。

三、辅助检查

目前，包括神经影像、电生理、体液标志物等在内的辅助检查对 MD 的病因诊断有重要参考价值。

（一）神经影像

根据由作者执笔并主持撰写的 PD 影像共识[20]，目前推荐："常规影像检查推荐 3.0 及以上 MRI T_1、T_2 加权＋FLAIR 序列＋SWI 序列（加做矢状位）；而根据患者的临床体征、经济条件和所在医院设备情况，推荐可选择经颅多普勒超声、PET－CT/MRI 或 SPECT（颅内或颅外）检查"。结构影像学 CT/MRI 可显示燕尾征（swail sign）（PD 可消失）；基底节区钙化（多见于 Fahr 病或继发于甲状旁腺功能减退症）；面包征（Hot cross bun sign）、十字征（cross sign）、壳核裂隙征（hyperintense putaminal rim sign）（多见于 MSA）；蜂鸟征（hummingbird sign）（多见于 PSP）；虎眼征（eye of tiger sign）[多见于脑组织铁沉积神经变性病（neurodegeneration with brain iron accumulation，NBIA）]；蛛网膜下腔不成比例扩张征（disproportionately enlarged subarachnoid-space hydrocephalus，DESH）及 Evan 指数＞0.3 [多见于正常颅压性脑积水（normal pressure hydrocephalus，NPH）]；皮质下绸带征（尿布征）[多见于神经元核内包涵体病（neuronal intranuclear inclusion disease，NIID）]等[21-22]（图 5-4）；功

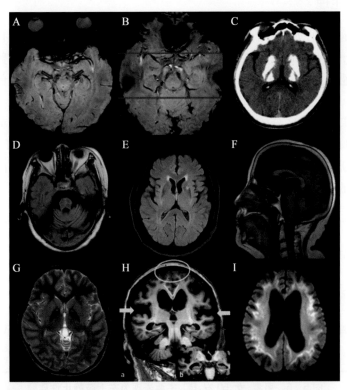

图 5-4 A.特发性震颤患者，SWI 图像上双侧燕尾征明确显示；B.帕金森病患者（H-Y 2.5 期），SWI 图像上双侧燕尾征未见明确显示；C.基底节钙化；D.脑桥萎缩，可见面包征、十字征；E.壳核萎缩，可见壳核裂隙征；F.中脑萎缩，可见蜂鸟征；G.虎眼征，双侧苍白球前部对称性类圆形 T_2W 高信号；H.DESH 征，蛛网膜下腔不成比例扩大的脑积水；I.皮质下绸带征或尿布征，皮髓交界区 DWI 高信号

能影像如 PET 或 SPECT 可显示脑部代谢状况,对某些 MD 的诊断和鉴别诊断有重要价值,如纹状体^{18}F-多巴 PET、多巴胺转运体(dopamine transporter,DAT)SPECT 或 PET 功能成像(图 5-5)不仅在 APS 诊断上有重要意义,在原发性 PD 的鉴别诊断方面也很有帮助[8,11]。

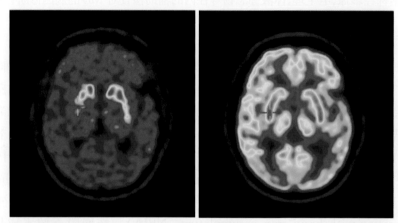

图 5-5　男,68 岁,左侧肢体乏力 1 年,行走困难,查体:双下肢、左上肢肌张力齿轮样增高。(左图)头部 DAT PET 成像(^{11}C-CFT)显示双侧壳核 DAT 分布明显减少,右侧为著(十字)。(右图)头部^{18}F-FDG PET 成像显示双侧壳核(十字)葡萄糖代谢增高,双侧后顶枕叶代谢轻度减低。患者临床确诊原发 PD,经治疗后症状缓解

(二) 神经电生理

除了常规的脑电图(如区分肌阵挛癫痫与原发性肌阵挛)和肌电图外,目前要高度重视震颤电图(tremogarm,TREM)。在表面肌电的基础上,用加速器直接确定震颤的加速度,可采集一维或三维加速器记录,通过傅立叶转化来完成对波形的分析,明确震颤的特点,特别是确定频率(frequency)、幅度(amplitute)和电发放的宽度(burst)等(图 5-6)。协助鉴别运动障碍的类型:对临床上难以区分的震颤、肌阵挛(包括扑翼样震颤)、肌张力障碍、抽动等进行鉴别;区别器质性和心因性震颤。此外,特殊脑电图——准备电位(bereitschafts potential,BP)对诊断及鉴别诊断器质性和心因性 MD 有重要价值,但遗憾的是现阶段国内开展较少,期待其尽快成为 MD 的常规检查项目[14,23-26]。

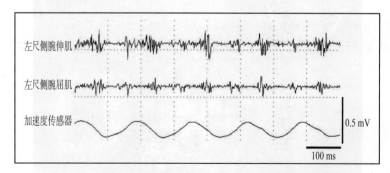

图 5-6　患者,女,50 岁,PD,主要表现为左上肢静止性震颤

（三）体液生物标志物

体液生物标志物也能对部分 MD 诊断提供有价值的诊断依据，如 WD 的血清铜蓝蛋白、尿铜含量测定，外周血涂片发现棘红细胞对诊断神经棘红细胞增多症（neuroacanthocytosis，NA）具有重要价值。脑脊液及唾液检测 α-突触核蛋白及外泌体检测目前还限于临床研究，无法真正用于临床检验[27-28]。风湿性小舞蹈病血中抗链球菌素 O 滴度会升高。遗传代谢病筛查可完善血尿串联质谱和极长链脂肪酸测定，如肾上腺脑白质营养不良常由于极长链脂肪酸代谢异常所致。需要鉴别代谢性疾病导致的运动障碍：①代谢性震颤，多为姿势性震颤，常见的病因是甲状腺功能亢进，引起上肢高频、精细的姿势性震颤，常伴有突眼、多汗及体重减轻，需完善甲状腺功能检测明确诊断；肝性脑病导致的扑翼样震颤，需完善肝功能予以鉴别；肝豆状核变性导致的震颤可为静止性、姿势性或运动性，需完善血清铜蓝蛋白检测予以鉴别。②代谢性共济失调：维生素 B_1 缺乏导致的 Wernicke 脑病，需检测维生素 B_1 缺乏；金属中毒导致的共济失调需进行毒物检测；免疫介导的小脑变性，需检测相关抗体如 GAD 等；维生素 B_{12} 缺乏导致的脊髓亚急性联合变性，需检测血清维生素 B_{12} 水平。

（四）基因检测

基因分析对某些遗传性 MD 的确诊有决定性意义。对于家族性显性遗传 PD 病例，推荐进行 LRRK2 分子检测，其中 LRRK2 G2019S 突变检测推荐用于特定人群的家族性和散发性患者；在暗示隐性遗传的家族性或发病很早（<35 岁）的散发性患者中检测隐性 PD 基因（Parkin、PINK1、DJ-1）的突变，尤其是表型特殊的患者（如早发 PD 合并偏侧肌张力障碍高度提示 Parkin 突变可能）。Panel 和全外显子组测序分析可以根据患者表型来合理选择[8,11]。同时，基因检测也为 MD 的精准治疗提供依据*，如有研究表明 Parkin、DJ-1、LRRK2 和 PINK1 基因突变的 PD 患者主要表现为运动症状，非运动症状表现少，脑深部电刺激（deep brain stimulation，DBS）疗效相对较好，可长期改善其运动症状。SNCA、PLA2G6、ATP13A2 和 VPS35 等基因突变 PD 患者早期 DBS 治疗疗效可，但随着病程进展非运动症状会日渐突出，长期疗效不佳。舞蹈病综合征可检测 IT15，类亨廷顿病检测 PRPN、JPH3、N/I、TBP，神经棘红细胞增多症检测 VPS13A，齿状核红核苍白球丘脑底核萎缩检测 DRPLA；肌张力障碍可检测 DYT 基因，血浆铜蓝蛋白缺乏症检测 CP 基因；肌阵挛检测 EPM1、EPM2A、EPM2B、KCTD7、PRNP、FAME、SCARB2、SERPINI1；脑铁沉积性神经退行性疾病可检测 PANK2、PLA2G6、FA2H、ATP13A2、C2orf37、DCAF17、CP、FTL、C19orf12、WDR45、COASY 等致病基因。

（五）病理学诊断

目前，临床上还几乎无法做到生前病理诊断，多为患者过世后的脑组织病理染色，以进一步明确或鉴别诊断患者生前的临床诊断。值得欣喜的是，借鉴国外脑库（如荷兰脑库、悉尼脑库）的经验，我国已形成以中国医学科学院北京协和医学院脑库和浙江大学医学院脑库为代表的中国变性疾病脑库群雏形，并正在快速发展。运动障碍疾病按照病因可分为神经变性所致的神经退行性疾病以及由于继发因素导致的获得性运动障碍疾病。神经退行性疾病大多由于错误折叠的蛋白在脑内的异常沉积所致,可通过病理进行明确诊断。如帕金森病是由于路易小体(细胞质内的圆形嗜伊红的包涵体)在神经元的异常沉积,导致中脑黑质多巴胺神经元的大量减少(脑库工作中将 Lewy 小体的 Braak 分期简化如下:1 期累及延髓,2 期累及蓝斑,3 期累及黑质,4 期累及边缘系统,5 期累及额叶,6 期累及运动皮质)(图 5-7~图 5-10)。多系统萎缩的病理学标志是神经胶质细胞胞浆内以 α-突触核蛋白为主要成分的嗜酸性包涵体;进行性核上性麻痹和皮质基底节变性出现神经元内 tau 阳性的包涵体。继发因素导致的获得性运动障碍疾病,大多无法通过病理确诊,需要结合临床特征、影像和体液指标,以及对治疗的反应进一步明确诊断。

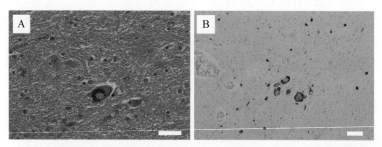

图 5-7 A.中脑黑质 Lewy 小体(HE, 400×);B.延髓 Lewy 小体(α-synuclein, 200×)

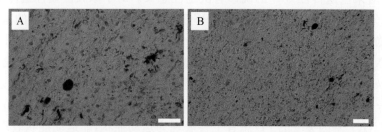

图 5-8 A.底丘脑神经元丢失,球状 NFTs(Gallyas 染色,400×);B.底丘脑少突胶质细胞内的卷曲小体(AT8,200×)(图片来自荷兰脑库)

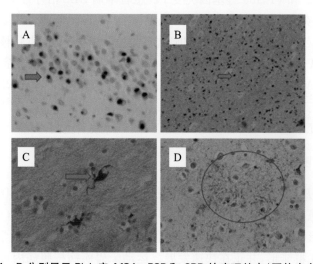

图 5-9 A—D 分别显示 Pick 病、MSA、PSP 和 CBD 的病理特点(图片来自荷兰脑库)

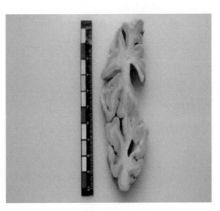

图5-10　亨廷顿病尾状核头部、壳核、苍白球严重萎缩,侧脑室前角的下外侧缘凹陷,Vonsattel 4 级

◆ 第三节　运动障碍诊断思路小结 ◆

关于运动障碍的诊断,首先要排除假性 MD 症状:排查内科、口腔科疾病(强直性脊柱炎、颞下颌关节障碍引起的肌强直)、抑郁症(患者表情呆板、活动少、动作缓慢,看似 PD)、疼痛保护姿势(类似肌张力障碍)引起的假性 MD 症状。其次要识别 MD 症状类型:其目的在于确定表型而不为表型所迷惑(如抽动症患者最后确诊为 HD[29])。一旦确定患者的症状属于 MD,接下来就要确定症状的类型(震颤、肌张力障碍、抽动、肌阵挛、舞蹈症、步态障碍等)和性质(持续时间、诱发加重/减轻因素、累及部位、不自主运动的速度/幅度/力度等)。最后要寻找病因以有效干预:在确定 MD 的类型后,主要依靠病史和辅助检查,进一步筛查病因,明确疾病的性质,进行对症和(或)对因治疗,部分 MD 的症状可逆或部分可逆,预后良好,属于可治性较高的神经系统疾病。

(王刚　陈先文　尹雅芙　竺可青)

推荐延伸阅读:微信公众号《运动和认知障碍论坛》相关文章(https://mp.weixin.qq.com/cgi-bin/home? t=home/index&lang=zh_CN&token=1583076139)

思 考 题

1. 运动障碍疾病的头面部查体有哪些项目？
2. 运动障碍特殊查体的要点有哪些？
3. 运动障碍有哪些特殊的 MRI 结构影像学征象？

参考文献

[1] 陈生弟,王刚.从制定指南和共识着手规范运动障碍疾病的诊疗与管理[J].中华神经科杂志,2016,49
(4)：265 - 267.

[2] 陈生弟,王刚.从世界看中国：对运动障碍疾病研究现状的思考[J].中华神经科杂志,2014,47(6)：361 -
36.

[3] 段月琴,王刚.儿童心因性震颤 1 例[J].重庆医科大学学报,2012,37(5)：471 - 472.

[4] 王刚,刘小坤,陈生弟.应重视儿童运动障碍疾病的分类和诊断[J].内科理论与实践,2010,5(5)：394 -
396.

[5] 桂雅星,王刚,陈生弟.急性运动障碍疾病的诊断和治疗[J].内科理论与实践,2010,5(5)：434 - 437.

[6] 任汝静,陈生弟,王刚.视频教学在运动障碍疾病诊断学教学中的应用思考[J].诊断学理论与实践,2018,
17(4)：482 - 484.

[7] 王刚,崔海伦,刘军,等.帕金森病发病机制及诊断与治疗转化研究进展[J].中国现代神经疾病杂志,
2018,18(1)：19 - 24.

[8] 王刚,崔海伦.帕金森病临床诊断和治疗现状及进展[J].重庆医科大学学报,2019,44(4)：464 - 467.

[9] 王刚,陈生弟.心因性运动障碍诊治的现状、挑战及展望[J].重庆医科大学学报,2017,42(6)：659 - 661.

[10] 石红琴,林国珍,王刚.发作性运动诱发性运动障碍 1 例[J].内科理论与实践,2020,15(3)：174 - 175.

[11] 张月琪,王刚.国际运动障碍疾病协会帕金森病临床诊断新标准(2015)介绍[J].诊断学理论与实践,
2016,15(2)：122 - 123.

[12] 王刚,陈生弟.从原发性震颤的过度诊断看少见、罕见震颤综合征的识别[J].诊断学理论与实践,2016,15
(2)：89 - 91.

[13] 王刚,高颖,邹扬,等.震颤的电生理评估[J].诊断学理论与实践,2016,15(2)：199 - 201.

[14] WANG G，WAN Y，CHENG Q，et al. Malnutrition and associated factors in Chinese patients with
Parkinson's disease：results from a pilot investigation [J]. Parkinsonism Relat Disord，2010，16(2)：
119 - 123.

[15] 陈施吾,窦荣花,王玉凯,等.帕金森病血压管理专家共识[J].内科理论与实践,2020,15(3)：176 - 183.

[16] 孟洁,张月琪,孟云霞,等.帕金森病和肿瘤的分子机制相关性研究进展[J].重庆医科大学学报,2018,43
(11)：1523 - 1526.

[17] 王刚,刘小坤,陆建春,等.帕金森病步态障碍的诊断与治疗[J].中国现代神经疾病杂志,2009,9(5)：
504 - 506.

[18] 高颖,陈施吾,任汝静,等.复合杂合突变型脑腱黄瘤病 1 例及其基因型和临床表型关系探讨[J].内科理
论与实践,2018,13(5)：296 - 300.

[19] 陈卓,崔诗爽,刘晓英,等.富亮氨酸胶质瘤失活 1 蛋白抗体致面-臂肌张力障碍发作的病例一例及文献回
顾[J].诊断学理论与实践,2019,18(4)：473 - 474.

[20] 崔海伦,张一帆,管晓军,等.帕金森病及相关运动障碍的神经影像学诊断专家共识[J].诊断学理论与实
践,2018,17(4)：403 - 408.

［21］ 崔海伦,任汝静,王刚.帕金森病及帕金森叠加综合征神经影像学诊断价值及研究进展[J].中国现代神经疾病杂志,2018,18(4)：231-237.

［22］ 周敏慧,谢心怡,任汝静,等.以肢体无力为主要表现的原发性家族性脑钙化症一例报告[J].诊断学理论与实践,2020,19(1)：92-94.

［23］ 邹扬,崔海伦,胡勇博,等.运动诱发电位用于鉴别诊断原发性帕金森病和多系统萎缩的临床研究[J].诊断学理论与实践,2018,17(4)：409-413.

［24］ 邹扬,胡勇博,高颖,等.长病程帕金森病患者的运动诱发电位研究[J].诊断学理论与实践,2016,15(2)：124-127.

［25］ Chen R,任汝静,王刚.经颅磁刺激在运动障碍疾病中的应用进展[J].内科理论与实践,2010,5(5)：363-369.

［26］ 马克·哈乐特.心因性运动障碍和其他转换障碍[M].王刚,主译.上海：上海交通大学出版社,2020：210-215.

［27］ 崔诗爽,陈生弟,王刚.帕金森病体液生物标志物研究进展[J].诊断学理论与实践,2018,17(4)：471-476.

［28］ PRASHANTH LK, SHAH BB,范小宁,等.运动障碍疾病与脑内金属铜、铁、钙沉积[J].内科理论与实践,2010,5(5)：370-377.

［29］ CUI SS, REN RJ, WANG Y, et al. Tics as an initial manifestation of juvenile Huntington's disease：case report and literature review [J]. BMC Neurol, 2017,17(1)：152.

第六章

认知障碍诊断思路

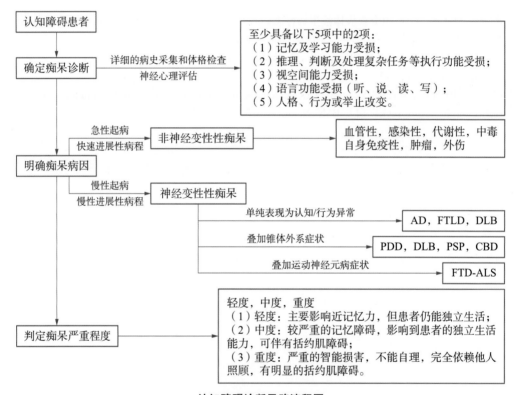

认知障碍诊断思路流程图

* 根据《2018中国痴呆与认知障碍诊治指南》[1]修改

AD,阿尔茨海默病（Alzheimer's disease）；FTLD,额颞叶变性（frontotemporal lobe degeneration）；DLB,路易体痴呆（Dementia with lewy body）；PDD,帕金森病痴呆（Parkinson's disease dementia）；PSP,进行性核上行麻痹（progressive supranuclear palsy）；CBD,皮质基底节变性（corticobasal degeneration）；FTD-ALS,额颞叶痴呆-肌萎缩侧索硬化症（frontotemporal lobe dementia-amyotrophic lateral sclerosis）

认知障碍涉及学习、记忆、定向、理解、判断、计算、语言、视空间功能、执行功能等结构域，在病程某一阶段常伴有精神、行为和人格异常。美国精神病学会《精神疾病诊断与统计手册》第5版（*Diagnostic and Statistical Manual of Mental Disorders*，*5th edition*，*DSM－Ⅴ*）中将痴呆及轻度认知损害描述为神经认知障碍疾病的一种。神经认知障碍疾病强调获得性、器质性问题导致了认知功能障碍，而不是神经发育缺陷，诊断重点是评估是否有受损的认知功能领域。神经认知障碍疾病包括谵妄、轻度神经认知障碍和重度神经认知障碍[2]。轻度神经认知障碍包括轻度认知损害（mild cognitive impairment，MCI）。

临床上，痴呆及认知障碍作为常见高发疾病，尤为多见，但在诊断和治疗上存在许多不确定性和挑战。因此，如何甄别出可治性认知障碍，如何对变性性痴呆进行鉴别诊断，至关重要。本文结合作者近20年的临床实践，阐述如何通过病史询问、体格检查和辅助检查，识别各种不同类型的认知障碍，最终完成认知障碍的病因诊断及对症治疗。

◆ 第一节　认知障碍的分类 ◆

认知障碍是一种以认知功能下降和日常生活能力减退为核心症状的获得性智能损害综合征。将认知障碍按照病因分型，分为神经变性性和非变性性。

（1）变性性认知障碍：隐匿起病，进行性加重，症状不可逆，包含种类多，临床表现及发病机制可有重叠，鉴别诊断困难。包括阿尔茨海默病、额颞叶痴呆、路易体痴呆、帕金森病痴呆、亨廷顿病痴呆、进行性核上性麻痹等。

（2）非变性性认知障碍：多急性起病，呈快速进展性病程，包括血管性认知障碍，感染（CJD、麻痹痴呆），炎性（多发性硬化痴呆、血管炎），肿瘤（中枢神经系统肿瘤相关痴呆、中枢神经系统副肿瘤综合征），系统/代谢/中毒[维生素 B_{12} 缺乏痴呆、酒精相关痴呆、Wernicke 脑病、物理性（正常颅压脑积水（normal pressure hydrocephalus，NPH))]等。

认知障碍按照病程是否可逆可分为可逆性和非可逆性认知障碍，如 NPH 属于可逆性，而 AD 属于非可逆性；按照病程发展速度可分为缓慢进展型和快速进展型认知障碍；按照发病人群可分为青少年认知障碍、成年认知障碍和老年认知障碍。

◆ 第二节　认知障碍诊断流程 ◆

一、病史询问

认知障碍的诊断需详细询问起病时间、起病形式，以判断具体受损认知结构域，同时了解认知域受损进展方式（渐进性加重、波动性还是突发性）、诊治经过及转归。在询问认知障碍受损程度时要与照料者和患者进行交流，明确对患者社会功能、日常能力、自理能力是否产生影响。还应询问患者是否伴有精神行为和人格改变，以及认知功能受损与精神行为改变发生在时间上的先后顺序，以及具体的精神行为异常表现（妄想、幻视、躁狂等），如是否有生动的视幻觉，是否有攻击行为、被害妄想等。追问可能的诱发因素或事件。在既往史采集方面，要询问是否患过可能导致认知障碍的疾病，如脑血管病、脑外伤、帕金森病。还要询问患者儿时的智力及发育情况，评估患者患有遗传性疾病可能性。成年发病的认知障碍，如果合并有癫痫，无论病程速度，都要详细询问冶游史，排除特殊类型感染（如梅毒或 HIV）。

临床评估过程中，与患者交谈中需要判断其反应内容、语言质量以及情绪，当专科医生直接询问患者是否存在"记性越来越差""整天疑神疑鬼"等问题时，患者的回答表现可分为3种：甲、乙、丙(表6-1)[3]。对于甲类型患者，依从性显然较好，适合直接、更细致地询问和进行接下来的神经心理测评。对于乙类型患者，需要专科医师以一种在患者和家属间保持中立的姿态，对患者表示出足够的同情和理解，并强调神经心理测评并非特殊的检查，和其他常规检查一样，同时，神经心理测评的结果将有助于证明患者自己的观点，解决其和家属间的分歧，通常经过上述交谈沟通后，乙类型患者也可较好地配合神经心理测评。对于丙类型患者，需尽量缩短交谈时间，避免使用激惹患者的敏感词语或直接违拗患者的话语，避免表现出支持或反对的姿态，尽可能与最了解患者病情的家属单独交谈，甚至需要先考虑如何控制患者突出的精神症状。

表6-1　就诊患者的3种类型

类型	反应内容	语言质量	情绪
甲	完全承认和接受自身存在记忆力障碍	语句组织合理，对答切题	情绪稳定或伤心流泪
乙	部分承认自身存在记忆力障碍，如承认自己有时丢三落四、健忘，但强调家属夸张了严重程度	语句组织基本合理，对答基本切题	情绪正常或淡漠，面无表情
丙	完全否认自身存在记忆力障碍，敌视陪诊家属，对医师不礼貌，甚至在交谈中表现出激惹状态	语句组织混乱，词不达意	情绪愤怒、不安、易激惹

二、神经心理评估

认知障碍的神经心理评估需要对患者的认知功能、精神行为症状、社会及日常生活能力方面分别进行评估。床边快速认知评估包括画钟测试(clock drawing test，CDT)和简易智能状态检查量表(mini-mental state examination，MMSE)。CDT不需要特殊材料，是一类简单易行的简短测试，有自发画钟和模仿画钟两种，目前最常用的是自发画钟，通常要求受试者在白纸上画"1点50分"或"9点20分"的钟面。一般认为要求受试者模仿已画好的钟，反映的是患者非语言的空间结构能力，这反映了右侧或者双侧颞顶叶的功能，要求受试者在空白的纸上画钟，需要其整合空间组织、数字次序、时间概念等多个任务，反映的是执行能力，这是额叶的功能。

总体认知功能评估，能较全面地了解患者的认知状态，初步了解患者主要受损的认知域，对认知障碍和痴呆的诊断及病因分析有重要作用。MMSE是国内外应用最广的认知筛查量表，总分30分，简单易行，识别痴呆的敏感度和特异度较高，记忆项目偏简单，识别MCI的敏感性欠佳，缺乏执行功能的评估，对皮质下痴呆敏感性差。蒙特利尔认知评估量表(Montreal cognitive assessment，MoCA)对识别MCI及痴呆的敏感性和特异性较高，耗时约15 min，总分30分，不同地区、不同版本的MoCA划分有差别，为22～26分；其缺点是文盲与低教育老人的适用性较差。为了适应低教育老人编制的MoCA基础版(Montreal cognitive assessment basic，MoCA-B)可以弥补MoCA的不足[4]。除了MMSE与MoCA，总体认知评估量表还有记忆与执行筛查量表(memory and executive screening scale,MES)、简易记忆与执行测验(brief memory and executive test,BMET)、快速 MCI 评估量表(the quick mild cognitive impairment,QMCI)以及 Addenbrooke 认知检查(the addenbrooke's cognitive examination revised,ACE-R)。临床痴呆评定量表(clinical dementia rating scale,CDR)用于痴呆严重程度的分级评定和随访。阿尔茨海默病评估量表-认知部分(Alzheimer disease assessment scale-cog,ADAS-cog)用于轻中度 AD 药物疗效评价。

认知功能一般包括记忆、语言、注意、执行、视空间、运用、社会认知等多个认知领域。可根据患者特定认知域的损害进一步选用针对性的量表进行评估:记忆功能评估推荐听觉词语学习测验(AVLT)与简易视觉记忆测验(BVMTR);语言功能评估推荐命名(Boston 命名与多语言命名)与言语流畅性测验;空间功能评估推荐局部-整体测验、画钟测验与线方向判断测验(JLO);注意功能评估推荐符号数字转换测验(SDMT)与数字广度测验;执行功能评估推荐形状连线测验(STT)与 Stroop 色词测验;社会认知功能评估推荐眼区阅读任务与爱荷华博弈任务。要完成这些测验通常需要专门的神经心理室与专业的评定员。精神行为症状常用的有老年抑郁量表(geriatric depression scale,GDS)、神经精神科问卷(neuropsychiatric inventory,NPI)。日常生活和社会功能评估包括日常生活能力量表(activities of daily living scale,ADL)及功能活动量表(functional activity scale,FAQ)。ADL 很普及,包括两部分内容:躯体生活自理量表和工具性日常生活能力量表。ADL 对于痴呆的识别有较好的辅助诊断价值,但对 MCI 的识别更多采用 FAQ。FAQ 是一个关于功能性 ADL 的知情者问卷,11 个项目,满分 33 分。FAQ 中文版 10 个项目,删除了"收集纳税记录",满分 30 分,知情者在 5 min 内即可完成。运用 FAQ 识别 MCI 更敏感。总之,如果是以识别老年期痴呆为主要目标,建议采用 MMSE 与 ADL;如果以识别 MCI 为主要目标,建议采用 MOCA-B 与 FAQ[5]。

值得注意的是,在正式的神经心理评估前,专科医师需首先询问病史,利用 15~30 min 对患者进行初步临床评估,有针对性地为患者选择合适的量表,避免为节约就诊时间、在没有看过患者的情况下直接让患者及家属去进行神经心理评估(即使是最简单的简易智能状态检查)。

三、血液生化检测

为明确是否有非变性疾病所致的认知损害,如代谢、感染、酒精、药物等。首次就诊的认知障碍患者应进行以下血液生化检测:血常规、肝肾功能、甲状腺功能、电解质、血糖、叶酸、维生素 B_{12}、同型半胱氨酸、维生素全套、血沉、抗 HIV、梅毒抗体、肿瘤标志物、免疫全套。此外,血浆总 Aβ 或 Aβ42 水平在家族性 AD 患者中增高,在散发性 AD 患者中早期增高,随着明显认知障碍出现,Aβ42 水平及 Aβ42/Aβ40 比值均下降。同时 Aβ42/Aβ40 比值相较于 Aβ42 或 Aβ40,在预测正常人向 MCI 或者 AD 转化时更有价值,故尚不单独用于诊断 AD,可以联合辅助评估 AD 进展和监测疗效。

四、脑结构影像学评估

完善常规脑结构影像学评估可选择结构性磁共振成像(magnetic resonance imaging,

MRI)T₁加权成像(T_1 weighted imaging，T_1WI)、T_2WI，磁共振成像液体衰减反转恢复序列（fluid attenuated inversion recovery，FLAIR），弥散加权成像（diffusion weighted imaging，DWI），磁敏感加权成像（susceptibility weighted imaging，SWI）序列，明确脑萎缩的部位和程度，同时排查是否有颅内病变。诊断流程遵循以下原则：①对以遗忘和（或）非遗忘症状为主诉的患者，在无禁忌的前提下，常规选择 T_1WI、T_2WI、FLAIR 像（水平位＋海马冠状位）；因体内金属异物或惊恐状态无法完成上述常规检查者，可选用多层计算机断层扫描术（computer tomography，CT）薄层扫描替代。②结构性 MRI 的 DWI（含 ADC 图）、SWI、组织弥散张量成像（diffusion tensor image，DTI）及磁共振波谱（magnetic resonance spectroscopy，MRS）均只针对某一类型患者选用，并不作为所有患者的常规选项。③功能性 MRI（functional MRI，fMRI）不推荐临床诊断用，可作为临床研究用。④经颅多普勒超声不推荐用于痴呆及认知功能障碍患者的临床评估，仅对合并锥体外系症状的患者有一定鉴别诊断价值[6]。

如血管性因素或特殊感染（朊蛋白）或神经元核内包涵体病导致的认知障碍患者，在 DWI 序列有特异性的表现；疑似合并锥体外系症状和（或）小血管病变［尤其是脑淀粉样血管病（cerebral amyloid angiopathy，CAA）、常染色体显性遗传性脑动脉病伴皮质下梗死和白质脑病（cerebral autosomal dominant arteriopathy with subcortical infarcts and leukoencephalopathy，CADASIL)］及并发糖尿病的认知障碍患者，建议加选 SWI 序列明确是否有微出血（CADASIL 患者 SWI 序列可见基底节部位散发微出血，而 CAA 多为脑叶散发微出血；CADASIL 和 CAA 均可表现为对称性脑白质病变，CADASIL 之典型的双侧颞极对称性白质病变在亚洲人群并不多见；而 CAA 一旦转变为脑出血，则多为多发性脑叶出血，基底节出血少见）（图 6-1）；常规 MRI 发现关键脑结构可疑占位的患者，可选用增强 MRI 和 MRS 进一

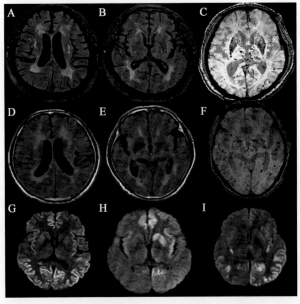

图 6-1　A~C.1 例常染色体显性遗传性脑动脉病伴皮质下梗死和白质脑病（cerebral autosomal dominant arteriopathy with subcortical infarcts and leukoencephalopathy, CADASIL)患者 T₂ 及 SWI 序列（T₂ Flair 双侧对称性白质病变，基底节部位散发微出血）；D~F.1 例 CAA 患者 T₂ 及 SWI 序列（脑叶部位散发微出血）；G~I.3 例 CJD 患者示皮质花边征及额、枕、岛叶、尾状核、壳核等异常高信号

步分析病灶性质。疑似合并肌萎缩侧索硬化(amyotrophic lateral sclerosis，ALS)的认知障碍患者,如行为变异性额颞叶痴呆(behavioral variant frontotemporal dementia，bvFTD),可选用 DTI 序列评估白质纤维连续性和完整性。需完善 MRI T_1 冠状位薄层平扫评估海马萎缩情况,海马容积可以采用内侧颞叶萎缩[7](medial temporal lobe atrophy，MTA)评分进行分级(Scheltens 标准),作为病程进展的参考(图 6-2),(1.5 T 和 3.0 T 在海马萎缩的诊断上无显著差异,但 3 T 拥有更好的信噪比和效应量)。

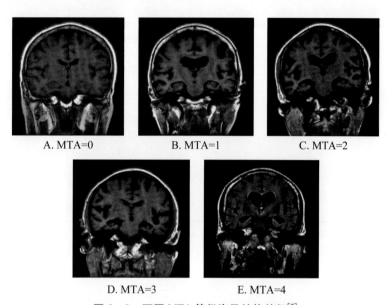

A. MTA=0 B. MTA=1 C. MTA=2

D. MTA=3 E. MTA=4

图 6-2 不同 MTA 等级海马结构特征[6]

注:MTA 0 级,正常;MTA 1 级,仅有脉络裂增宽;MTA 2 级,伴侧脑室颞角增宽;MTA 3 级,海马体积中等度减少,高度降低;MTA 4 级,海马体积重度减少

五、脑脊液检测

推荐脑脊液检查为痴呆患者的常规检查,脑脊液生化检查排除副肿瘤综合征、自身免疫相关性脑炎所致的认知障碍。对拟诊 AD 患者进行脑脊液 AD 相关指标检测包括 Aβ40、Aβ42、总 tau(T-tau)和磷酸化 tau(P-tau)蛋白检测。但与国外不同的是,国内患者需要入院行腰穿脑脊液检查,而无法直接在门诊完成。

(1) 脑脊液 Aβ 生物标志物:主要包括 Aβ42 和 Aβ40。大量研究证实 Aβ42/Aβ40 比值降低对于鉴别 AD 和其他神经疾病有很好的灵敏度与特异度,弥补了 Aβ42、Aβ40 单独用于预测和诊断 AD 的不足。

(2) 脑脊液 tau 蛋白:作为 AD 生物标志物,在 AD 患者脑脊液中含量显著增加约 300%,诊断灵敏度达到 $80\%\sim90\%$[8]。然而 T-tau 是从整体上反映大脑皮质轴索的损害,在其他神经系统疾病患者中也可升高,故其在鉴别 AD 与其他神经系统疾病的特异度不高[9]。相较于 T-tau,脑脊液 P-tau 升高更能反映 AD 病理变化——脑内神经原纤维缠结形成,表现出相对较更好的灵敏度(81%)与特异度(47.5%)[9]。目前较常使用的是 P-tau217、P-tau181[10]。

在诊断 AD 时,联合应用 Aβ42、Aβ42/Aβ40 比值、T-tau 和 P-tau181 等脑脊液标志物水平,能够获得更高的准确性和特异度(表 6-2)[11]。

表 6-2　1 例 AD 患者的典型脑脊液检查指标改变 *

阿尔茨海默病脑脊液蛋白 4 项检测结果			
项目	结果	检测方法	参考区间
Aβ42	529.8 pg/mL	ELISA	阴性:≥888.1 pg/mL 可疑:650.1~888.0 pg/mL 阳性:≤650.0 pg/mL
Aβ42/Aβ40 比值	0.045	NA	阴性:≥0.068
P-Tau$_{181}$	84.8 pg/mL	ELISA	阴性:≤42.0 pg/mL 可疑:42.1~57.9 pg/mL 阳性:≥58.0 pg/mL
T-Tau	325.4 pg/mL	ELISA	阴性:≤378.0 pg/mL 可疑:378.1~398.9 pg/mL 阳性:≥399.0 pg/mL

* 男,56 岁,记忆力下降 1 年余,MMSE 评分 15 分,临床诊断 AD 可能,脑脊液标志物检测高度提示 AD,Aβ-PET 显像提示淀粉样蛋白在脑皮质广泛沉积,确诊为早发性 AD

六、PET-CT 或 PET-MR 检查

认知障碍的功能影像学检查主要包括核素标记的 PET-CT/MRI。AD 相关的 PET 检查主要包括 Aβ-PET、tau-PET、FDG-PET。目前国内因 PET 费用昂贵且尚未纳入医保,相应的靶向药物仍然稀缺[12]及国内具有 Aβ/tau-PET 检查能力的医院为数不多,因此该项检查的临床应用在国内较为局限。

(1)Aβ-PET:因其可以实现 AD 关键致病性的 β 淀粉样蛋白(β-Amyloid,Aβ)在脑中的分布和半定量而显得尤为重要。研究显示,Aβ-PET 阳性识别 AD 的灵敏度可达 80%~100%,特异度 66%~96%[13],常用示踪剂 ^{18}F-AV45 显像。

(2)tau-PET:针对的是病理性错误折叠的 tau 蛋白。经典遗忘型 AD 的 tau 蛋白分布遵循从内嗅皮质进展到新皮质的 Braak 模式[14],其常用的示踪剂 ^{18}F-Flortaucipir(FTP)已于 2020 年获得 FDA 批准上市[15]。

(3)FDG-PET:通过 ^{18}F-氟代脱氧葡萄糖(^{18}F-fluorodeoxyglucose,^{18}F-FDG)来指示脑内葡萄糖代谢水平。但 FDG-PET 缺少特异性,目前倾向于推荐其用于 AD 的鉴别诊断(与额颞叶痴呆)及非典型 AD(后皮质萎缩综合征、额叶变异性 AD)的诊断(图 6-3,图 6-4)。目前在临床上,相对于前两种,FDG-PET 使用得更广泛。

2018 年,欧洲核医学协会联合欧洲神经病学研究院共同发布了神经变性痴呆患者脑部 ^{18}F-FDG 检查建议[16],专家小组针对 ^{18}F-FDG 检查中相关的 14 个问题达成共识:诊断

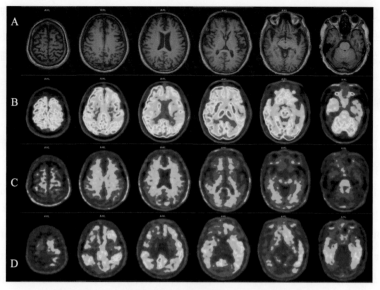

图 6-3 通过 PET MRI 辅助诊断 FTD 病例

男,72 岁,记忆力下降 1 年余,MoCA 评分为 18/30 分,临床怀疑 FTD 可能。A. MR:双侧额颞叶明显萎缩;双侧顶叶略萎缩。B. FDG PET 显像:左侧额叶、顶叶及颞叶代谢明显降低。C. ^{18}F-Florbetapir PET 显像:未见淀粉样蛋白沉积。D. ^{18}F-MK6240 PET 显像:双侧额叶、顶叶、后扣带回及颞叶皮质可见 Tau 蛋白沉积,左侧显著

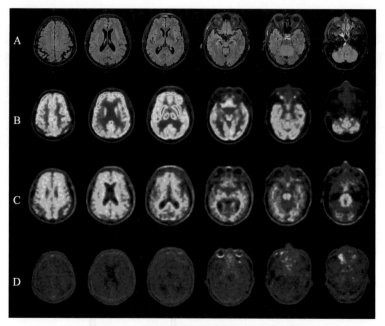

图 6-4 通过 PET MRI 辅助诊断 AD 病例

男,68 岁,记忆力下降 2 年余,近期加重,MMSE 23 分,ApoE4 基因(+)。外院头颅 MR(-)。A. MR:示双侧顶叶脑实质明显萎缩、双侧额叶略萎缩,双侧海马形态大致正常,诸脑室、脑池、脑沟、脑裂明显增宽、扩张。B. FDG PET 显像:双侧大脑顶叶及颞叶代谢减低。C. ^{18}F-Florbetapir PET 显像:双侧额顶叶皮质淀粉样蛋白沉积,以额叶为著。D. ^{18}F-MK6240 PET 显像:未见 Tau 蛋白沉积

AD 引起的轻度认知障碍,额颞叶痴呆或路易体痴呆,诊断不典型的 AD 以及假性痴呆,鉴别 AD 和路易体痴呆/额颞叶痴呆/血管性痴呆,鉴别帕金森病和进行性核上性麻痹,提示皮质基底节变性和原发性进行性失语的潜在病理生理变化,提示帕金森病皮质功能障碍等。

七、基因检测

对于有 AD 家族史的痴呆患者,或发病年龄＜60 岁的早发 AD,推荐进行痴呆基因 Panel 检测;行为变异性额颞叶痴呆(bvFTD)、额颞叶痴呆-肌萎缩侧索硬化症(FTD - ALS)、有家族史的原发性进行性失语症(primary progressive aphasia,PPA)或皮质基底节综合征(cortico-basal syndrome,CBS)患者,推荐进行痴呆基因 Panel 检测[17]。如果同时合并肌萎缩侧索硬化症(amyotrophic lateral sclerosis,ALS)和额颞叶痴呆(frontotemporal dementia,FTD),则推荐加做 C9orf72 六核苷酸异常重复扩增检测;临床考虑亨廷顿病(Huntington disease,HD)或朊蛋白病的患者,推荐单基因检测;如果单基因检测结果是阴性但具有早发痴呆家族史的患者,需要全外显子组测序(whole exome sequencing,WES)/全基因组测序(whole genome sequencing,WGS)＋C9orf72 六核苷酸异常重复扩增检测[18]。如果考虑是神经元核内包涵体病,推荐特定基因动态突变检测。二代测序识别的诸多单核苷酸多态性(single nucleotide polymorphism,SNP),推荐按照 ACMG - AMP 进行分类,分析 SNP 致病的可能性[19]。

基因检测 panel 是二代测序技术(next generation sequencing,NGS)最常用的一种检测手段,可以同时检测多个基因的多个位点,它们突变后具有相似临床表型,按照这个标准选择和组合的多种基因组合,构成一个检测 panel,疾病谱中常包括一些极罕见的疾病。基因检测 Panel 测序的策略有两种:一种是对感兴趣的目标基因进行捕获;另一种是使用全外显子或者全基因组测序,然后根据表型,仅选择感兴趣的相关基因进行分析。一个痴呆的基因检测 panel,一般包括 AD 的致病基因如淀粉样前体蛋白基因(*amyloid precursor protein*,*APP*)、早老素 1 基因(*presenilin1*,*PSEN1*)和早老素 2 基因(*presenilin2*,*PSEN2*)(图 6 - 5),其中 *PSEN1* 突变最常见,平均发病年龄比 *APP* 突变患者的发病年龄更年轻,突变易导致行为异常、语言功能受损、计算障碍。*PSEN2* 突变很罕见,而且发病年龄更大,易导致幻觉。FTD 的

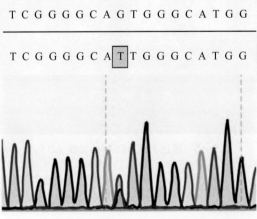

图 6 - 5　*PSEN2* 点突变引起家族性 AD 一例[20]

致病基因有编码前颗粒蛋白(granulin，GRN)和 MAPT，GRN 突变侧重影响注意力，MAPT 突变侧重影响记忆力。除此之外，痴呆的基因检测 panel 还包括一些少见的家族性痴呆致病基因，以及白质脑病致病基因等。

NGS 常见的应用还有 WES，人类遗传疾病的致病突变大多在外显子区域，WES 的价格跌落得很快，促使其成为一种高性价比的临床检测手段。WES 可以检测到结构变异，如重复、缺失、插入和倒位，还能反复分析数据，便于发现新的致病基因或者致病基因的新临床表型。WGS 的价格更贵，数据量比 WES 多 100 多倍，WGS 不仅提供外显子区的变异数据，还有非编码区的变异数据，如剪切位点，启动子区域和调控区域序列的变异。虽然如此，WES 和 WGS 仍有不足，不仅价格比基因检测 panel 贵，而且数据量也比基因检测 panel 大，结果中有大量的基因突变信息，但是很多与临床表型无关，干扰基因检测结果的解读，需要按照 ACMG - AMP 原则进行筛选。

NGS 也有局限性，可以检测 SNP 以及小的插入或者缺失，但是无法识别大片段的缺失、大片段插入、拷贝数变异和串联重复序列，这时需要其他生物信息学的方法来补充，如 C9orf72 六核苷酸(GGGGCC)异常重复扩增。对于超大片段的动态突变，检测最常用的方法是重复引物 PCR 结合片段长度分析[21]，灵敏度和特异度均较高，可广泛用于临床基因诊断。

八、病理诊断

(一) AD 的病理诊断

AD 的神经病理变化主要包括 5 个特点：淀粉样斑块(amyloid plaques，图 6 - 6A)、神经原纤维缠结(neurofibrillary tangle，NFT，图 6 - 6B)、淀粉样脑血管病(cerebral amyloid angiopathy，CAA)、平野小体(Hirano bodies)和颗粒空泡变性(granulovacuolar degeneration，GVD)[22,23]。

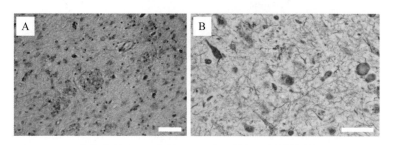

图 6 - 6 　A.老年斑(M－Ag 银染，200×)B.神经原纤维缠结(AT8，400×)

AD 的病理诊断标准按照"ABC"三个变量进行归类(表 6 - 3)：A 为 Thal 的淀粉样斑块分期；B 为 Braak 的 NFTs 分期阶段；C 为 CERAD 神经炎斑程度评分。其中，淀粉样斑块存在 Thal 分期，在实际工作中将其简化如下：1 期累及新皮质，2 期累及海马 CA1 和海马下托，3 期累及基底节，4 期累及海马 CA4 和中脑，5 期累及小脑分子层。NFTs 存在 Braak 分期，为工作方便，在脑库实际操作中简化如下：1 期为少量 NFTs 累及海马旁回和 CA1，3 期为大量

NFTs 累及海马旁回和 CA1,2 期介于两者之间,4 期累及颞叶,5 期累及额叶和顶叶,6 期累及枕叶。

表 6-3 AD 的"ABC"病理学诊断标准

"A"	Aβ 的 Thal 分期	"B"	Braak NFT 分期	"C"	CERAD 神经炎斑
0	0	0	无	0	无
1	1 或 2	1	Ⅰ 或 Ⅱ	1	少量
2	3	2	Ⅲ 或 Ⅳ	2	中等量
3	4 或 5	3	Ⅴ 或 Ⅵ	3	大量

针对 AD 的鉴别诊断应注意嗜银颗粒病(argyrophilic grain disease,AGD),特征性脑内病理变化为嗜银颗粒,Gallyas 染色和 tau 蛋白免疫染色均能很好显示。

(二) 额颞叶变性的病理诊断

额颞叶变性(frontotemporal lobe degeneration,FTLD)包括 FTLD-tau、FTLD-TDP43、FTLD-FUS 和 FTLD-UPS 四大类[24]。其中 FTLD-tau 包括 Pick 病、FTLD 伴 MAPT(microtubule-associated protein tau)突变及其他 tau 病不伴有 MAPT 突变。Pick 病主要累及额叶和颞叶前部,呈"刀缘"样脑回,而颞上回后部、中央前后回、顶枕叶保留较好(图 6-7A),严重者累及海马导致记忆缺失,新皮质可见皮质外浅层神经毡的微空泡状改变。病变严重者,大的锥体细胞几乎完全消失,实质结构明显减少,呈弥散性海绵状改变,伴大量胶质细胞增生。最具特征性的组织学改变为神经元胞浆内出现 Pick 小体(图 6-7B),免疫组织化学 3R tau 阳性。气球样神经元(Pick 细胞)常见。

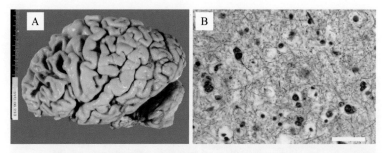

图 6-7 A. Pick 病主要累及额叶和颞叶前部,呈"刀缘"样脑回,而颞上回后部、中央前后回、顶枕叶保留较好;B. 额叶 Pick 小体(Bodian 银染,400×)。(图片来自荷兰脑库)

FTLD-TDP43 有 A、B、C、D 和 E 类型[25]。表 6-4 是每个 FTLD-TDP43 亚型的病理特征、临床表型和遗传特征的总结。A 型以新月形和椭圆形/环形的神经元胞质内含物(neuronal cytoplasmic inclusions,NCIs)和许多短的营养不良的神经元突起(dystrophic neurites,DNs)累及浅皮质为特征,也可以观察到神经元内的小扁豆样包涵体(neuronal intranuclear inclusion,NII)和少突胶质细胞包涵体。B 型的特点是神经元胞质包涵体影响浅皮质和深皮质,缺乏营养不良的神经元突起,可以观察到少突胶质细胞包涵体。C型表现为长形营养不良的神经元突起,主要位于浅层,神经元胞质内含物较少。D型的特征是密集的神经元核内包涵体伴短的营养不良神经突起。E型的特征是颗粒状丝状神经元包涵体和非常细小的、点状的神经毡聚集物累及所有皮质层,在白质中见呈曲线状的少突胶质细胞包涵体。

表6-4 FTLD-TDP43亚型的病理特征、临床表型和遗传特征的总结

FTLD-TDP43亚型		A型	B型	C型	D型	E型
病理特征	NCIs	环状	+	少量	少量	
	DNs	短	少量	长		
	NII	+/-;扁豆样			扁豆样	GFNIs
	Oligo包涵体	+/-	+/-			曲线状
	分布	表层	表层与深层	表层	表层与深层	表层与深层
	其他					神经毡聚集物
临床表型	bvFTD	+	+	+	IBMPFD-ALS	+
	其他	naPPA	+/- MND	svPPA		无
遗传特性	突变	GRN	C9orf72	无	VCP	不确定

(三) 路易体痴呆的病理诊断

路易体痴呆临床上以波动性认知功能障碍为突出特点,可伴有视幻觉症状,合并有帕金森样锥体外系体征,大体改变类似于 AD,但额、颞、顶叶萎缩程度仅显示轻度到中度,枕叶不受累,而边缘系统萎缩为中到重度,黑质和蓝斑色泽变浅[26]。

路易体痴呆镜下病理标志是皮质型路易包涵体,路易小体 α-synuclein 阳性(图6-8A),主要见于扣带回(图6-8 B)、内嗅区等边缘系统,其次是岛叶、颞叶内侧部、杏仁核、顶叶、额叶。Meynert 基底核出现路易小体并伴有神经元脱失。海马 CA 2~3 区存在泛素蛋白和 α-synuclein 阳性轴索。路易小体和路易相关轴索变性统称为路易体病理改变。根据路易小体在脑干、边缘系统和新皮质区的分布,DLB 可分为 3 种亚型,即脑干优势型、边缘型和新皮质

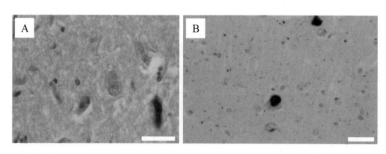

图6-8 A.路易小体(HE, 400×);B.扣带回皮质路易小体(α-synuclein, 400×)(图片来自荷兰脑库)

型。其他病理改变可合并 AD 的病理改变，在新皮质可见弥散斑和少量的轴索斑；内嗅皮质有中到重度神经原纤维缠结；颞叶内侧皮质见海绵状改变。

（四）原发性衰老相关性 tau 病的病理诊断

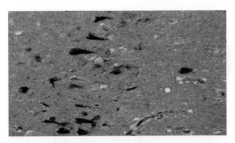

图 6-9　海马旁回 NFT(Gallyas 染色，400×)

原发性衰老相关性 tau 病（primary age-related tauopathy，PART）为最近报道的一个新概念[27]。不同于老年性痴呆，PART 被定义为含有 NFT，但无或极少老年斑（senile plaque，Aβ）。对于这些 NFT＋/Aβ－的大脑，与 AD 不同的是其 NFT 大多局限于颞叶、海马边缘系统等区域（图 6-9）。为进一步明确 PART 的病理特点，及其与 AD 的相关性，本研究组开展了以下研究：第一，统计分析浙江大学医学院中国人脑库中 PART 病例的临床病理特点，发现 PART 在中国人大脑中普遍存在；在 85 例大于 50 岁的脑库样本中，有 43 例 PART 案例，占比 50% 左右；中国人 PART 病例中广泛存在 PTDP-43 和 P62 的累及。第二，分析比较了 PTDP43 在 PART 和 AD 中的分布模式，发现 PTDP43 在 PART 的分布模式与 AD 相似，但存在一些差异，表现为 PART 的 NFT 数量少，部位更加局限于边缘系统，而不累及海马齿状回。第三，分析了皮质下核团中 tau 的空间分布模式，发现 PART 和 AD 在皮质下核团 tau 病理的发生率和严重程度与 NFT Braak 分期呈正相关；早期 PART 主要累及脑干核，提示脑干可能是最初 NFT 累及的部位。第四，比较了 PART 和 AD 中 P62 的分布规律，结果表明在 PART 案例中 P62 大量存在，其基本分布模式与 AD 相似；但其严重程度不如 AD；P62 与 NFT Braak 分期成正相关。通过上述 4 部分研究，本研究组认为 PART 与早期 AD 有类似之处，但 PART 有其独立的病理特点。PART 和 AD 的关系是一个重要科学问题，有待进一步深入研究。

◆ 第三节　认知障碍诊断思路小结 ◆

认知障碍疾病作为目前发病人群超过千万的重大疾病种类[28]，我们必须要高度重视它的诊断。在认知障碍的诊断过程中，我们应详细询问病史，明确认知障碍的特点，根据起病形式、进展速度，初步判断患者是变性性还是非变性性认知障碍。进一步完善神经心理评估，明确患者认知损害的程度以及认知损害特点。完善血生化检查及结构影像学检查，排查继发性认知障碍的原因，必要时完善脑脊液检查排查是否有副肿瘤抗体或自身免疫性相关抗体阳性。如考虑患者为 AD 或 Tau 蛋白病，还需完善脑脊液及 PET 检查，明确脑内是否有 Aβ 或 Tau 蛋白的沉积。对于早发型或特定类型的痴呆患者，还应完善基因检测。

（王刚　任汝静　车向前　潘昱　竺可青）

● 思 考 题 ●

1. 认知障碍患者病史采集以及体格检查有哪些要点？
2. 如何选用 PET-CT/MR 对痴呆患者进行诊断和鉴别诊断？
3. 哪些认知障碍患者需要进行基因检测？

● 参 考 文 献 ●

［1］陈晓春,张杰文,贾建平,等. 2018 中国痴呆与认知障碍诊治指南(一):痴呆及其分类诊断标准[J]. 中华医学杂志,2018,98(13):965-970.

［2］SACHDEV PS, BLACKER D, BLAZER DG, et al. Classifying neurocognitive disorders:the DSM-5 approach [J]. Nature reviews. Neurology, 2014,10(11):634-642.

［3］王刚. 痴呆及认知障碍神经心理测评量表手册(第二版)[M].北京:科学出版社;2021.

［4］JULAYANONT P, TANGWONGCHAI S, HEMRUNGROJN S, et al. The Montreal Cognitive Assessment-Basic:A Screening Tool for Mild Cognitive Impairment in Illiterate and Low-Educated Elderly Adults [J]. Journal of the American Geriatrics Society, 2015,63(12):2550-2554.

［5］郭起浩,王刚,武力勇.痴呆及相关认知障碍的神经心理诊断流程[J].重庆医科大学学报. 2019,44(4):393-396.

［6］王刚,吕发金.痴呆及相关认知障碍的神经影像学诊断流程建议[J].重庆医科大学学报. 2017,42(6):684-686.

［7］DUARA R, LOEWENSTEIN DA, POTTER E, et al. Medial temporal lobe atrophy on MRI scans and the diagnosis of Alzheimer disease [J]. Neurology, 2008,71(24):1986-1992.

［8］BJERKE M, ENGELBORGHS S. Cerebrospinal Fluid Biomarkers for Early and Differential Alzheimer's Disease Diagnosis [J]. Journal of Alzheimer's disease:JAD, 2018,62(3):1199-1209.

［9］RITCHIE C, SMAILAGIC N, NOEL-STORR AH, et al. CSF tau and the CSF tau/ABeta ratio for the diagnosis of Alzheimer's disease dementia and other dementias in people with mild cognitive impairment (MCI) [J]. The Cochrane database of systematic reviews, 2017,3:CD010803.

［10］JANELIDZE S, STOMRUD E, SMITH R, et al. Cerebrospinal fluid p-tau217 performs better than p-tau181 as a biomarker of Alzheimer's disease [J]. Nature communications, 2020,11(1):1683.

［11］贾建军,彭丹涛,王延江,等. 2018 中国痴呆与认知障碍诊治指南(四):认知障碍疾病的辅助检查[J]. 中华医学杂志,2018,98(15):1130-1142.

［12］陈永洪,曾进胜.以 β 淀粉样蛋白为靶点治疗阿尔茨海默病的临床药物试验研究进展[J]. 国际神经病学神经外科学杂志,2018,45(3):315-319.

［13］CHANDRA A, VALKIMADI PE, PAGANO G, et al. Applications of amyloid, tau, and neuroinflammation PET imaging to Alzheimer's disease and mild cognitive impairment [J]. Human brain mapping, 2019,40(18):5424-5442.

［14］BRAAK H, BRAAK E. Staging of Alzheimer's disease-related neurofibrillary changes [J]. Neurobiology of aging, 1995,16(3):271-278; discussion 278-284.

［15］于倩,李钰莹,彭程. Tau 蛋白显像剂的研究进展[J].同位素,2021,34(5):487-497.

［16］NOBILI F, ARBIZU J, BOUWMAN F, et al. European Association of Nuclear Medicine and European Academy of Neurology recommendations for the use of brain (18) F-fluorodeoxyglucose positron emission tomography in neurodegenerative cognitive impairment and dementia:Delphi consensus [J]. European journal of neurology, 2018,25(10):1201-1217.

［17］车向前,谢心怡,王刚,等.阿尔茨海默病及相关认知障碍基因检测的临床策略［J］.重庆医科大学学报,
2021,46(7):804-808.

［18］KORIATH CAM, KENNY J, RYAN NS, et al. Genetic testing in dementia-utility and clinical strategies
［J］. Nature reviews. Neurology, 2021,17(1):23-36.

［19］RICHARDS S, AZIZ N, BALE S, et al. Standards and guidelines for the interpretation of sequence
variants:a joint consensus recommendation of the American College of Medical Genetics and Genomics
and the Association for Molecular Pathology［J］. Genetics in medicine:official journal of the American
College of Medical Genetics, 2015,17(5):405-424.

［20］高颖,王刚,任汝静.PSEN2 突变引起的家族性阿尔茨海默病 1 例报道［J］.重庆医科大学学报,2017,42
(6):731-732.

［21］CHE XQ, ZHAO QH, HUANG Y, et al. Genetic Features of MAPT, GRN, C9orf72 and CHCHD10
Gene Mutations in Chinese Patients with Frontotemporal Dementia［J］. Current Alzheimer research,
2017,14(10):1102-1108.

［22］DETURE MA, DICKSON DW. The neuropathological diagnosis of Alzheimer's disease［J］. Molecular
neurodegeneration, 2019,14(1):32.

［23］BLOOM GS. Amyloid-beta and tau:the trigger and bullet in Alzheimer disease pathogenesis［J］. JAMA
neurology, 2014,71(4):505-508.

［24］CHE XQ, SONG N, GAO Y, et al. Precision medicine of frontotemporal dementia:from genotype to
phenotype［J］. Frontiers in bioscience, 2018,23:1144-1165.

［25］ROSENMANN H, MEINER Z. ［Frontotemporal dementia:clinical features, genetics, pathogenesis and
treatment］［J］. Harefuah, 2013,152(11):661-666,687.

［26］KON T, TOMIYAMA M, WAKABAYASHI K. Neuropathology of Lewy body disease:Clinicopatho-
logical crosstalk between typical and atypical cases［J］. Neuropathology:official journal of the Japanese
Society of Neuropathology, 2020,40(1):30-39.

［27］CRARY JF, TROJANOWSKI JQ, SCHNEIDER JA, et al. Primary age-related tauopathy (PART):a
common pathology associated with human aging［J］. Acta neuropathologica, 2014;128(6):755-766.

［28］任汝静,殷鹏,王志会,等.中国阿尔茨海默病报告 2021［J］.诊断学理论与实践,2021,20(04):317-
337.

第七章

围脑膜感染诊断思路

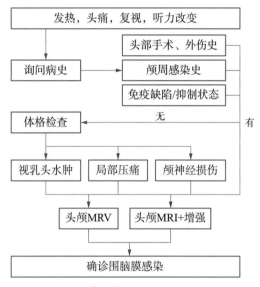

围脑膜感染诊断思路流程图

围脑膜感染或称脑膜旁感染（parameningeal infections/perimeningeal infection，PI），通常是指发生于硬膜外隙或硬膜下隙的脓肿、渗出或积脓等感染性病变[1]。狭义的围脑膜感染主要包括硬膜外脓肿、硬膜下积脓和硬膜下积液等疾病，广义的围脑膜感染包括发生于硬膜相关结构且与上述疾病具有类似病因学和病理生理过程的化脓性硬膜窦血栓形成（suppurative dural sinus thrombosis，SDST）或化脓性硬脑膜静脉炎（suppurative dural phlebitis，SDP）。

◆ 第一节 围脑膜感染的诊断分类 ◆

根据 MeSH 数据库中的定义，围脑膜感染（PI）隶属于中枢神经系统感染，是脑或脊髓硬膜周围发生的感染，主要包括硬膜外脓肿（epidural abscess）和硬膜下积脓（subdural empyema），以及毗邻脑区的脓肿。由于发生于硬脑膜静脉窦中的化脓性硬膜窦血栓形成或化脓性硬脑膜静脉炎在病因学、病理生理机制、临床表现上与硬膜外脓肿和硬膜下积脓类似，因此也被纳入围脑膜感染的范畴。

◆ 第二节　围脑膜感染流行病学特征对诊断的作用 ◆

与化脓性脑膜炎和脑脓肿的发病率相比[2-3]，PI 在中枢神经系统感染性疾病中所占比例较小。在所有 PI 中，硬膜下积脓的发病率相对较高，占所有颅内化脓性感染的 15%～25%[4]，也是仅次于化脓性脑膜炎和脑脓肿的颅内化脓性感染；孤立发生的硬膜外脓肿仅占颅内感染的 1.8%[5]，但鉴于硬膜外脓肿和硬膜下积脓经常相互伴生，故临床上遇到该类疾病的情形并不十分罕见；而大脑静脉窦血栓形成本身仅占所有卒中的 1%[6]，感染性因素引起的栓塞仅占所有大脑静脉窦血栓形成的 8.2%[7]。由此可知，PI 在临床中出现的概率相对较小，但也正是这种相对罕见造成其识别或诊断困难，从而导致较为严重的神经功能损害后才得到处理。各类 PI 易感人群有相似之处：儿童和青年人为硬膜外脓肿和硬膜下积脓的好发群体，7～20 岁的硬膜外脓肿发病率明显高于其他年龄组[8]，孤立发生的硬膜下积脓有约 70% 的病例年龄为 20～30 岁[9]；在化脓性硬膜窦血栓形成占总体大脑静脉窦血栓形成发病率不断下降的同时，儿童化脓性硬膜窦血栓形成在同年龄段大脑静脉窦血栓形成中所占比例反而上升至 27%[10]。此外，在性别比例方面，硬膜外脓肿和硬膜下积脓均明显好发于男性，而化脓性硬膜窦血栓形成虽在整体发病率方面未表现出明显的性别偏差，但在儿童患者群体中同样表现出男性多发的趋势[8,10-11]。PI 在年龄和性别上的相似性是由该类疾病具有相似的诱发因素决定的。当临床医生接诊儿童或青少年男性患者时，若其表现出相应的症状或体征，应及时考虑 PI 的可能。因为其在好发年龄段人群中的发病率与总体发病率相比明显较高，在作鉴别诊断时不应再被当作所谓的"少见病"。

◆ 第三节　围脑膜感染诱发因素对诊断的作用 ◆

病原体的血源性播散是引起化脓性脑膜炎和脑脓肿的重要途径[2,12]。血流感染或远隔部位感染灶侵犯血流后，病原体凭借自身侵袭性或血脑屏障的短暂、局部损害从外周进入中枢神经系统，但 PI 却主要由发生在鼻腔及鼻窦、中耳及乳突和口腔等颅周部位的感染直接蔓延引起，这也决定了其在疾病初期可能没有菌血症及明显的全身症状。急性细菌性鼻窦炎（acute bacterial rhinosinusitis，ABRS）是硬膜外脓肿的常见诱发因素[13]，其中额窦感染是最常见的原发感染灶[14]。类似的，ABRS 也是硬膜下积脓的主要诱因之一，41%～67% 的硬膜下积脓由 ABRS 诱发，且这一比例在儿童患者中更高[15]。额窦感染同样在所有 ABRS 相关的硬膜下积脓患者中占比最大，1%～2% 的额窦炎患者会继发硬膜下积脓，进一步说明二者之间的强关联性[16]。化脓性海绵窦血栓形成是化脓性硬膜窦血栓形成中发生率最高的类型，而 ABRS 同样是该病的危险因素。与硬膜外脓肿和硬膜下积脓不同的是，筛窦和蝶窦感染是与化脓性海绵窦感染关联性最强的 ABRS 类型,这和二者与海绵窦的解剖位置毗邻相关[7]。同时,化脓性海绵窦血栓形成更多是由于鼻窦内的脓栓经由引流静脉汇入海绵窦后,被海绵窦内小梁状结构拦截而在海绵窦引起化脓性硬膜窦血栓形成,而非感染直接蔓延所致[17]。至此,可以部分解释 PI 的好发年龄和性别偏好:ABRS 主要继发于上呼吸道感染(upper respiratory infection,URI),而 URI 造成的上呼吸道黏膜肿胀及气道部分堵塞使得原定居于固有鼻腔但少见于鼻窦内的细菌在咳嗽或喷嚏的过程中逆向进入鼻窦,从而引发 ABRS。由于儿童黏膜免疫不完善,故儿童由 URI 引发 ABRS 的概率较成人高(0.5%~2.0% vs. 5%~13%)[18]。加上儿童 URI 的发生率高于成人,故儿童罹患 ABRS 这一 PI 重要危险因素的概率明显高于成人,因此可以部分解释 PI 在儿童患者中发病率较高的现象。另一方面,儿童颅骨发育尚未完全,其额窦与颅前窝之间常仅以一层菲薄的骨板相隔,且儿童和青少年颅骨板障血管化程度很高,故额窦内感染可以直接侵蚀颅骨或经由引流静脉进入颅内引起 PI[8,19]。这为儿童更易罹患 PI 和额窦与硬膜外脓肿/硬膜下积脓之间的强关联性提供了解剖生理基础。除此之外,男性的鼻旁窦(尤其是额窦和蝶窦)发育普遍较女性完善,因此男性 ABRS 发病率高于女性,这也部分解释了硬膜外脓肿好发于男性的现象[18]。

耳源性感染同样是 PI 的重要诱发因素之一,这其中又以急性中耳炎(acute otitis media,AOM)和急性乳突炎(acute mastoiditis,AM)最为常见。与 ABRS 类似,AOM 在儿童的发病率明显高于成人,这种年龄分布与 PI 互相吻合。硬膜外脓肿和硬膜下积脓均可直接由 AOM 或 AM 蔓延产生,其感染的扩散机制与额窦感染的颅内扩散情况相近:中耳鼓室盖和乳突气房与颅内都仅有薄层骨板相隔,还有数量不等的穿支静脉引流鼓室内黏膜的静脉血穿过鼓室盖后汇入岩上窦,发生于鼓室或乳突气房内的化脓性感染极易侵蚀骨质从而进入颅内,在硬膜与骨质贴附不甚紧密处,积聚于硬膜外隙形成硬膜外脓肿,或在某些贴附紧密处直接穿破硬膜,形成硬膜下积脓。此外,在继发于 AOM 或 AM 的硬膜下积脓患者中,有相当一部分合并有中耳胆脂瘤[20],可能是胆脂瘤对颅骨的侵蚀作用加速了耳源性感染扩散进入颅内的进程。乳突气房内上方即为乙状窦和横窦,在乳突内感染进入颅内后,可以直接侵犯上述静脉窦并引起乙状窦或横窦化脓性血栓形成,临床研究在证实耳源性感染更多与横窦血栓形成相关联的同时也发现约 50% 的横窦血栓患者合并有 AOM[21],二者均支持耳源性感染同样是引起化脓性硬膜窦血栓形成的重要危险因素。

除了鼻源性和耳源性感染以外,PI 还可继发于颅面部外伤或手术、颅骨骨髓炎、颞颌关节感染、头面部皮肤感染等[22-24],因此 PI 与化脓性脑膜炎或脑脓肿不同。PI 是一类与颅周局部感染关联更加紧密的颅内感染性疾病。值得注意的是,随着神经外科的发展,手术数量的增多也为 PI 的发生提供了客观条件。如颅面部感染通过直接蔓延引起硬膜外脓肿的概率反而低于开放性颅脑创伤后感染或近期颅内/经鼻/经乳突外科操作伴随的菌落定植引起硬膜外脓肿[25]。类似的,有研究提示医源性感染(44%)已经超过 ABRS(28%)和耳源性感染(14%),成为硬膜下积脓的最主要诱因[26]。这使得临床工作者必须高度重视术后患者的观察和护理。此外,儿童 PI 患者的诱发因素与成人尚有不同:幼儿的蛛网膜发育尚不完善,故在发生化脓性脑膜炎时,蛛网膜无法有效地阻止感染向外扩散,从而引发硬膜下积脓[27]。研究表明,此种硬膜下积脓可能是继发于化脓性脑膜炎引起的无菌性硬膜下隙积液,而 60% 的化脓性脑膜炎新生儿患者均合并此类无菌性积液[27-28]。由于成年人蛛网膜发育已经完善,故鲜有化脓性脑膜炎引起 PI 的案例。血流感染在儿童化脓性硬膜窦血栓形成病例中扮演着重要角色,这一点在新生儿群体中更为显著(61%),而非新生儿儿童则仍以颅面部感染为 PI 的主要诱发因素(84%)[7]。这和头面部感染与败血症在儿童群体中的发病率年龄差异性基本吻合。

由此可知,PI 诱发因素仍主要集中发生在颅周区域的局部感染,无论该感染是原发性还是继发于外伤或手术,可通过直接蔓延或颅内外交通静脉引起硬膜外脓肿、硬膜下积脓或化脓性硬膜窦血栓形成。这提示在处理具有上述诱发因素的患者时,应格外注意 PI 风险。但由于上述患者的首诊科室往往并不是神经科,且其原发疾病的症状和 PI 初期的临床表现存在重叠性,使得早期发现 PI 仍具有一定困难。因此,接诊具有上述原发疾病的患者,若发现使用常用抗生素对某些不常见症状治疗效果不佳时,除更改抗生素方案以外,也应积极进行病史询问、体格检查及相应的影像学检查以评估 PI 的可能。由于 PI 的发生部位均位于血脑屏障外,早期进行抗菌治疗往往可能收到较化脓性脑膜炎或脑脓肿更好的治疗效果。

◆ 第四节　围脑膜感染的诊断流程 ◆

一、病史采集和临床表现

(一) 病史采集

任何少见临床疾病的早期、精确诊断都建立在完备的病史采集基础上,这在感染性疾病中显得尤为重要,因为原发(初始)感染灶的确定对明确责任病原体往往具有很高的提示作用。PI 患者的病史采集应对患者近期的感染性疾病史(尤其是头颈部感染)以及可能引起相关感染的医疗操作或外伤史做全面的询问。一般继发于医疗操作(如开颅手术、颅内血肿引流、头颈部静脉穿刺等)或头颈部外伤的感染多首先出现在相关操作或外伤的位置,应首先确定患者接受医疗操作或产生创伤的具体时间、操作或创伤类型等,若为涉及颅内病变的医疗操作,还应了解颅内病变的类型和治疗情况。如果颅内病变即为感染性,则感染可通过医疗操作播散至浅表部位,而后再经相应的解剖结构二次进入颅内,于硬脑膜周围形成围脑膜感染。此类感染的病原体往往和颅内原发感染灶的病原体类似,而非常见的皮肤感染病原体。

在充分了解医疗操作或创伤本身相关信息后,应询问患者是否存在操作或创伤处的发热、肿胀感或疼痛,对于疼痛应进一步了解其出现时间、持续时间、性质、加重或减轻变化等,综合操作或创伤时间进行分析,以初步鉴别是伤口感染还是伤口本身造成的疼痛。若存在头面部原发性感染史,则应依照相关专科流程对其进行病史采集。对于疑诊鼻窦炎的患者,应询问其是否存在鼻塞、鼻腔脓性分泌物、面部疼痛或面部肿胀感等症状,同时尽量确定症状出现的时间以及病情是否存在二次加重等情况,依据上述信息可以大致判断是否存在鼻窦炎,以及是否为细菌性鼻窦炎等情况。在获得阳性的病史后,尚需进一步确认针对上述症状的抗生素使用情况以及病情的改变,因为抗生素对鼻窦炎的控制情况可能直接影响 PI 治疗过程中抗生素的选择,并对病原体的耐药程度有初步的估计。对于疑诊中耳炎的患者,对于其耳痛、听力下降和耳部闷胀感的出现时间、性质以及变化趋势等同样应尽可能仔细地询问。抗生素使用史仍应引起重视。

在完成诱发因素相关病史采集后,应针对 PI 本身进行问询。头痛是各型 PI 最常见的症状之一,其开始的时间有助于判断其与诱发因素之间的关联,但这并不意味着 PI 的头痛一定出现在诱发因素的症状之后,某些患者在鼻窦、鼓室或乳突部的骨性结构存在先天性薄弱区域,使得上述部位的感染在早期即可能经此进入颅内,引起邻近位置的 PI,而硬膜的痛觉神经支配丰富,故早期即可出现头痛。头痛的位置与感染灶位置存在较强关联,故可根据患者头痛的主要部位推测可能的原发感染灶。但需要注意的是,原发感染灶可以通过血流播散至颅内相对远隔的部位,此时头痛并不能精确反映颅内感染灶的来源;此外,化脓性上矢状窦血栓形成或其他部位化脓性硬膜窦血栓形成晚期时,患者多诉全头痛,亦无法判断原发感染灶的位置。头痛在一天中的变化情况是区分头痛由诱发因素还是 PI 引起的重要线索:上颌窦炎引起的头痛多在站立位或午后最为显著,而平卧后减轻,这和上颌窦口在不同体位时的引流效率有关;典型额窦炎性头痛则多始于起床后,逐渐加重至中午达峰值,其后随着窦内分泌物的排出,疼痛逐渐减轻,夜晚入睡前几乎消失,次晨则重复上述变化过程。而 PI 引起的头痛随时间或体位变化的情况并不显著。发热在 PI 中出现的频率有较大差异,硬膜外脓肿的患者由于感染相对局限,在病程的多数时间出现显著发热的概率不高;而硬膜下积脓或化脓性硬膜窦血栓形成的患者则可出现来势凶猛的高热,前者主要因为硬膜下隙无法限制感染扩散,而后者则极易形成菌血症或脓毒血症。值得注意的是,某些诱发因素本身同样会引起发热,如急性中耳炎、急性上颌窦炎等,尤其在儿童患者较为常见,发热若出现在头痛之前则更提示为诱发因素所致。

既往史和个人史同样能为 PI 的诊断提供有价值的线索。患者若存在全身免疫抑制状态(肿瘤、结核、糖尿病、长期使用肾上腺皮质激素等),头面部浅表处的局灶性感染可能并不表现出明显的症状,且更有可能向颅内扩散并引起 PI。故若此类患者未能提供阳性的头面部感染病史,在后续体格检查的部分仍应仔细检查口腔、鼻腔、鼻窦、耳以及乳突部,必要时可使用专科仪器进行进一步确认以排除自然腔窦深处的感染。

(二)临床表现

作为一类范围相对局限的感染,PI 的临床表现和其发生部位紧密相关,而其好发部位又常决定于颅周原发感染灶的位置。这种解剖关系有助于临床工作者分析患者不同临床表现之间的关联性。对于由鼻源性感染相关的硬膜外脓肿,其较为常见的特征性表现为帽状腱膜下脓肿和眶周水肿,少数情况下若在额顶叶区域形成容量较大的硬膜外脓肿,还可导致患者出现抑郁样表现[5,29];同理,发生于额叶的硬膜下积脓同样可引起患者的情绪改变[15,30],而继发于鼻源性感染的大脑镰旁硬膜下积脓可引起双下肢无力或局灶性癫痫发作;鼻窦感染所致的化脓性硬膜窦血栓形成主要以化脓性海绵窦血栓形成为主。由于海绵窦内部有诸多重要解剖结构途经,其局部临床表现较为显著:开始时多为原发感染灶同侧的眼球突出、眼睑下垂、球结膜水肿、CNⅢ/Ⅳ/Ⅵ(偶有 CNⅤ)麻痹和视力下降等[31-33],24~48 h 内波及对侧眼[34]。耳源性感染引起的硬膜外脓肿和硬膜下积脓多位于颅底,相应的临床表现可能更具有定位意义。如发生在岩尖部的硬膜外脓肿可引起同侧 CNⅤ/Ⅵ受累,表现为同侧面部疼痛和外直肌麻痹

(Gradenigo 综合征)[35]，于幕下部位发生可引起枕部疼痛[36]，若压迫乙状窦还可引起颅高压表现[37]；类似的，发生于幕下的硬膜下积脓亦可引起共济失调、眼震等特征性表现[38]；耳源性相关的化脓性硬膜窦血栓形成多发生于横窦或乙状窦，横窦血栓形成表现不如海绵窦血栓形成急骤，主要表现为病变同侧头面部痛、耳部疼痛、颈项疼痛、复视、眩晕和 CN Ⅴ/Ⅵ麻痹等，其中 CN Ⅵ麻痹尤为常见，而 CN Ⅴ功能障碍主要累及 Ⅴ1 和 Ⅴ2[32]；乙状窦血栓形成也可出现偏侧头痛、颈项痛和复视，若血栓蔓延至同侧颈内静脉，可表现为沿胸锁乳突肌前缘的疼痛和压痛[39]。

除了发热、乏力等非特异性全身症状外，某些情况下 PI 也可以表现出较为特征性的非局灶性症状，其中以硬膜下积脓和化脓性硬膜窦血栓形成较为多见。由于硬膜下隙并无解剖结构限制感染的扩散，故硬膜下积脓扩散至一侧大脑半球外侧面的情形并不少见[40-41]。随着病灶容量增大，硬膜下积脓可逐渐表现出颅内压增高、脑膜刺激征和脑炎三方面主征，包括剧烈头痛、视盘水肿、喷射样呕吐、癫痫大发作、前囟隆起（新生儿）、脑膜刺激征阳性、意识水平改变等[42-43]。硬膜下积脓患者发生癫痫的概率较高，尤其是在儿童患者中可达 40%，是所有颅内局灶性感染性疾病中发病率最高者[44-45]。因此具有 PI 诱发因素的患者在无病史的情况下突然出现癫痫发作，则应高度怀疑硬膜下积脓。化脓性硬膜窦血栓形成作为血管内部的病变还拥有许多血流感染的特点。且其起病急、进展迅速，从原发感染灶症状出现到发展成化脓性硬膜窦血栓形成往往只需 1 周左右[46]。免疫功能抑制的患者可能由于自身免疫反应强度偏弱、病原菌中真菌所占比例相对较高等原因，平均在头痛出现 17 天后才表现出典型的化脓性硬膜窦血栓形成症状[47]。患者多表现为全身中毒症状：高热、虚弱、程度不同的头痛、心动过速和低血压等[48]，这些症状在疾病早期即可出现且程度较重，均反映出本病血流感染的特性。在此基础上，若患者又出现颅内压升高征象（视盘水肿、喷射性呕吐等）、意识状态改变、颈项强直等[49]，则更需考虑化脓性硬膜窦血栓形成的可能。癫痫可存在于各类化脓性硬膜窦血栓形成中，但在上矢状窦化脓性血栓形成中发生率较高，而海绵窦化脓性血栓形成的患者只有不到 1/4 出现癫痫[33]。

综上可知，PI 并不具有太多特征性临床表现，但在临床工作中若对其诱发因素的病程和症状进行仔细监控和分析，可以尽早发现隐藏在原发疾病临床表现中的提示线索，这对管床医生的病史采集、体格检查等基本功提出了更高的要求。

二、体格检查

与病史采集类似，PI 的体格检查需纳入有关诱发因素的部分。首先应仔细视诊患者头颈部，观察是否存在皮肤黏膜疖、痈或皮下脓肿，若患者存在医疗器械植入，应检查植入处伤口是否存在红肿，导管表面是否存在污秽物覆盖、内部是否有堵塞，伤口表面是否存在脓性分泌物，可在不影响植入装置位置的情况下轻轻挤压伤口两侧，观察有无渗出。若患者存在手术切口或外伤，则除了观察伤口是否有红肿以及分泌物外，还应结合病史初步判断伤口愈合情况，若存在伤口延迟愈合或不愈合，则应警惕伤口深部感染的可能。

疑诊鼻窦炎的患者，应仔细检查其鼻腔内是否有脓性分泌物，若坐位时未发现，还可要求患者改为卧位或变换其头位进行检查，以便不同鼻窦内容物从其开口流入鼻腔。检查上颌窦时,应将双手示指至小指固定于患者双侧耳后,用双手拇指按压患者双侧颞部,询问患者是否存在压痛,若有,比较两侧压痛差异,还可用右手中指指腹依次叩击患者两侧颞部,询问患者是否存在颞部叩击痛并比较两侧差异。若患者存在颞部压痛或叩痛,则提示该侧上颌窦炎;检查额窦时,检查者用左手固定患者枕部,用右手拇指或示指依次向后向上按压患者双侧眼眶上缘,询问患者是否存在压痛,亦可用双手检查上颌窦的方式,检查者双手拇指同时按压患者双侧眼眶上缘,比较两侧压痛的差异,还可对眼眶上缘进行叩诊以观察是否存叩击痛,眼眶上缘压痛或叩击痛提示该侧额窦炎;疑诊筛窦炎时,检查者应用双手检查上颌窦的方式固定患者头部,用双手拇指向后按压患者双侧鼻根和内眦之间,询问患者是否存在压痛并比较两侧差异,存在压痛则提示该侧筛窦炎;蝶窦由于其位置深在,无法通过一般体格检查方法进行检测。

疑诊为中耳炎或乳突炎的患者,应先仔细观察外耳周围以及乳突表面皮肤,确定是否存在相应区域皮肤红肿,若按压乳突出现明显压痛,则更提示乳突内部炎症。牵拉或触诊外耳时若出现耳部疼痛,多提示耳部炎症,可用检耳镜观察鼓膜是否有充血、水肿、穿孔等表现,有时可见中耳内脓性分泌物经由穿孔的鼓膜流入外耳道,此时患者往往伴有患侧传导性听力下降。

眼球、眼眶部检查在 PI 的诊断过程中具有重要的定位作用,因多种海绵窦疾患均可表现出同侧眼眶部体征,如眶部皮下水肿、结膜水肿、眼球突出等。在较大的硬膜外脓肿、广泛硬膜下积脓或严重化脓性硬膜窦血栓形成时,由于颅内压升高,可在眼底镜内窥见水肿的视盘。而上睑下垂、复视、瞳孔散大和调节反射消失等表现则可能由动眼、滑车和外展神经受累引起。

因此,在检查完诱发因素相关部位后,应行系统的神经系统体格检查,其中意识状态、颅神经和锥体束征应作为重点检查对象,尤其是和眼球运动相关的颅神经,其麻痹往往有很强的定位提示作用,如海绵窦、岩尖部等,对初步确定 PI 的位置很有帮助。

◆ 第五节　辅助检查 ◆

一、PI 的病原学检查

任何一类感染性疾病,尽早确定其病原体并进行相应的药敏试验是正确予以抗微生物治疗的关键。由于本类疾病多继发于颅周区域的局部感染,其病原学和原发感染有诸多相似之处。和 ABRS 类似,PI 的病原学结果多呈现出混合感染,包括链球菌属、葡萄球菌属、厌氧革兰阳性球菌和厌氧革兰阴性杆菌等[8],其中链球菌所占比例较大,尤以咽峡炎链球菌群最为常见[50];但在神经外科手术相关的硬膜外脓肿中,金黄色葡萄球菌和表皮葡萄球菌则成为主要致病菌[5]。

近年来,硬膜外脓肿的病原谱已经逐渐发生了变化,这和 ABRS 的病原谱演变直接相关。由于 ABRS 主要继发于 URI,其病原菌多为呼吸道常驻定植菌如肺炎链球菌、流感嗜血杆菌和卡他莫拉菌等;而草绿色链球菌(咽峡炎链球菌群、血液链球菌和口腔链球菌等)和葡萄球菌也成为多数 ABRS 的致病菌,尤其在儿童患者中,这可能和肺炎球菌疫苗的使用有一定关联[51]。需要注意的是,虽然 ABRS 和由 ABRS 所致相关硬膜外脓肿在致病菌上具有较高的相似性,但二者并不等价,故不能用鼻旁窦的微生物学结果直接替代硬膜外脓肿的培养。如鼻旁窦病灶处标本培养出梭菌属或普氏菌属细菌和硬膜外脓肿引流后脓液再积聚相关,但此时颅内标本中往往不一定能培养出同样的微生物;同样,鼻旁窦处标本若经培养后呈现混合感染也和引流后脓液再积聚有关,但颅内标本呈现混合感染则与脓液再积聚无明显相关性[51]。

研究表明,大部分硬膜下积脓病例为单一菌种致病[32],尤其是以链球菌属最为常见。但鼻源性和耳源性硬膜下积脓的主要致病菌有所不同。除了链球菌外,鼻源性感染相关硬膜下积脓中厌氧菌培养阳性率较高;而 AOM 相关硬膜下积脓则以链球菌和凝固酶阳性葡萄球菌为主[32]。若硬膜下积脓由急性乳突炎引起,则在考虑上述病原体外还需考虑铜绿假单胞菌、凝固酶阴性葡萄球菌和变形杆菌属致病的可能[52-53]。

大多化脓性硬膜窦血栓形成案例由单一病原菌引起,最主要的为葡萄球菌属微生物,其中金黄色葡萄球菌最常见,可见于 $60\%\sim80\%$ 的病例[17,31,34]。此外,表皮葡萄球菌、路邓葡萄球菌等也常有报道[54]。在患者存在免疫功能缺陷(2 型糖尿病、终末期肾病、移植术后患者等)或患有血液系统恶性肿瘤时,真菌性化脓性硬膜窦血栓形成发病率明显升高,诸如曲霉菌、毛霉菌、球孢子菌等都有阳性报道[48]。另一方面,化脓性硬膜窦血栓形成的致病菌种类和其发生的部位显著相关。由于横窦/乙状窦化脓性硬膜窦血栓的形成多由耳源性感染引起,其致病菌与中耳炎(尤其是慢性中耳炎(chronic otitis media,COM))、乳突炎等原发疾病类似,主要为流感嗜血杆菌、铜绿假单胞菌、克雷伯菌属、肺炎链球菌等,葡萄球菌也有一定的阳性率,但并未占主导地位[55]。海绵窦化脓性硬膜窦血栓的形成主要由鼻旁窦感染和头面部皮肤感染引起,因此葡萄球菌属(70%)和链球菌属(20%)为主要病原菌[17,56-57]。

由上文可知,在高度疑诊 PI 时,及时获取病原学证据的意义非同小可。在明确存在诱发因素时,可尝试留取原发感染灶的标本并进行细菌培养和药敏试验,其结果对抗生素治疗有一定指导作用,但在有条件的情况下还是应该尽可能获取 PI 病灶处的脓液进行培养。若考虑为化脓性硬膜窦血栓形成,由于其血流感染的特点,在全身性应用抗生素之前及时进行血培养有一定概率获得责任病原体的证据。

二、腰椎穿刺

腰穿的意义在不同类型 PI 中差异较大。在硬膜下积脓的患者中,CSF 压力多升高,细胞数在 $50\sim1000/mm^3$,以中性粒细胞为主,蛋白含量多升高,在 $75\sim300\,mg/dL$,但 CSF 培养多为阴性;而硬膜外脓肿的患者 CSF 压力多正常,细胞数可轻度升高甚至正常,多在 $20\sim100/mm^3$,以淋巴细胞和中性粒细胞为主,蛋白含量可轻度升高;对于化脓性横窦血栓形成,CSF 压力可明显升高,但细胞数和蛋白含量仅轻度上升,这主要与颅内静脉回流受阻有关;而化脓性海绵窦血栓形成 CSF 则多正常,仅在邻近蛛网膜下腔受累或出现硬膜下积脓时才表现出 CSF 蛋白或细胞轻度升高。

三、PI 的影像学检查

PI 的影像学特征在早期多不明显,但在影像学检查发现相关异常征象后能够准确识别并及时处理非常重要。CT 和 MRI 是诊断 PI 的重要影像学手段。对于硬膜外脓肿，颅脑 CT 扫描上可见病灶为低衰减性的轴外占位性病变[8,58]；增强扫描可见病灶内侧边缘明显增厚强化，这是由于病灶内侧边缘为处于炎症期且被脓液推挤移位的硬膜。硬膜外脓肿病例中的硬膜在 CT 上往往比硬膜下积脓病例中增厚、增强更为明显且轮廓更不规则[32]。MRI 上硬膜外脓肿表现为 T_1W 上等信号、T_2W 上高信号的病灶[8]；增强扫描可显示增厚的硬膜，由此可与无菌性包裹性积液如蛛网膜囊肿或慢性硬膜外血肿相鉴别[59]（图 7-1）。MRI 对鼻窦或耳源性感染引起的硬膜外脓肿较为敏感，早期即可精确地识别并描绘出少量脓液积聚，对在 CT 上无明显改变的小型囊腔也有一定的识别率[60]。继发于神经外科手术或外伤后的硬膜外脓肿不仅在临床表现较不典型，其影像学诊断也较困难。由于手术或外伤为脓液积聚提供了空间，其周围组织的炎性反应不如其他病例显著：CT 上病灶呈低密度的轴外病灶，增强扫描时同样可见病灶内侧缘增厚和增强，同时病灶附近脑组织水肿及占位效应轻微[9]。这类病例临床和影像学上表现较轻的原因可能与此前的手术或创伤在腔隙和脑实质之间形成了不连续的膜样结构，从而限制感染向脑实质的蔓延有关[32]。MRI 对此类病例与无菌性积液的鉴别同样优于CT，其病灶在 T_1W 和 T_2W 上均呈等信号，和大多数慢性血肿有所区别[61]。

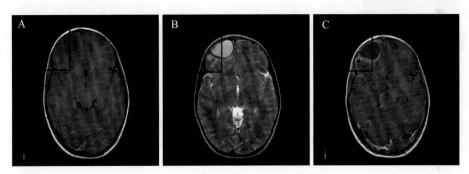

图 7-1　硬膜外脓肿的 MRI 表现。A. T_1W 上病灶表现为等或稍低信号；B. T_2W 上病灶高信号；C. T_1C+ 上病灶周围可见低信号环形强化（来源：Case courtesy of Dr Antonio Rodrigues de Aguiar Neto, Radiopaedia.org, rID: 70917）

早期硬膜下积脓病例在 CT 上通常不会发现液体积聚。脓液积聚至一定量后，CT 平扫表现为大脑半球外侧面或半球交界处新月形等信号病灶，增强后可发现病灶外缘线性强化[43,62]，邻近病灶的脑实质或软脑膜也可强化，提示脑膜炎、脑炎或静脉炎[32]。与硬膜外脓肿不同的是，硬膜下积脓病灶附近的脑实质多有较明显的占位效应，主要表现为灰-白质交界处向内移动[62]，但此类占位效应主要是由脑组织自身缺血和水肿所致，而并非受硬膜下脓液挤压。其证据是同时可见脑沟变浅或脑池容积减小[62]，以及同脓液体积不成正比的同侧脑实质受挤压程度甚至中线偏移[32]。发生在大脑镰处的硬膜下积脓在 CT 上表现为大脑镰增厚和不规则增强，伴有大脑镰旁梭形液体积聚[30]。MRI 较 CT 在诊断硬膜下积脓方面有几大优势：首先，MRI 对大脑表面解剖和病灶具体位置的呈现更为清晰，有助于发现早期脑实质内水肿、缺血灶[60,63]；其次，MRI 更易鉴别硬膜外脓肿和硬膜下积脓，病灶内缘的低信号带只见于硬膜外脓肿[60,64]；最后，硬膜外脓肿同无菌性积液鉴别类似，由于脓液的蛋白质含量高于脑脊液或囊肿内液体，其在 T_1W 和 T_2W 上的信号均高于脑脊液[60]（图 7-2）。此外，硬膜下积脓患者复查时多选用MRI,因为大脑镰旁或颅中窝附近的病变易出现脓液再积聚并往往需要再次引流或手术,而MRI检查可通过冠状面扫描更好地显示这些位置的病灶,且能避免颅骨造成的条形伪影[9,60]。

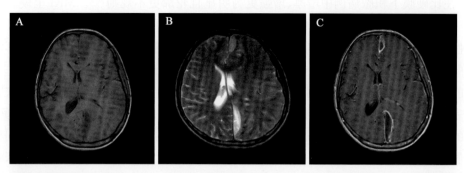

图7-2 硬膜下积脓的MRI表现。A. T_1W上病灶呈稍低信号;B. T_2W上病灶高信号;C.病灶周围可见高信号环形强化,注意与硬膜外脓肿鉴别(来源: Case courtesy of Dr Dylan Kurda, Radiopaedia.org, rID: 44789)

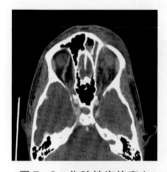

图7-3 化脓性海绵窦血栓形成伴左侧眶周蜂窝织炎。注: CT增强扫描可见海绵窦CT值衰减减少,亦可见增粗的眶下静脉

高分辨率CT(high-resolution CT,HRCT)被应用于诊断化脓性硬膜窦血栓形成已有较长时间。在海绵窦化脓性硬膜窦血栓形成诊断中,HRCT增强扫描可发现窦内充盈缺损或血窦向外侧膨出的征象[65-66]。除此以外,HRCT还可分析原发感染灶向周围的浸润情况,如判断蝶窦骨质完整度等。在观察骨性结构的破坏程度时,HRCT优于MRI[65]。采用HRCT诊断海绵窦化脓性硬膜窦血栓形成时,除上述直接征象,还可见海绵窦内不均匀强化、窦外侧壁明显强化、患侧球后脂肪密度增高及突眼、患侧眶下静脉增粗等间接征象,尤其是眶下静脉增粗高度提示同侧海绵窦化脓性硬膜窦血栓形成[48,66](图7-3)。MRI在化脓性硬膜窦血栓形成诊断中的应用有普遍化的趋势,尤其是在海绵窦化脓性硬膜窦血栓形成的病例中,冠状位薄层MRA和MRV可提供HRCT中难以辨别的海绵窦周围软组织的病理状态[6]。脑动/静脉血管造影在CT和MRI普遍应用前是诊断化脓性硬膜窦血栓形成的主要手段,但由于其为侵入性检查且可能造成二次血流感染,目前仅在CT和MRI均无法及时应用时才考虑用于化脓性硬膜窦血栓形成的诊断[67]。

◆ 第六节　PI诊断思路小结 ◆

即便在各种辅助检查技术已经高度发达的当下,PI的早期诊断依然困难。这既归因于其相对较低的发病率,也和其不典型的临床表现相关。若能进一步提升临床医生病史采集、体格检查等基础能力,尤其是在神经科以外(PI诱发因素高发科室)更多地学习、强调该类疾病的特点,PI的早期诊断并非无迹可寻。在积极做出早期诊断的同时,对于显证病例应尽快采取病原学、影像学等辅助检查,对责任病原体、药敏情况、病灶位置和累及范围等进行全方位了解,以求对 PI 和其诱发因素全面施治,减少复发或迁延不愈的可能。神经外科操作已逐渐成为引起 PI 的重要因素,且其临床表现多不典型,病原学结果也和经典的 PI 有差异。因此,早期诊断 PI 以减少神经外科干预实际上也是对 PI 的一种预防措施。临床工作者应尝试建立各型 PI 队列,以求探索出诊治 PI 的系统性方案。

(冯国栋 刘韬)

• 思 考 题 •

1. 易诱发围脑膜感染的疾病有哪些?
2. 病原体引起围脑膜感染的可能途径有哪些?
3. 化脓性硬膜窦血栓形成或化脓性硬脑膜静脉炎的临床表现和主要风险有哪些?
4. 围脑膜感染和化脓性脑膜炎致病菌的区别会带来治疗上的哪些异同?

• 参考文献 •

[1] DOMACHOWSKE J, Suryadevara M. Parameningeal infections [M]. Springer, 2020: 187 - 191.

[2] BROUWER MC, TUNKEL AR, MCKHANN GM, et al. Brain abscess [J]. N Engl J Med, 2014, 371 (5): 447 - 456.

[3] VAN DE BEEK D, BROUWER M, HASBUN R, et al. Community-acquired bacterial meningitis [J]. Nat Rev Dis Primers, 2016, 2: 16074.

[4] LIU ZH, CHEN NY, TU PH, et al. The treatment and outcome of postmeningitic subdural empyema in infants [J]. J Neurosurg Pediatr, 2010, 6(1): 38 - 42.

[5] NATHOO N, NADVI SS, VAN DELLEN JR. Cranial extradural empyema in the era of computed tomography: a review of 82 cases [J]. Neurosurgery, 1999, 44(4): 748 - 753.

[6] SAPOSNIK G, BARINAGARREMENTERIA F, BROWN RD JR, et al. Diagnosis and management of cerebral venous thrombosis: a statement for healthcare professionals from the American Heart Association/American Stroke Association [J]. Stroke, 2011, 42(4): 1158 - 1192.

[7] STAM J. Thrombosis of the cerebral veins and sinuses [J]. N Engl J Med, 2005, 352(17): 1791 - 1798.

[8] PRADILLA G, ARDILA GP, HSU W, et al. Epidural abscesses of the CNS [J]. Lancet Neurol, 2009, 8(3): 292 - 300.

[9] ZIMMERMAN RD, LEEDS NE, DANZIGER A. Subdural empyema: CT findings [J]. Radiology, 1984, 150(2): 417 - 422.

[10] DEVEBER G, ANDREW M, ADAMS C, et al. Cerebral sinovenous thrombosis in children [J]. N Engl J Med, 2001, 345(6): 417 - 423.

[11] LEGRAND M, ROUJEAU T, MEYER P, et al. Paediatric intracranial empyema: differences according to age [J]. Eur J Pediatr, 2009, 168(10): 1235 - 1241.

[12] MOAYEDI Y, GOLD WL. Acute bacterial meningitis in adults [J]. CMAJ, 2012, 184(9): 1060.

[13] HICKS CW, WEBER JG, REID JR, et al. Identifying and managing intracranial complications of sinusitis in children: a retrospective series [J]. Pediatr Infect Dis J, 2011, 30(3): 222 - 226.

[14] HAKIM HE, MALIK AC, ARONYK K, et al. The prevalence of intracranial complications in pediatric frontal sinusitis [J]. Int J Pediatr Otorhinolaryngol, 2006,70(8): 1383 - 1387.

[15] OSBORN MK, STEINBERG JP. Subdural empyema and other suppurative complications of paranasal sinusitis [J]. Lancet Infect Dis, 2007,7(1): 62 - 67.

[16] ROSENBAUM GS, CUNHA BA. Subdural empyema complicating frontal and ethmoid sinusitis [J]. Heart Lung, 1989,18(2): 199 - 202.

[17] SOUTHWICK FS, RICHARDSON EP JR, SWARTZ MN. Septic thrombosis of the dural venous sinuses [J]. Medicine(Baltimore),1986,65(2): 82 - 106.

[18] BERG O, CARENFELT C, RYSTEDT G, et al. Occurrence of asymptomatic sinusitis in common cold and other acute ENT-infections [J]. Rhinology, 1986,24(3): 223 - 225.

[19] GIANNONI CM, STEWART MG, ALFORD EL. Intracranial complications of sinusitis [J]. Laryngoscope, 1997,107(7): 863 - 867.

[20] DE OLIVEIRA PENIDO N, BORIN A, IHA LCN, et al. Intracranial complications of otitis media: 15 years of experience in 33 patients [J]. Otolaryngol Head Neck Surg, 2005,132(1): 37 - 42.

[21] SCORPECCI A, MASSOUD M, GIANNANTONIO S, et al. Otogenic lateral sinus thrombosis in children: proposal of an experience-based treatment flowchart [J]. Eur Arch Otorhinolaryngol, 2018,275 (8): 1971 - 1977.

[22] WITTIG J, BORUMANDI F, GAGGL A, et al. Septic arthritis of the temporomandibular joint leading to an epidural abscess [J]. BMJ Case Rep, 2018,2018: 1 - 3.

[23] TANAMAI VW, SEAGLE BL, LUO G. Methicillin-resistant Staphyloccocus aureus intracranial epidural abscess with osteomyelitis during pregnancy: a case report [J]. J Reprod Med, 2016,61(5 - 6): 295 - 298.

[24] PERIĆ A, MILOJEVIĆ M, IVETIĆ D. A Pott's puffy tumor associated with epidural-cutaneous fistula and epidural abscess: case report [J]. Balkan Med J, 2017,34(3): 284 - 287.

[25] HLAVIN ML, KAMINSKI HJ, FENSTERMAKER RA, et al. Intracranial suppuration: a modern decade of postoperative subdural empyema and epidural abscess [J]. Neurosurgery, 1994,34(6): 974 - 980.

[26] YOON J, REDMOND M. Check the ear. The importance of ear examinations in assessment of intracranial subdural empyema [J]. Trop Med Infect Dis, 2019,4(3): 120.

[27] FARMER TW, WISE GR. Subdural empyema in infants, children and adults [J]. Neurology, 1973,23 (3): 254 - 261.

[28] CURLESS RG. Subdural empyema in infant meningitis: diagnosis, therapy, and prognosis [J]. Childs Nerv Syst, 1985,1(4): 211 - 214.

[29] D'AGOSTINO E, MAKLER V, BAUER DF. Epidural abscess presenting as severe depression with suicidal ideations: case report [J]. Surg Neurol Int, 2018,9: 83.

[30] HOLTZMAN RN, TEPPERBERG J, SCHWARTZ O. Parasagittal subdural empyema: a case report with computerized tomographic scan documentation [J]. Mt Sinai J Med, 1980,47(1): 62 - 67.

[31] AMRAN M, SIDEK DS, HAMZAH M, et al. Cavernous sinus thrombosis secondary to sinusitis [J]. J Otolaryngol, 2002,31(3): 165 - 169.

[32] SCHIESS N, NATH A. Infections of the central nervous system [M]. Lippincott Williams & Wilkins, 2009.

[33] KHATRI IA, WASAY M. Septic cerebral venous sinus thrombosis [J]. J Neurol Sci, 2016,362: 221 - 227.

[34] EBRIGHT JR, PACE MT, NIAZI AF. Septic thrombosis of the cavernous sinuses [J]. Arch Intern

Med，2001，161(22)：2671－2676.

[35] LOTT T，EL-GAMMAL T，DASILVA R，et al. Evaluation of brain and epidural abscesses by computed tomography [J]. Radiology，1977，122(2)：371－376.

[36] MENENDEZ RH，ERICE SG，VAZQUEZ EA，et al. Infratentorial epidural abscess secondary to furunculosis：case report and a review of the literature [J]. J Neurosci Rural Pract，2019，10(1)：148－150.

[37] LUDEMANN JP，POSKITT K，SINGHAL A. Intracranial hypertension secondary to sigmoid sinus compression by group A streptococcal epidural abscess [J]. J Laryngol Otol，2010，124(1)：93－95.

[38] MORGAN DW，WILLIAMS B. Posterior fossa subdural empyema [J]. Brain，1985，108(Pt 4)：983－992.

[39] TVETERAS K，KRISTENSEN S，DOMMERBY H. Septic cavernous and lateral sinus thrombosis：modern diagnostic and therapeutic principles [J]. J Laryngol Otol，1988，102(10)：877－882.

[40] MD NOH MSF，BAHARI N. Massive subdural empyema [J]. Oxf Med Case Reports，2018，2018(9)：omy065.

[41] CHOKKAPPAN K，LOHAN R. Rapidly developing subdural empyema in an adult with sinusitis：a neurosurgical threat alert [J]. Asian J Neurosurg，20181，3(2)：458－461.

[42] CONLON BJ，CURRAN A，TIMON CV. Pitfalls in the determination of intracranial spread of complicated suppurative sinusitis [J]. J Laryngol Otol，1996，110(7)：673－675.

[43] TSAI YD，CHANG WN，SHEN CC，et al. Intracranial suppuration：a clinical comparison of subdural empyemas and epidural abscesses [J]. Surg Neurol，2003，59(3)：191－196.

[44] OSBORN MK，STEINBERG JP. Subdural empyema and other suppurative complications of paranasal sinusitis [J]. Lancet Infect Dis，2007，7(1)：62－67.

[45] MUZUMDAR D，BIYANI N，DEOPUJARI C. Subdural empyema in children [J]. Childs Nerv Syst，2018，34(10)：1881－1887.

[46] DINUBILE MJ. Septic thrombosis of the cavernous sinuses [J]. Arch Neurol，1988，45(5)：567－572.

[47] CHEN HW，SU CP，SU DH，et al. Septic cavernous sinus thrombosis：an unusual and fatal disease [J]. J Formos Med Assoc，2006，105(3)：203－209.

[48] KOJAN S，AL-JUMAH M. Infection related cerebral venous thrombosis [J]. J Pak Med Assoc，2006，56(11)：494－497.

[49] DESA V，GREEN R. Cavernous sinus thrombosis：current therapy [J]. J Oral Maxillofac Surg，2012，70(9)：2085－2091.

[50] MCINTYRE PB，LAVERCOMBE PS，KEMP RJ，et al. Subdural and epidural empyema：diagnostic and therapeutic problems [J]. Med J Aust，1991，154(10)：653－657.

[51] SCHUPPER AJ，JIANG W，COULTER MJ，et al. Intracranial complications of pediatric sinusitis：Identifying risk factors associated with prolonged clinical course [J]. Int J Pediatr Otorhinolaryngol，2018，112：10－15.

[52] LUNTZ M，BRODSKY A，NUSEM S，et al. Acute mastoiditis — the antibiotic era：a multicenter study [J]. Int J Pediatr Otorhinolaryngol，2001，57(1)：1－9.

[53] GO C，BERNSTEIN JM，DE JONG AL，et al. Intracranial complications of acute mastoiditis [J]. Int J Pediatr Otorhinolaryngol，2000，52(2)：143－148.

[54] HSU CW，TSAI WC，LIEN CY，et al. The clinical characteristics，implicated pathogens and therapeutic outcomes of culture-proven septic cavernous sinus thrombosis [J]. J Clin Neurosci，2019，68：111－116.

[55] ULANOVSKI D，Yacobovich J，Kornreich L，et al. Pediatric otogenic sigmoid sinus thrombosis：12-year experience [J]. Int J Pediatr Otorhinolaryngol，2014，78(6)：930－933.

［56］ ALI SM，AHMED SH. Cavernous sinus thrombosis in children ［J］. J Trop Pediatr，1992,38(4)：194 - 195.

［57］ THATAI D，CHANDY L，DHAR KL. Septic cavernous sinus thrombophlebitis：a review of 35 cases ［J］. J Indian Med Assoc，1992,90(11)：290 - 292.

［58］ POMPUCCI A，DE BONIS P，SABATINO G，et al. Cranio-spinal subdural empyema due to S. intermedius：a case report ［J］. J Neuroimaging，2007,17(4)：358 - 360.

［59］ VAN DE BEEK D，CAMPEAU NG，WIJDICKS EF. The clinical challenge of recognizing infratentorial empyema ［J］. Neurology，2007,69(5)：477 - 481.

［60］ WEINGARTEN K，ZIMMERMAN RD，BECKER RD，et al. Subdural and epidural empyemas：MR imaging ［J］. Am J Roentgenol，1989,152(3)：615 - 621.

［61］ CAMPBELL BG，ZIMMERMAN RD. Emergency magnetic resonance of the brain ［J］. Top Magn Reson Imaging，1998,9(4)：208 - 227.

［62］ WEISBERG L. SUBDURAL EMPYEMA. Clinical and computed tomographic correlations ［J］. Arch Neurol，1986,43(5)：497 - 500.

［63］ RICH PM，DEASY NP，JAROSZ JM. Intracranial dural empyema ［J］. Br J Radiol，2000,73(876)：1329 - 1336.

［64］ BOCKOVA J，RIGAMONTI D. Intracranial empyema ［J］. Pediatr Infect Dis J，2000,19(8)：735 - 737.

［65］ SCHUKNECHT B，SIMMEN D，YUKSEL C，et al. Tributary venosinus occlusion and septic cavernous sinus thrombosis：CT and MR findings ［J］. AJNR Am J Neuroradiol，1998,19(4)：617 - 626.

［66］ DE SLEGTE RG，KAISER MC，VAN DER BAAN S，et al. Computed tomographic diagnosis of septic sinus thrombosis and their complications ［J］. Neuroradiology，1988,30(2)：160 - 165.

［67］ RODALLEC MH，KRAINIK A，FEYDY A，et al. Cerebral venous thrombosis and multidetector CT angiography：tips and tricks ［J］. Radiographics，2006,26 S1：S5 - S18.

第八章

自身免疫性脑炎诊断思路

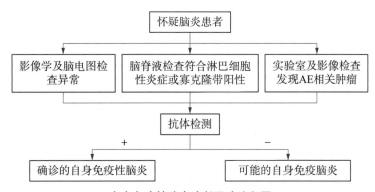

自身免疫性脑炎诊断思路流程图

    自身免疫性脑炎(autoimmune encephalitis，AE)是由自身免疫机制所介导的一种炎症性脑病，占脑炎病例的 10％～20％，其中绝大部分 AE 是由抗体介导的中枢神经系统损伤，临床表现为急性或亚急性起病的认知障碍、痫性发作、精神行为异常及多种多样的运动障碍。1968年由科塞利斯·JA(Corsellis JA)等[1]提出的"边缘性脑炎(limbic encephalitis，LE)"概念，是自身免疫性脑炎最早研究的历史记录。以往的研究认为，该病与肿瘤相关且预后不佳。近十年来，随着神经科学、诊断技术及医学影像学的不断进步，国内外对自身免疫性脑炎的研究进展十分迅速，临床对自身免疫性脑炎的认识和转化研究也在逐渐进步。2016 年《柳叶刀神经学》(Lancet Neurolgy)发表了自身免疫性脑炎临床诊断标准及排除标准[2]。参照该标准并结合我国临床工作的实际情况，我国神经病学领域专家于 2017 年颁布了《中国自身免疫性脑炎诊治专家共识》[3]，为国内自身免疫性脑炎的临床诊断和治疗提供了重要依据。

    对于急性或亚急性起病(<3 个月)，出现边缘系统症状、脑炎综合征、基底节和(或)间脑/下丘脑受累表现以及精神症状的患者，需考虑自身免疫性脑炎可能。进一步诊断需要结合脑脊液、磁共振成像(magnetic resonance imaging，MRI)、脑电图或者发现与 AE 相关的特定类型肿瘤等辅助检查的阳性结果及完成鉴别诊断才可做出。确诊自身免疫性脑炎需根据抗神经元表面抗原的自身抗体检测阳性结果。需要注意的是，共识推荐采用基于细胞底物(cell based assay，CBA)进行间接免疫荧光法(indirect immunofluorescence assay，IIF)，尽可能对患者的脑脊液及血清标本同时进行检测。但是，目前基于抗体检测结果的明确诊断仍存在困境，如检测手段的可及性、检测项目的经济成本、时间成本，以及阴性结果如何解释等，因此神

经科医师仍需全面关注患者的临床特征、影像学表现及实验室检查等,建立自身抗体和临床表型的联系,做到有的放矢。此外,随着对该疾病认识的增加,关于双抗体、三抗体甚至多抗体"叠加现象"的报道也屡见不鲜。最多见的是抗 N-甲基- D-天冬氨酸受体(anti-N-methyl-D-aspartate receptor,NMDAR)抗体与胶质纤维酸性蛋白(glial fibrillary acidic protein,GFAP)抗体及水通道蛋白 4(aquaporin 4,AQP4)抗体的叠加[4],这些均给导致临床表型责任抗体的认定带来了困难。本章就临床常见的自身免疫性脑炎类型及近些年新发现的自身免疫性脑炎抗体相关综合征的临床特征做一总结,为自身免疫性脑炎的诊断提供思路。

◆ 第一节　自身免疫性脑炎的分类 ◆

2017 年,我国神经病学专家根据我国医疗现状,提出了中国自身免疫性脑炎诊治专家共识[3],将自身免疫性脑炎的诊断可分为可能的自身免疫性脑炎与确诊的自身免疫性脑炎。可能的自身免疫性脑炎需符合下述第(1)条、第(2)条及第(4)条诊断条件。确诊的自身免疫性脑炎需符合以下第(1)~(4)条诊断条件。

诊断条件:

(1) 临床表现。起病形式为急性或者亚急性,出现以下临床表现:①边缘系统损伤症状,包括近事记忆障碍、精神行为异常和(或)癫痫发作;②弥漫性或者多灶性脑损伤表现;③基底节和(或)间脑/下丘脑受损表现;④精神障碍,经专科排除原发性精神疾病。

(2) 辅助检查。具有以下 1 个或以上阳性结果:①脑脊液常规检查示白细胞升高或者呈淋巴细胞性炎症表现,或者出现脑脊液寡克隆带阳性。②神经影像学或脑电图检查结果异常:MRI 可见单侧或双侧边缘系统,或是其他脑区异常信号(主要在 T2 或者压水相序列),FDG-PET 检查可见边缘系统、多发的皮质和(或)基底节区高代谢表现,脑电图可见痫样放电或者弥漫、多灶分布的慢波节律。③实验室检查或者影像学检查发现肿瘤,如肺癌或者畸胎瘤等与 AE 相关的特定类型肿瘤。

(3) 确诊实验。依赖于脑脊液和(或)血清中抗神经元细胞抗原的自身抗体阳性结果。

(4) 排除其他病因。

随着近些年对于自身免疫性脑炎的关注及相关研究的兴起,研究人员对于各类型自身免疫性脑炎临床特点有了进一步认识,现将各型自身免疫性脑炎特点总结如下。

一、抗 N-甲基-D-天冬氨酸受体脑炎

N-甲基-D-天冬氨酸受体(N-methyl-D-aspartate receptor,NMDAR)由 NR1、NR2 和 NR3 亚单位构成,该受体是离子型谷氨酸受体的一个亚型。NMDAR 主要位于额叶和边缘叶系统,在海马中最为显著,与调节突触传递、触发突触重塑及参与学习记忆等功能相关。抗 NMDAR 脑炎是 AE 的最主要类型,约占 AE 患者的 80%,该类型也是最早被发现且研究得最为透彻的一类自身免疫性脑炎。该疾病最早于 2005 年由维塔利安·R(Vitaliani R)等[5]报告,入组的 4 例女性患者均合并畸胎瘤,故称为畸胎瘤相关性脑炎。2008 年,达尔莫·J

(Dalmau J)等[6]提出"抗 NMDAR 脑炎"的概念,并明确患者存在抗神经元细胞膜表面 NMDAR NR1/NR2 功能阈的抗体。近十年来,抗 NMDAR 脑炎已成为国内外研究的热点,目前发现,抗 NMDAR 脑炎患者血清和脑脊液中均存在针对中枢神经系统 NMDAR NR1 亚基的特异性 IgG 抗体,因此目前认为该病的发病机制是由抗体介导的自身免疫性反应[7]。除了经典的畸胎瘤导致的抗 NMDAR 脑炎外,感染也能诱发抗 NMDAR 脑炎,其中最常见的病原体是单纯疱疹病毒(herpes simplex virus,HSV)。此外,水痘-带状疱疹病毒(varicella-zoster virus,VZV)、流感病毒、乙型脑炎病毒、EB 病毒(Epstein-Barr virus,EBV)、隐球菌等也被报道与抗 NMDAR 脑炎相关[8]。抗 NMDAR 脑炎常见于青少年及儿童,尤其好发于年轻女性。该病临床表现多变,可出现快速进展的认知功能减退、癫痫发作及精神行为异常等。大部分患者可同时伴随多种多样的不自主动作,尤其以口面部不自主运动和肌张力障碍最为特征。自主神经功能紊乱、心律失常、中枢性低通气与猝死密切相关[8-9]。确诊需依赖脑脊液中 NMDAR 抗体的检出。此类脑炎可进展为重症脑炎,患者通常需要重症监护管理,恢复较为缓慢,早期免疫治疗与预后有相关性[10]。

根据《柳叶刀神经学》所发表的自身免疫性脑炎临床诊断标准及国内专家共识推荐,抗 NMDAR 脑炎的诊断标准分为拟诊和确诊 2 个级别。拟诊为抗 NMDAR 脑炎需满足以下 3 项标准:①快速起病,病程<3 个月,6 项主要临床症状至少具备 4 项(行为异常或认知功能障碍、言语功能障碍、癫痫发作、运动障碍或僵直/姿势异常、意识水平下降、自主神经功能障碍或中枢性低通气);②至少有 1 项辅助检查结果异常(异常脑电图、脑脊液细胞数增多或出现寡克隆带);③需排除其他可能病因[2-3]。该拟诊标准对没有条件进行自身抗体检测的患者提供了临床诊断的标准,也为早期进行试用一线免疫治疗药物提供了依据。而确诊抗 NMDAR 脑炎需包括上述临床症状的 1 项或多项,以及脑脊液 NMDAR IgG 抗体阳性(CBA 法)。如果仅血清阳性(CBA 法),则需要同时进行基于组织底物的实验(tissue based assay,TBA)法验证。

二、莫旺综合征

国内外相关病例数报道较少,属于临床罕见病。现有研究表明,电压门控钾离子通道(voltage-gated potassium channel,VGKC)复合物抗体与该病的发病机制紧密相关。神经元细胞表面、轴突和中枢神经末梢以及周围神经均可表达 VGKC,与静息电位的维持及细胞复极相关。抗 VGKC 抗体包括 2 类:抗接触蛋白相关蛋白 2(contactin-associated protein-like 2,CASPR2)抗体及抗富亮氨酸胶质瘤失活蛋白 1(leucin-rich glioma-inactivated 1protein,LGI1)抗体[11-12]。巴克尔哲奥卢-迪曼·E(Bakırcıoğlu-Duman E)等[13]发现,约 17% 的莫旺综合征患者可出现抗 CASPR2 抗体阳性,12% 左右的患者可检测到抗 LGI1 抗体阳性,部分患者可同时检测到 2 种抗体。莫旺综合征多见于男性,发病年龄中位数为 66 岁,可伴发肿瘤,以胸腺肿瘤多见[14]。临床表现多变,神经系统广泛受累,可同时出现外周神经和中枢神经受累的症状,包括神经性肌强直、边缘性脑炎和失眠。其中神经性肌强直、失眠为本病的特征性改变,伴或不伴自主神经功能障碍。特征性肌电图表现为快速的二联、三联或多联电位,呈自发性,此外肌颤搐和纤颤电位也较常见[15]。血清和(或)脑脊液中可检测到抗 CASPR2 抗体。

三、抗二肽基肽酶样蛋白抗体脑炎

抗二肽基肽酶样蛋白抗体脑炎临床罕见,目前国内外对于该病例的报道约有 40 例,该病于 2013 年由博罗纳特·A(Boronat A)等[16]首次报道。抗二肽基肽酶样蛋白(dipeptidyl-peptidase-like protein,DPPX)是电压门控性 α 型 Kv4.2 钾通道复合体的调节亚单位,与 Kv4.2 钾通道功能调节相关,Kv4.2 与调节动作电位向神经元树突的反向传播相关[17]。抗 DPPX 抗体相关综合征的典型症状包括消化道症状(腹痛、腹泻)、精神行为异常、认知障碍、运动障碍(肌阵挛、震颤等),还可出现共济失调、癫痫和睡眠障碍等[18];自主神经功能症状也可出现,包括直立性低血压、尿失禁、心动过速等[19-20]。进展性脑脊髓炎伴强直和阵挛(progressive encephalomyelitis with rigidity and myoclonus,PERM)是抗 DPPX 抗体脑炎罕见的临床表型。在随访过程中,发现抗 DPPX 抗体脑炎可以合并肿瘤,其中以合并 B 细胞淋巴瘤多见[21]。影像诊断方面,18F-氟脱氧葡萄糖正电子发射断层成像(18F-fludeoxyglucose positron emission tomography,18F-PET)可以发现双侧颞叶、丘脑代谢降低(图 8-1)。但由于该疾病病例数较少,使得该疾病的临床诊断充满挑战。

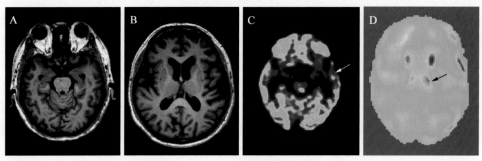

图 8-1 抗 DPPX 抗体脑炎影像学改变。A、B. 头颅 MRI 大致正常;C. 18F-FDG PET/MRI 可见左侧颞叶代谢降低;D. 18F-FDG PET/MRI 可见丘脑代谢降低

四、抗 IgLON5 抗体相关脑病

抗 IgLON 家族蛋白 5(immunoglobulin LON 5,IgLON5)抗体相关脑病由达尔莫团队于 2014 年首先报道,是一种罕见的中枢神经系统自身免疫性疾病[22]。IgLON5 主要表达于神经系统,是细胞黏附分子免疫球蛋白家族成员之一,其功能尚不明确。目前已知,抗 IgLON5 抗体相关脑病的病理改变为 tau 蛋白沉积,丘脑、下丘脑、中脑、脑桥被盖部为其常见病变部位[22],国外学者基于上述病理学改变于 2016 年提出了"抗 IgLON5 抗体相关的 tau 蛋白病的神经病理诊断标准"[23]。根据盖格·C(Gaig C)等[24]的回顾性研究,抗 IgLON5 抗体脑病患者起病较为缓慢,病程呈慢性进行性发展,发病年龄中位数在 60 岁左右,病程 2 个月至 12 年不等。抗 IgLON5 脑病最为特征性的临床表现为睡眠障碍、运动障碍和中枢性低通气等,有猝死报道。大多数患者的同步视频多导睡眠图可出现睡眠呼吸暂停表现,也可有喘鸣、快速眼球运

动期睡眠行为障碍、睡眠结构异常等。神经病理学检查可见神经元丢失与tau蛋白沉积,主要累及脑干被盖和下丘脑,并呈现非炎性的变性过程[23]。此病与人类白细胞抗原(human leukocyte antigen,HLA)紧密关联,患者可携带HLA-DRB1*1001和(或)HLA-DQB1*0501等位基因。此病研究是目前热点,尤其围绕此病与tau蛋白的因果关系,免疫治疗是否有效以及感染是否能诱发IgLON5抗体产生等方面。

五、抗KLHL11抗体脑炎

2019年,曼德尔-布雷姆·C(Mandel-Brehm C)等[25]报告了1例患有精原细胞瘤的37岁男性病例,其临床表现为眩晕、共济失调和复视,联合既往有类似症状及病史的12例患者的免疫荧光结果,发现了一组全新的自身免疫性脑炎抗体:精原细胞瘤相关肿瘤性脑炎中的抗Kelch样蛋白11(Kelch-like protein 11,KLHL11)抗体。根据现有临床病例资料总结,抗KLHL11脑炎患者可出现脑干脑炎、共济失调、抗Ma2抗体阴性。KLHL11属于E3泛素连接酶复合体,抗Kelch样蛋白11抗体脑炎与抗Yo抗体所介导的神经损伤具有类似表现,但对免疫治疗有效。

经典的及近年新发现的自身免疫性脑炎相关抗体特征总结见表8-1。

表8-1　近年新发现的自身免疫性脑炎相关抗体特征总结

抗体		临床特征	相关肿瘤
神经元细胞表面突触蛋白受体抗体	NMDAR抗体	急性脑病,口面部不自主动作、肌张力障碍、自主神经功能障碍、中枢性低通气	卵巢畸胎瘤
	AMPAR抗体	近事记忆下降、精神异常和癫痫发作	小细胞肺癌、乳腺癌、胸腺瘤
	GABAaR抗体	急性脑病、难治性癫痫	
	GABAbR抗体	难治性癫痫、边缘性脑炎、精神障碍、共济失调和眼阵挛-肌阵挛综合征	小细胞肺癌、神经内分泌肿瘤
神经元细胞表面离子通道蛋白受体抗体	LGI 1抗体	边缘叶脑炎、面-臂肌张力障碍发作、低钠血症	胸腺瘤
	CASPR 2抗体	边缘性脑炎、癫痫、周围神经过度兴奋症状、Morvan综合征	胸腺瘤
	DPPX抗体	癫痫、进行性脑脊髓炎伴强直和肌阵挛(PERMS)、自主神经障碍、腹泻	淋巴瘤
其他抗体	IgLON 5抗体	睡眠障碍、运动障碍、帕金森症候群、肌阵挛、中枢性低通气、猝死;与tau蛋白有关联	
	KLHL 11抗体	共济失调、眩晕、脑干脑炎	精原细胞瘤
	MOG抗体	视神经炎、脊髓炎、丘脑病变、单侧皮质脑炎	

注:NMDAR,N-甲基-D-天冬氨酸受体;AMPAR,α氨基-3-羟基-5-甲基-4-异唑酸受体;GABAaR,γ-氨基丁酸A型受体;GABAbR,γ-氨基丁酸B型受体;LGI 1,富亮氨酸胶质瘤失活蛋白1;CASPR2,接触蛋白相关蛋白2;DPPX,二肽基肽酶样蛋白;IgLON5,IgLON家族蛋白5;MOG,髓鞘少突胶质细胞糖蛋白

◆ 第二节　自身免疫性脑炎的诊断流程 ◆

自身免疫性脑炎的诊断需结合患者病史及体征,确认患者符合脑炎表现,继而完善脑脊液检查、神经影像学检查和脑电图检查,排除其他病因后,选择 AE 相关的抗体检测完成诊断。

一、病史询问

详细的病史采集对明确自身免疫性脑炎的诊断十分重要,包括患者姓名、年龄、职业、基础疾病、肿瘤病史、手术史、药物使用情况、冶游史、动物接触史、疫苗接种史以及家族史等。现病史应详尽询问起病形式、病程时相特点、主要症状以及伴随症状,还需关注患者是否存在神经系统以外的系统性症状。

二、体格检查

(1) 高级皮质功能:常见精神障碍及认知功能下降。部分患者因其精神障碍表现,无法配合完成认知功能评估,需结合知情者所提供病史。语言障碍可见于抗 NMDAR 脑炎患者,表现为连续的无法被打断的强制言语、自发语言减少或缄默。

(2) 脑干受累体征:可出现意识水平下降,复视。

(3) 小脑受累体征:可有共济失调。

(4) 锥体外系受累体征:可出现肌阵挛、震颤、异动症或者肌强直表现。

(5) 自主神经功能障碍:可见直立性低血压、心动过速、尿失禁等。

三、辅助检查

(一) 抗体检测

根据国内外相关指南推荐,自身免疫性脑炎的确诊需依赖血清和脑脊液特异性抗体的检出,主要采用间接免疫荧光法,根据抗原底物不同,可分为基于细胞底物的实验(cell based assay,CBA)与基于组织底物的实验(tissue based assay,TBA)。CBA 法可保持抗原的天然结构,该方法的敏感度和特异度均受到认可,但该方法仅能进行单一靶抗原检测。TBA 方法适用于所有针对神经元细胞膜及胞内抗原的自身抗体的检测,其特异度不够,需进一步结合CBA 法结果确认抗原种类。国外常规检测策略为先用 TBA 筛查是否有抗神经元抗体表达,再用 CBA 法鉴定具体抗体。若 TBA、CBA 均阳性,则认为相关抗体阳性。抗体在不同样本类型的敏感性有差异,建议血清与脑脊液配对送检。其中 NMDAR 抗体在脑脊液中阳性率更高,而 LGI1、CASPR2、IgLON5 等抗体在血清阳性率高。当临床高度怀疑 AE 而抗体检测结果阴性时,可考虑连续送检,因在疾病的发生发展过程中,由于抗体浓度较低及抗原逐步暴露等原因,抗体检测可能存在窗口期,需多次随访检测。

(二)自身免疫性脑炎影像诊断进展

尽管目前自身免疫性脑炎的确诊仍然依赖血清和脑脊液特异性抗体的检出,但神经影像学检查对疾病的诊断也具有十分重要的临床意义。传统的头颅 MRI 可以显示颞叶内侧,尤其是边缘系统的异常信号(图 8-2);此外,间脑、基底节区和皮质也可以在某些自身免疫性脑炎中受累(图 8-3、图 8-4)。但是,传统头颅 MRI 阴性并不能排除自身免疫性脑炎的诊断。50%左右的抗 NMDAR 脑炎的患者,传统头颅 MRI 并无异常发现。目前对于 AE 的结构 MRI 研究开展了基于体素的形态学分析(voxel-based morphometry,VBM)、弥散张量成像方法(diffusion tension imaging,DTI)及基于表面的形态学分析(surface-based morphometry,SBM)方法。国外学者应用

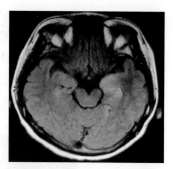

图 8-2　抗 GABAbR 抗体脑炎患者头颅 MRI 可见左侧颞叶异常信号

VBM 技术及 DTI 技术发现[26],抗 NMDAR 脑炎患者双侧海马体积减小,且双侧海马平均扩散系数(mean diffusivity,MD)均显著升高。此外,功能磁共振也逐步应用于自身免疫性脑炎患者的研究中,包括基于功能磁共振的静息态功能连接、脑网络以及任务态功能磁共振。芬克

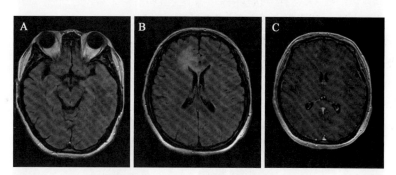

图 8-3　抗 MOG 抗体脑炎 MRI 改变。A.左侧单侧皮质脑炎;B.右侧额部肿瘤样脱髓鞘病变并累及胼胝体;C.强化呈梳齿样

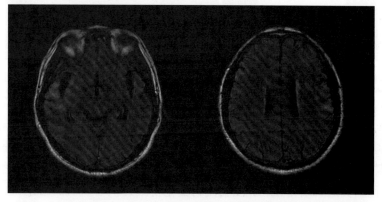

图 8-4　抗 CASPR2 抗体脑炎患者头颅 MRI 示大脑皮质广泛异常信号

(Finke)等研究发现[27]，抗 NMDAR 脑炎患者双侧海马与前默认网络的静息态功能连接下降，且与记忆损害显著相关。有学者将脑功能网络和结构研究相结合[28]，发现自身免疫性脑炎可导致广泛的脑白质结构损伤和功能网络紊乱，抗 NMDAR 脑炎患者颞叶内侧脑默认网络（default mode network，DMN）分离，海马、额颞叶联络受损等。

　　PET 对于揭示不同类型自身免疫性脑炎的大脑代谢模式有一定的帮助。比如，抗 NMDAR 脑炎^{18}F-脱氧葡萄糖（^{18}F-fluorine-deoxyglucose，^{18}F-FDG）PET 可以表现为额叶和颞叶高代谢而顶叶和枕叶低代谢（图 8-5）。又如，抗 DPPX 脑炎^{18}F-FDG PET 则提示双侧颞叶和丘脑代谢降低（图 8-1），抗 LG1I 脑炎则有基底节代谢增高的表现（图 8-6）。

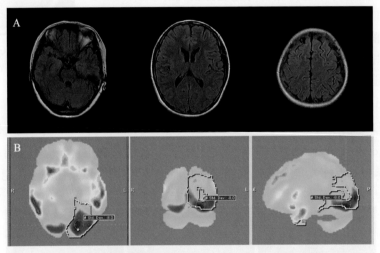

图 8-5　抗 NMDAR 抗体脑炎影像学改变。A. 抗 NMDAR 抗体脑炎患者传统头颅 MRI 可为正常；B. ^{18}F-FDG PET/MRI 示双侧枕叶代谢明显降低

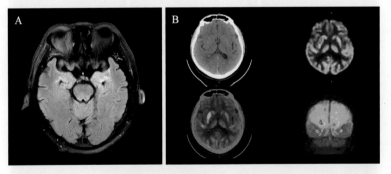

图 8-6　抗 LGI1 抗体脑炎影像学改变。A. 抗 LGI1 抗体脑炎患者头颅 MRI T$_2$ Flair 示双侧海马、颞叶高信号；B. ^{18}F-FDG PET-CT 示右侧基底节区代谢较对侧增高（该患者有频繁发作的左侧面-臂肌张力障碍）

　　虽然头颅 MRI 在发现自身免疫性脑炎颅内病灶的敏感性并不理想，国内外研究报道中关于 FDG-PET 在各类自身免疫性脑炎中的影像表现存在一定差异，但是影像学的进展无疑为评估自身免疫性脑炎的脑结构、脑功能、脑代谢变化模式提供了直观的帮助，也为自身免疫性脑炎的鉴别提供了依据。

◆ 第三节　自身免疫性脑炎的鉴别诊断 ◆

自身免疫性脑炎需与以下疾病相鉴别：

（1）感染性疾病：最主要的是需排除单纯疱疹病毒性脑炎和其他感染性脑炎，如神经梅毒、真菌、寄生虫等引起的脑炎。脑脊液检测及影像学检查可供鉴别。

（2）代谢性与中毒性脑病：如 Wernicke 脑病、肝性脑病和肺性脑病等代谢性疾病。药物，如抗生素、化疗药物或者免疫抑制剂等引起的中毒性脑病，放疗后出现的放射性脑病等，患者常有相关病史及实验室检查异常结果。

（3）中枢神经系统肿瘤：如胶质瘤、原发中枢神经系统淋巴瘤、转移瘤等，影像学检查可供鉴别。

（4）遗传性疾病：包括线粒体脑病、肾上腺脑白质营养不良等，患者多有家族史，病程多较长，基因检测可明确诊断。

◆ 第四节　自身免疫性脑炎诊断思路小结 ◆

自身免疫性脑炎的诊断需要综合患者的临床表现、神经影像学、脑电图及脑脊液检查结果等，脑脊液和（或）血清中检测抗神经元细胞抗体阳性是确诊的主要依据。各型自身免疫性脑炎具有各自临床特点，须合理排除其他可能病因后，选择相应抗体检测，并根据抗体检测结果进行确诊。自身免疫性脑炎的诊断应谨慎，避免泛化，若无条件进行抗体检测或者抗体结果为阴性时，需仔细排除与该疾病临床表现类似的其他起病，避免过度诊断。

随着近年来对自身免疫性脑炎的认识提高及影像学、蛋白质组学等诊断技术的不断发展，更多的自身免疫性脑炎相关抗体被报道，未来需进一步完善病因学、发病机制的研究，完善抗体筛查技术，寻找更多特异性的神经影像学及神经电生理改变以早期诊断。在研究方面，自身免疫性脑炎动物模型的建立是连接基础研究向临床应用转化的桥梁，是未来精准靶向治疗的基础。2020 年，瓦尼翁（Wagnon I）等[26]采用 NMDAR 主动免疫方法成功制备小鼠模型，模拟出焦虑、抑郁、视空间记忆障碍等抗 NMDAR 脑炎的临床表征。此方法的出现，打破了传统人源抗体直接灌注的被动免疫方法，更充分地模拟了抗体生成、攻击中枢的病理生理过程。不同抗体致病的机制研究也"如火如荼"，尤其涉及抗体介导脑损伤的分子学机制。例如兰达（Landa J）等[27]对最新发现的抗 IgLON5 抗体相关脑病的研究发现，该抗体能够导致海马神经元细胞骨架结构发生变化，从而提出该抗体介导神经元损伤的机制是免疫与变性"交融"的过程，揭示了神经免疫与其他亚专科间存在密切的关联。唯有免疫与其他亚专科、学科不断地"对话和交流"，方能取得研究的突破。临床诊断方面，未来将更聚焦责任抗体与临床表型的探索以及新型抗体的发现与检测。此外，抗体亚型的精准分类也是未来临床诊断的重心，因不同的抗体亚型对不同的免疫治疗显示不同的效果，也是未来神经免疫实现精准治疗必不可少的环节。

（陈晟　卢逸舟）

● 思 考 题 ●

1. 自身免疫性脑炎的主要临床症状有哪些?

2. 抗 NMDAR 脑炎的诊断标准是什么?

3. 如何看待抗体检测阴性结果?

● 附录：自免脑相关分类、诊断标准 ●

1. GRAUS F，TITULAER MJ，BALU R，et al. A clinical approach to diagnosis of autoimmune encephalitis [J]. Lancet Neurol，2016,15(4)：391 - 404.

2. 中华医学会神经病学分会. 中国自身免疫性脑炎诊治专家共识[J]. 中华神经科杂志,2017, 50(2)：91 - 98.

● 参考文献 ●

［1］CORSELLIS JA，GOLDBERG GJ，NORTON AR. "Limbic encephalitis" and its association with carcinoma [J]. Brain，1968,91(3)：481 - 496.

［2］GRAUS F，TITULAER MJ，BALU R，et al. A clinical approach to diagnosis of autoimmune encephalitis [J]. Lancet Neurol，2016,15(4)：391 - 404.

［3］中华医学会神经病学分会. 中国自身免疫性脑炎诊治专家共识[J]. 中华神经科杂志,2017,50(2)：91 - 98

［4］AOE S，KOKUDO Y，TAKATA T，et al. Repeated anti-N-methyl-D-aspartate receptor encephalitis coexisting with anti-myelin oligodendrocyte glycoprotein antibody-associated diseases：a case report [J]. Mult Scler Relat Disord，2019,35：182 - 184.

［5］VITALIANI R，MASON W，ANCES B，et al. Paraneoplastic encephalitis，psychiatric symptoms，and hypoventilation in ovarian teratoma [J]. Ann Neurol，2005,58(4)：594 - 604.

［6］DALMAU J，GLEICHMAN AJ，HUGHES EG，et al. Anti-NMDA-receptor encephalitis：case series and analysis of the effects of antibodies [J]. Lancet Neurol，2008,7(12)：1091 - 1098.

［7］PLANAGUMÀ J，LEYPOLDT F，MANNARA F，et al. Human N-methyl D-aspartate receptor antibodies alter memory and behaviour in mice [J]. Brain，2015,138(Pt 1)：94 - 109.

［8］ARMANGUE T，SPATOLA M，VLAGEA A，et al. Frequency，symptoms，risk factors，and outcomes of autoimmune encephalitis after herpes simplex encephalitis：a prospective observational study and retrospective analysis [J]. Lancet Neurol，2018,17(9)：760 - 772.

［9］STICH O，RAUER S. Paraneoplastic neurological syndromes and autoimmune encephalitis [J]. Nervenarzt，2014,85(4)：485 - 498.

［10］TITULAER MJ，MCCRACKEN L，GABILONDO I，et al. Treatment and prognostic factors for long-term outcome in patients with anti-NMDA receptor encephalitis：an observational cohort study [J]. Lancet Neurol，2013,12(2)：157 - 165.

［11］LÖSCHER WN，WANSCHITZ J，REINERS K，et al. Morvan's syndrome：clinical, laboratory, and in vitro electrophysiological studies [J]. Muscle Nerve，2004,30(2)：157 - 163.

[12] SULEIMAN J, BRENNER T, GILL D, et al. VGKC antibodies in pediatric encephalitis presenting with status epilepticus [J]. Neurology, 2011,76(14): 1252 - 1255.

[13] BAKIRCIOGLU-DUMAN E, ACAR Z, BENBIR G, et al. Insomnia and dysautonomia with contactin-associated protein 2 and leucine-rich glioma inactivated protein 1 antibodies: a "forme fruste" of Morvan syndrome? [J]. Case Rep Neurol, 2019,11(1): 80 - 86.

[14] VAN SONDEREN A, RODRÍGUEZ HA, Petit-Pedrol M, et al. The clinical spectrum of Caspr2 antibody-associated disease [J]. Neurology, 2016,87(5): 521 - 528.

[15] IRANI SR, PETTINGILL P, KLEOPA KA, et al. Morvan syndrome: clinical and serological observations in 29 cases [J]. Ann Neurol, 2012,72(2): 241 - 255.

[16] BORONAT A, GELFAND JM, GRESA-ARRIBAS N, et al. Encephalitis and antibodies to dipeptidyl-peptidase-like protein-6, a subunit of Kv4.2 potassium channels [J]. Ann Neurol, 2013,73(1): 120 - 128.

[17] SUN W, MAFFIE JK, LIN L, et al. DPP6 establishes the A-type K^+ current gradient critical for the regulation of dendritic excitability in CA1 hippocampal neurons [J]. Neuron, 2011,71(6): 1102 - 1115.

[18] ZHOU Q, ZHU X, MENG H, et al. Anti-dipeptidyl-peptidase-like protein 6 encephalitis, a rare cause of reversible rapid progressive dementia and insomnia [J]. J Neuroimmunol, 2020,339: 577114.

[19] TOBIN WO, LENNON VA, KOMOROWSKI L, et al. DPPX potassium channel antibody: frequency, clinical accompaniments, and outcomes in 20 patients [J]. Neurology, 2014,83(20): 1797 - 1803.

[20] HARA M, ARIO H, PETIT-PEDROL M, et al. DPPX antibody-associated encephalitis: main syndrome and antibody effects [J]. Neurology, 2017,88(14): 1340 - 1348.

[21] 周勤明,蔡勇,倪优,等. 抗二肽基肽酶样蛋白-6抗体脑炎[J]. 中国现代神经疾病杂志,2020,20(10): 862 - 867.

[22] SABATER L, GAIG C, GELPI E, et al. A novel non-rapid-eye movement and rapid-eye-movement parasomnia with sleep breathing disorder associated with antibodies to IgLON5: a case series, characterisation of the antigen, and post-mortem study [J]. Lancet Neurol, 2014,13(6): 575 - 586.

[23] GELPI E, HÖFTBERGER R, GRAUS F, et al. Neuropathological criteria of anti-IgLON5-related tauopathy [J]. Acta Neuropathol, 2016,132(4): 531 - 543.

[24] GAIG C, GRAUS F, COMPTA Y, et al. Clinical manifestations of the anti-IgLON5 disease [J]. Neurology, 2017,88(18): 1736 - 1743.

[25] MANDEL-BREHM C, DUBEY D, KRYZER TJ, et al. Kelch-like protein 11 antibodies in seminoma-associated paraneoplastic encephalitis [J]. N Engl J Med, 2019,381(1): 47 - 54.

[26] FINKE C, KOPP UA, PAJKERT A, et al. Structural Hippocampal Damage Following Anti-N-Methyl-D-Aspartate Receptor Encephalitis [J]. Biological psychiatry, 2016,79(9): 727 - 734.

[27] FINKE C, KOPP UA, SCHEEL M, et al. Functional and structural brain changes in anti-N-methyl-D-aspartate receptor encephalitis [J]. Annals of neurology, 2013,74(2): 284 - 296.

[28] PHILLIPS OR, JOSHI SH, NARR KL, et al. Superficial white matter damage in anti-NMDA receptor encephalitis [J]. Journal of neurology, neurosurgery, and psychiatry, 2018,89(5): 518 - 525.

[29] WAGNON I, HÉLIE P, BARDOU I, et al. Autoimmune encephalitis mediated by B cell response against N-methyl D-aspartatereceptor [J]. Brain, 2020,143(10): 2957 - 2972.

[30] LANDA J, GAIG C, PLAGUMÀ J, et al. Effects of IgLON5 antibodies on neuronal cytoskeleton: a link between autoimmunity and neurodegeneration [J]. Ann Neurol, 2020,885(5): 1023 - 1027.

第九章

癫痫诊断思路

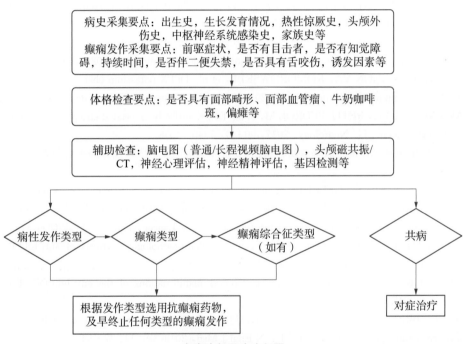

病史采集要点：出生史，生长发育情况，热性惊厥史，头颅外伤史，中枢神经系统感染史，家族史等
癫痫发作采集要点：前驱症状，是否有目击者，是否有知觉障碍，持续时间，是否伴二便失禁，是否具有舌咬伤，诱发因素等

体格检查要点：是否具有面部畸形、面部血管瘤、牛奶咖啡斑，偏瘫等

辅助检查：脑电图（普通/长程视频脑电图），头颅磁共振/CT，神经心理评估，神经精神评估，基因检测等

痫性发作类型　→　癫痫类型　→　癫痫综合征类型（如有）　　共病

根据发作类型选用抗癫痫药物，及早终止任何类型的癫痫发作　　对症治疗

癫痫诊断思路流程图

　　癫痫作为世界上最常见的神经系统疾病之一，影响全球约 7 000 万人，对患者造成神经生物学、认知和社会心理等方面的不良影响。因此，及时明确癫痫的诊断并予以相应的治疗显得尤为关键。尽管详尽的临床病史和痫性发作时可靠目击者的描述是诊断癫痫的基础，然而由于癫痫复杂且高度异质的病因，辅助检查在癫痫的诊断中仍具有重要地位，如脑电图（electroencephalography，EEG）和磁共振成像（magnetic resonance imaging，MRI）[1]。近年来，随着科学技术不断进步，辅助检查方法逐渐丰富，越来越多的癫痫诊断生物标志物被不断发现。本文将从神经影像学、神经电生理、遗传学、体液检查、神经心理学、免疫学和人工智能等方面入手，就近年来癫痫的诊断思路做系统介绍。

◆ 第一节　癫痫的分类 ◆

一、癫痫发作及其分类

（一）癫痫发作的概念

癫痫发作（epileptic seizure）是指脑神经元异常过度放电导致的单次临床症状。由于放电起源及电活动传播累及脑部位的不同，癫痫发作可以引起一过性运动、感觉、意识、精神、行为和自主神经等障碍。癫痫发作的发生通常都是基因和后天影响以及激发因素共同作用的结果。

（二）癫痫发作的分类

癫痫发作根据不同起源及发作形式，可以分为不同类型。尽管最近几年国际抗癫痫联盟（ILAE）发表过多种不同的癫痫发作分类方法，长期以来应用最广泛的还是国际抗癫痫联盟1981年提出的癫痫发作的分类。2010年国际抗癫痫联盟工作报告对癫痫发作的概念和分类进行了部分修订，2016年国际抗癫痫联盟再次提出了新版痫性发作分类。

1981年癫痫发作的国际分类（图 9 - 1）是参照 2 个标准来进行：①发作起源于一侧或双侧脑部；②发作时有无意识丧失。其依据是脑电图检查结果和临床表现。脑电图和发作的最初症状学提示发作起于一侧，没有意识丧失称为部分性发作，起于双侧、伴有意识丧失称为全身性发作。

2016版分类（图 9 - 2）对上述分类进行了更新，分别评估知觉状态和发作症状学表现，再依据脑电图、影像等辅助检查证据分为局灶性起源、全面性起源和未知起源发作。局灶性起源指痫性发作起始于单侧大脑，全面性起源指起始于双侧。未知起源指不能根据现有信息判定痫性发作的起源，但是确定是痫性发作，且患者的临床表现能被术语进行描述。2016版发作分类框架如图 9 - 2 所示，是一份旨在进一步建立和规范发作和癫痫分类术语及概念的国际共识，反映了术语与分类的基本关系，以指导临床实践，尤其是指导制定更合适的治疗方案（原始出处：2016年国际抗癫痫联盟癫痫发作分类的更新及介绍）。

（三）癫痫发作常见类型的临床表现

癫痫发作有 2 个主要特征：①共性，是所有癫痫发作都有的共同特征，即发作性、短暂性、重复性、刻板性。发作性指癫痫发生很突然，持续一段时间后很快恢复，发作间歇期正常；短暂性指患者发作持续的时间都非常短，常为数秒钟或数分钟，除癫痫持续状态外，很少超过 5 分钟；重复性指癫痫都有反复发作的特征；刻板性指就某一患者而言，发作的临床表现几乎一致。②个性，即不同类型癫痫所具有的特征，是一种类型的癫痫区别于另一种类型的主要依据。

- 痫性发作
  - 部分性发作
    - 单纯部分性发作
      - 运动性发作
        - 局灶性运动性发作
        - 旋转性发作
        - 贾克森氏发作
        - 姿势性发作
        - 发音性发作
      - 感觉性发作
        - 特殊感觉（嗅觉、视觉、听觉、味觉）
        - 眩晕性发作
        - 躯体感觉（痛、温、触觉，运动觉，位置觉等）
      - 植物神经性发作（心慌、烦渴、排尿感等）
      - 精神症状性发作（似曾相识感、遗忘等）
    - 复杂部分性发作
      - 单纯部分性后出现意识障碍
        - 单纯部分性后出现意识障碍
        - 自动症
      - 开始即有意识障碍
        - 仅有意识障碍
        - 自动症
    - 部分性继发全身性发作
      - 单纯部分性继发全身性发作
      - 复杂部分性继发全身性发作
      - 复杂单纯部分性继发复杂部分性继发全身性发作
  - 全身性发作
    - 失神发作
      - 典型失神发作
      - 非典型失神发作
    - 强直性发作
    - 阵挛性发作
    - 强直-阵挛性发作
    - 肌阵挛性发作
    - 失张力性发作
  - 不能分类的发作

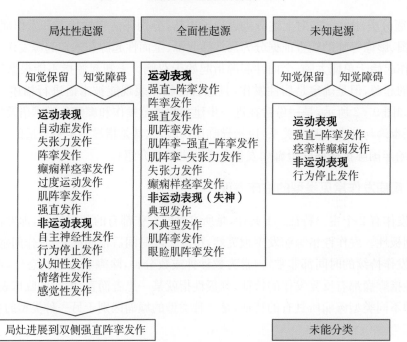

图 9－1　癫痫发作的国际分类(1981)

图 9－2　2016 年痫性发作分类框架

1. 全面性发作(generalized seizure)

最初的症状学和脑电图提示发作起源于双侧脑部称为全面性发作,这种类型的发作多在发作初期就有意识丧失。

(1) 全身强直-阵挛性发作(generalized tonic-clonic seizure)。意识丧失、全身强直后紧跟有阵挛的序列活动是全身强直-阵挛性发作的主要临床特征。可由部分性发作演变而来,也可一起病即表现为全身强直-阵挛发作。早期出现意识丧失、跌倒。随后的发作可分为三期:①强直期:主要表现为全身骨骼肌强直性收缩。这种骨骼肌强直性收缩可出现5种特异性症状:提上眼睑肌收缩出现眼睑上牵;眼球运动肌肉收缩出现两眼上翻或双目凝视;咀咬肌收缩先出现口强张,随后猛烈闭合,可能引起舌咬伤;喉肌和呼吸肌强直性收缩使空气强行通过狭窄的声门致患者尖叫一声,呼吸停止;咽喉肌收缩使唾液不能内吐而排出口外出现口吐白沫;头颈部和躯干先屈曲,后反张,上肢由上举后旋转为内收前旋,下肢先屈曲后伸直,持续10～20秒后进入阵挛期。②阵挛期:此期患者从强直转成阵挛,每次阵挛后都有一短暂的间歇,阵挛频率逐渐变慢,间歇期延长,在一次剧烈的阵挛后,发作停止,进入发作后期。以上两期均伴有呼吸停止、血压升高、瞳孔扩大、唾液和其他分泌物增多。③发作后期:此期尚有短暂的阵挛,可引起牙关紧闭和大小便失禁。随后呼吸恢复,瞳孔、血压、心率渐至正常,意识逐渐恢复。从发作到意识恢复历时1～5分钟。醒后患者感头痛、全身酸痛、嗜睡,部分患者有意识模糊,此时强行约束患者可能发生伤人和自伤。

(2) 强直性发作(tonic seizure):表现为与全身强直-阵挛性发作中强直期相似的全身骨骼肌强直性收缩,常伴有明显的自主神经症状,如面色苍白等。

(3) 阵挛性发作(clonic seizure):类似全身强直-阵挛性发作中阵挛期的表现。

(4) 失神发作(absence seizure):突然发生和迅速终止的意识丧失是失神发作的特征。典型失神发作表现为活动突然停止,发呆、呼之不应,手中物体落地,部分患者可机械重复原有的简单动作,每次发作持续数秒钟,每天可发作数十、上百次。发作后立即清醒,无明显不适,可继续先前的活动。醒后不能回忆。

不典型失神发作(atypical absences)的起始和终止均较典型失神缓慢,除意识丧失外,常伴肌张力降低,偶有肌阵挛。

(5) 肌阵挛性发作(myoclonic seizure):表现为快速、短暂、触电样肌肉收缩,可遍及全身,也可限于某个肌群,常成簇发生。

(6) 失张力发作(atonic seizure):表现为肌张力突然丧失,可致患者跌倒,局限性肌张力丧失可仅引起患者头或肢体下垂。

2. 部分性发作(partial seizure)

部分性发作包括单纯部分性、复杂部分性、部分继发全身性发作3类。后者系神经元异常放电从局部扩展到全脑时出现的发作。

(1) 单纯部分性发作(simple partial seizure,SPS):除具有癫痫的共性外,发作时意识始终存在,发作后能复述发作的生动细节是单纯部分性发作的主要特征。

1)运动性发作:①局灶性运动性发作:表现为身体的某一局部发生不自主的抽动。大多见于一侧眼睑、口角、手或足趾,也可涉及一侧面部或肢体。严重者发作后可留下短暂性肢体瘫痪,称为Todd麻痹。局部抽搐偶可持续数小时或更长,称为持续性部分性癫痫。②旋转性发作：表现为双眼突然向一侧偏斜，继之头部不自主地同向转动，并伴有身体的扭转，但很少超过180°，部分患者过度的旋转可引起跌倒，出现继发性全身性发作。③贾克森(Jackson)发作：异常运动从局部开始，沿皮质功能区移动，如从手指-腕部-前臂-肘-肩-口角-面部逐渐发展，称为Jackson发作。④姿势性发作：发作性一侧上肢外展，肘部屈曲，头向同侧扭转，眼睛注视着同侧。⑤发音性发作：不自主重复发作前的单音或单词，偶可有语言抑制。

2)感觉性发作：表现为一侧面部、肢体或躯干的感受异常，包括眩晕、虚幻的肢体运动感等，也可表现为由味、嗅、听、视幻觉等组成的特殊感觉性癫痫发作。

3)自主神经性发作：表现为上腹部不适、恶心、呕吐、面色苍白、出汗、竖毛、瞳孔散大等。

4)精神症状性发作：可表现为各种类型的遗忘症(如似曾相识、似不相识、强迫思维、快速回顾往事)、情感异常(恐惧、忧郁、欣快、愤怒)、错觉(视物变形、变大、变小，声音变强或变弱)、复杂幻觉等。

(2) 复杂部分性发作(Complex partial seizure，CPS)。复杂部分性发作的主要特征是有意识障碍，发作时患者对外界刺激没有反应或仅有部分反应，发作后不能或部分不能复述发作的细节。

临床表现可分为4种类型：①自动症(automatism)：看起来有目的，但实际上没有目的的发作性行为异常称为自动症。患者可表现为反复咂嘴、噘嘴、咀嚼、舐舌、磨牙或吞咽(口消化道自动症)或反复搓手、拂面，不断地穿衣、脱衣、解衣扣、摸索衣裳(手足自动症)，也可表现为游走、奔跑、无目的的开门、关门、乘车上船；还可出现自言自语、叫喊、唱歌(语言性自动症)或机械重复原来的动作。发作后患者意识模糊，常有头昏，不能回忆发作中的情况。②仅有意识障碍：此时需与失神发作鉴别。③先有单纯部分性发作，继之出现意识障碍。④先有单纯部分性发作，后出现自动症。

(3) 部分继发全身性发作(Secondarily generalized tonic-clonic seizure，SGTCS)：先出现上述部分性发作，随之出现全身性发作。

二、癫痫综合征的分类

(一) 癫痫综合征的概念

癫痫综合征(epilepsy syndrome)是将一组与癫痫相关的资料，包括病因、可能的发病机制、病变部位、好发年龄、临床表现、脑电图特征、治疗、预后转归等放在一起进行的综合描述。

(二) 癫痫综合征的分类

目前应用最广泛的癫痫综合征分类仍是国际抗癫痫联盟1989年提出的癫痫综合征的分类(表9-1)。1989年癫痫及癫痫综合征分类可以两个思路进行分类。首先，按照发作类型可分为4类：部位相关性(局灶性、局限性、部分性)癫痫及综合征、全面性癫痫及综合征、不能确定为局灶性或全面性的癫痫及综合征、特殊综合征。部位相关性(局灶性、局限性、部分性)癫痫及综合征指发作症状学或辅助检查提示发作起始于一个特定部位；全面性癫痫及综合征指以全面性发作为表现的癫痫，临床表现早期即累及双侧大脑半球，或脑电图提示双侧放电。不能确定为局灶性或全面性的癫痫及综合征为患者既有全面性发作又有部分性(局灶性)发作的表现,或未能有证据提示患者的发作起始于全面或部分(局灶)。

表 9-1　1989 年国际抗癫痫联盟(ILAE)癫痫及癫痫综合征分类框架

1. 部位相关性(局灶性、局限性、部分性)癫痫及综合征
(1) 特发性(起病与年龄有关):
良性儿童癫痫伴中央颞区棘波的;儿童癫痫伴枕叶爆发;原发性阅读性癫痫
(2) 症状性:
儿童慢性进行性部分性癫痫持续状态(Kojewnikow 综合征);以特殊形式诱发发作为特征的综合征;颞叶癫痫;额叶癫痫;顶叶癫痫;枕叶癫痫
(3) 隐源性癫痫

2. 全面性癫痫及综合征
(1) 特发性(按起病年龄次序):
良性家族性新生儿惊厥;良性新生儿惊厥;良性婴儿肌阵挛癫痫;儿童失神癫痫;青少年失神癫痫;青少年肌阵挛癫痫;觉醒时大发作的癫痫;其他全面性特发性癫痫;以特殊状态诱发发作的癫痫
(2) 症状性:
非特异性病因引起;早期肌阵挛性脑病;婴儿早期伴有暴发抑制脑电图的癫痫性脑病;其他症状性全面性癫痫;特殊综合征;合并于其他疾病的癫痫发作,包括有发作及以发作为主要症状的疾病
(3) 隐源性和(或)症状性:
West 综合征(婴儿痉挛);Lennox-Gastaut 综合征;肌阵挛站立不能性癫痫;肌阵挛失神癫痫

3. 不能确定为局灶性或全面性的癫痫及综合征
(1) 兼有全面性和局灶性发作的癫痫:
新生儿发作;婴儿严重肌阵挛性癫痫;慢波睡眠中持续性棘慢波癫痫;获得性癫痫性失语症(Landau-Kleffner 综合征);其他不能确定的癫痫
(2) 没有明确的全面性或局灶性特征的癫痫

4. 特殊综合征
(1) 热性惊厥(Febrile seizures)
(2) 孤立稀少的发作或孤立的癫痫状态
(3) 仅由于急性代谢性或中毒性事件的发作,如酒精、药物、子痫、非酮性高血糖等因素而引起的发作

另外,按照病因学,又可将癫痫及癫痫综合征分为 3 种类型:①特发性癫痫及综合征(idiopathic epilepsy):除了可能的遗传易感性之外,没有其他潜在的病因。除了癫痫发作之外,没有结构性脑部病变和其他神经系统症状或体征。通常存在年龄依赖性。例如儿童失神癫痫、青少年肌阵挛癫痫。②症状性癫痫及综合征:癫痫发作是由一个或多个可辨认的结构性脑部病变引起。例如海马硬化引起的内侧颞叶癫痫、局灶性皮质发育不良引起的额叶癫痫。③隐源性癫痫及综合征:即病因不明确,推测癫痫为症状性的,但以目前检查手段无法明确病因;也常与年龄相关,但通常该类患者没有明确的脑电图-临床特征。

国际抗癫痫联盟在 1989 年癫痫和癫痫综合征的分类基础上,于 2017 年提出新版的癫痫和癫痫综合征分类,如图 9-3 所示。新分类主要优化了痫性发作分类到癫痫分类的过渡流程,提出了痫性发作分类到癫痫分类再到癫痫综合征的诊断模式,使痫性发作分类到癫痫分类的过程具有延续性。同时,新分类强调了从结构、基因、感染、代谢和免疫等方面寻找病因,以及关注患者共病,如焦虑、抑郁等。并且将"良性"更替为自限性和药物反应性,并且提出在合适时应用"发育和癫痫性脑病(developmental and epileptic encephalopathies)"的术语。

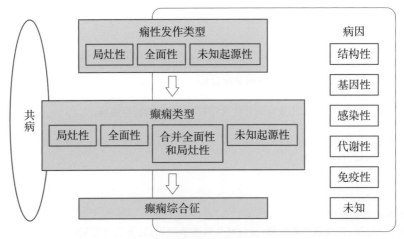

图 9-3　2017 版癫痫和癫痫综合征分类诊断思路图

另外,值得提出的是,在病因分析中,"基因性(genetic)"一词的解释。有时,"基因性"被错误地认为和"遗传的(inherited)"同义。越来越多的证据表明,在良性或严重的癫痫中,均存在一些新生突变(de novo mutations),因此这类患者并不具备家族史。该类患者有可能将突变传递给下一代,但其下一代也不一定出现癫痫,因为突变基因是否出现症状还取决于该突变的外显率。

(三) 较常见的癫痫综合征临床表现

1. 颞叶癫痫

颞叶癫痫(temporal lobe epilepsies)常以简单部分性发作、复杂部分性发作和部分继发全面性发作或以上的不同组合为表现。患者常发病于儿童或成年早期,常有高热惊厥史或家族史,并可出现记忆力障碍。脑电图(EEG)上常见单侧或双侧颞区棘波。

较强的提示诊断表现可有:①简单部分性发作以自主神经性和(或)精神性、嗅觉或听觉类型的感觉(包含幻觉)为主。最常见的表现之一为胃气上升感。②复杂部分性发作常以动作突然停止继发口咽自动症为主,常常时间>1分钟。发作后的意识模糊状态通常持续时间较长,并且患者常遗忘发作过程,逐渐恢复基线状态。根据发作起源位置可分为杏仁核-海马(内侧颞叶癫痫)和外侧颞叶癫痫。

2. 额叶癫痫

额叶癫痫(frontal lobe epilepsies)常以简单部分性、复杂部分性、部分继发全面性发作为主或者是以上发作形式的任意组合。常常一日数次发作,并且最常见于睡眠中。额叶性的部分发作有时可被误认为是心因性发作。癫痫持续状态是额叶癫痫的一个常见并发症。

提示诊断的特征常有:①通常发作时间短;②来源于额叶的复杂部分性发作常常很少或无发作后的意识模糊;③常快速继发全面发作(继发全面发作较颞叶癫痫更常见);④以运动表现为主,常为强直性或姿势性的;⑤发作时常见复杂的姿态性自动症;⑥当放电为双侧来源时,频繁发作性倒地。

额叶癫痫可包含来自不同区域的痫性发作,不同区域的表现因脑区功能差异而相异;可有来自辅助运动区、扣带回、前额极区、眶额叶、背外侧部、运动皮质等的发作。

3. 顶叶癫痫

顶叶癫痫(parietal lobe epilepsies)常以简单部分性、部分继发全面性发作为主,但是也可因为电活动的扩散到顶叶之外出现复杂部分性发作。来自顶叶癫痫的发作以不同的感觉性表现为主,如出现麻刺样或者电击样感觉,并且可以 Jackson 样模式逐渐累及肢体的不同部分。患者可能会有想要活动部分身体或感觉部分身体被活动的感觉,也可以出现肌张力的减弱或消失,在脑表面面积越大的身体区域越易被累及(如手、上肢和面部)。除上述感觉外,还可出现爬行感、僵硬感或者冷觉;也可出现腹腔内的沉降感、恶心等,尤其是在下部或者外侧枕叶被累及时。另外,还可出现多样的以变形为主的视幻觉。在罕见情况下,顶叶癫痫可表现为疼痛感,如烧灼感。

4. 枕叶癫痫

枕叶癫痫(occipital lobe epilepsies)也常以简单部分性和部分继发全面性发作为主要特点。临床表现常以视觉表现为特点,但并不是每一例都有。常见枕叶累及的视觉表现有:闪现性的缺失性症状如盲点、偏盲、黑矇;闪现性的阳性症状如闪光或光幻觉。这样的感觉可出现在放电皮质的对侧视野,亦可传导至整个视皮质。也可出现物体的变形感,如大小的改变、物体距离的改变等。

5. 儿童良性癫痫伴中央颞区棘波

儿童良性癫痫伴中央颞区棘波(benign childhood epilepsy with centrotemporal spikes)以简短、简单、部分性的半侧面部的运动发作为特征,常有趋势继发全身-强直性阵挛发作,并且发作与睡眠有关。该综合征常发生于 3～13 岁的儿童(9～10 岁达峰),并且 15～16 岁恢复。EEG 上以睡眠诱发的、高电压且较钝的中央颞区棘波为表现,常后面跟随慢波,可出现不同侧之间的扩散和移动。

6. 特发性全面性癫痫

特发性全面性癫痫综合征(idiopathic generalized epilepsies)的所有发作表现均为全面性发作,脑电图上显示双侧各导同步且对称的放电,常因起病年龄不同而表现不同(年龄相关性)。总体来说,发作间期的脑电图也显示出正常背景活动和全面性的棘波、多棘波、≥3 Hz 的棘慢波、多棘慢波表现。这种放电可在慢波睡眠期增多。患者常在发作间期表现正常,神经查体和神经影像学表现正常。

7. 儿童失神癫痫

儿童失神癫痫(childhood absence epilepsy)是特发性全面性癫痫的一种,常常见于学龄儿童(峰值年龄 6～7 年),以非常频繁的失神表现为特征(每日数次到多次)。EEG 上显示为双侧、同步对称的 3 Hz 棘慢波,且背景活动正常(图 9-4)。通常在青春期时,逐渐开始表现为全面强直阵挛发作。

8. 青少年肌阵挛癫痫

青少年肌阵挛癫痫(juvenile myocloinc epilepsy)亦是特发性全面性癫痫的一种,常出现于青春期,以单侧或双侧、反复性出现的无节律、不规则性、上肢为主的肌阵挛(肌阵挛发作)表现为特征。肌阵挛可能导致患者出现摔倒,但并不会观察到患者有意识状态的中断。除了肌

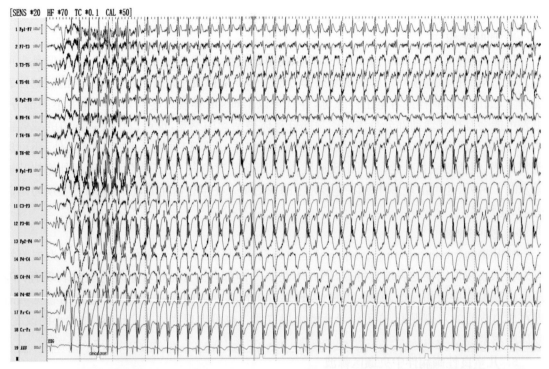

图9-4　儿童失神癫痫典型 EEG 表现。EEG 上显示为双侧、同步对称的 3 Hz 棘慢波,且背景活动正常

阵挛发作外,患者常有全面强直阵挛发作,或者在较不常见的情况下出现失神发作。发作常出现于醒来不久,且常与睡眠剥夺有关。间期和发作期的 EEG 以快速、全面性的、通常不规则的棘慢波和多棘慢波为表现,且脑电图的棘波和肌阵挛并无紧密关系。患者还同时有光诱发发作的特征,通常对抗癫痫药物的反应较好。

9. West 综合征

通常情况下,West 综合征(West syndrome)以三联征为表现:婴儿痉挛(infantile spasms)、精神运动发育停滞和脑电图高度节律失调(图9-5);也可为其中两个要素为主要表现。痉挛常表现为屈肌性、伸肌性、闪电样或点头样,但是最常见的是以上述几种表现形式混合出现。发病高峰年龄为 4～7 月龄,并且大多在 1 岁之前。该综合征的预后非常差,常需要在疾病早期给予促肾上腺皮质激素或者类固醇进行治疗。

10. Lennox-Gastaut 综合征

Lennox-Gastaut 综合征(Lennox-Gastaut syndrome)常于 1～8 岁的儿童发病,但以学龄儿童为主。该综合征最常见的表现为全面强直性、失张力和失神发作,但也可出现肌阵挛性、全面强直阵挛或部分性发作。发作频率通常很高,并且持续状态常见。EEG 以不正常的背景活动伴<3 Hz 的棘慢波及多灶性异常为主。在睡眠时,可出现爆发性快节律(约 10 Hz)。总体来说,患儿常伴有发育迟滞。发作难以控制,使用抗癫痫药物的效果不佳。

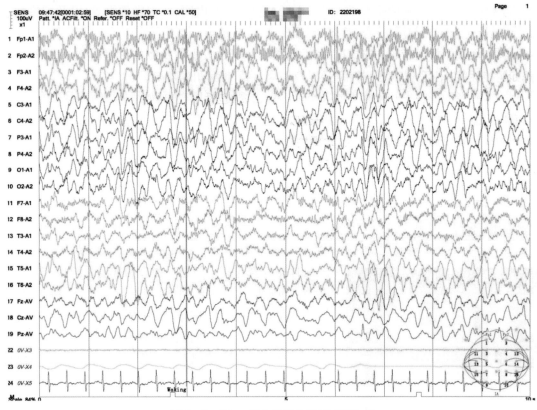

图 9-5 West 综合征的脑电图高度失律

◆ 第二节 癫痫的诊断流程 ◆

一、病史询问

详细的病史采集对明确癫痫的诊断十分重要,对病史的把握可使体格检查更有针对性,病史采集主要包括现病史及诊疗经过、一般情况和既往史及家族史。

首先,应根据患者主诉及相关的鉴别诊断对患者的现病史进行详细询问,这是癫痫诊断至关重要的一环。现病史采集重点包括首次发病年龄、发作前状态及诱发因素(如觉醒、清醒、睡眠、饮酒、睡眠剥夺、过度疲劳、心理压力、精神刺激、发热、体位、运动及与月经的关系等)、发作先兆、发作时最初的症状和体征、发作时的表现(如睁眼、闭眼、姿势、肌张力、运动症状、自主神经症状、自动症、意识状态、舌咬伤、尿失禁等)、发作演变过程、发作持续时间、发作后表现(如清醒、烦躁、嗜睡、朦胧状态、Todd 麻痹、失语、遗忘、头痛、肌肉酸痛等)、发作频率和严重程度以及是否存在惯常发作以外的其他发作形式。

其次,还需对患者的诊疗经过进行询问,其中脑电图检查情况作为癫痫诊断的重要辅助检查尤为关键,此外其他辅助检查(如血压、血糖、电解质、心电图、头部影像学等)以及抗癫痫药物使用情况(如种类、剂量、疗程、疗效、不良反应、依从性等)也需了解。

再者,还应了解患者的一般情况,如近期饮食、睡眠、大小便及体重变化情况、发作间期状态(如精神症状、记忆力、焦虑、抑郁等)以及发病后精神运动的发育情况。

此外,患者的既往史及家族史的采集也不容忽视,包括围产史(如早产、难产、缺氧窒息、产伤、颅内出血等)、中枢神经系统其他病史(如感染、外伤、中风、遗传代谢疾病等)、生长发育史(如精神运动发育迟滞、倒退等)、有无新生儿惊厥及热惊厥史(简单型、复杂型)、家族史(如癫痫、热惊厥、偏头痛、睡眠障碍、遗传代谢疾病等)以及其他相关病史(如药物过敏史、其他既往病史、外伤史等)。

二、体格检查

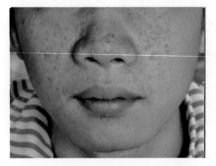

图9-6 结节性硬化皮肤结节表现

体格检查包括一般情况检查和神经系统检查。全身检查:重点应放在神经系统,包括意识状态、精神状态、智力水平、局灶体征(偏瘫/偏盲等)、各种反射及病理征等。一般情况下,查体需注意观察头颅形状和大小、外貌、身体畸形、发育情况及排查某些神经皮肤综合征(图9-6)。

三、辅助检查

辅助检查的目的除了明确是否为痫性发作(如脑电图检查发现癫痫波可协助此诊断),更主要是要进一步明确癫痫发病原因;对于药物难治性癫痫患者,还需要结合辅助检查尽可能地查找颅内致痫灶,从而为进一步手术治疗做术前评估准备。

(一) 神经影像学

1. MRI 高级功能序列

目前,随着 MRI 扫描技术的提高,高分辨率 3.0 T MRI 在临床的应用已经逐渐普及,许多大脑结构异常如海马硬化(图9-7)、局灶性皮质发育不良(focal cortical dysplasia,FCD)(图9-8)、灰质异位(图9-9)等所引起的癫痫得以明确。但是,仍有 25%～30% 的致痫灶无法被肉眼识别,这类癫痫被定义为 MRI 阴性癫痫[2]。在此背景下,MRI 的高级功能序列应运而生,其中以弥散张量成像(diffusion tensor imaging,DTI)和磁共振波谱成像(magnetic resonance spectroscopy,MRS)在癫痫的诊断中应用最多。

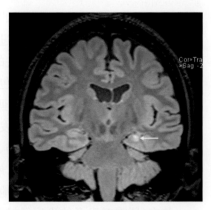

图9-7 左侧海马硬化

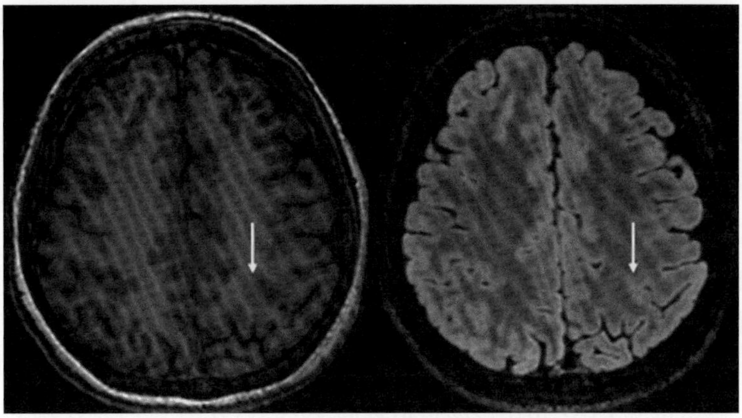

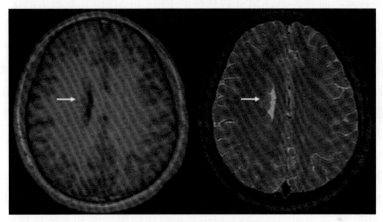

图 9-8　左侧顶叶局灶性皮质发育不良

图 9-9　右侧侧脑室旁灰质异位

DTI 对水分子的扩散敏感,是弥散加权成像向多个方向的扩展,可用于检查脑白质的微观结构,并直接反映白质纤维束的完整性,主要的量化指标包括平均扩散率(mean diffusivity,MD)和分数各向异性(fractioal anisotrophy,FA)[3]。研究表明,难治性颞叶癫痫(temporal lobe epilepsy,TLE)患者在海马硬化区表现出 MD 增加和 FA 下降,类似的发现也可出现在常规 MRI 未能识别的皮质畸形区。此外,一项对 13 项研究的 Meta 分析显示双侧半球的 FA 在单侧海马硬化的 TLE 患者中低于健康对照,而 MD 值升高且在受影响侧颞叶相关的白质中更明显[4]。这些研究均支持 DTI 在难治性癫痫患者的定位诊断中具有一定价值。

MRS 可对大脑中代谢物的浓度进行定量分析,并用于识别神经元的异常代谢。研究表明,NAA/Cho 的比值是区分对照和病理性海马的最佳代谢物比,敏感度和特异度分别为 86% 和 79%[5]。另一项研究表明,与正常对照组相比,MRI 阴性的 TLE 患者痫性发作侧的海马中 NAA/Cr 和 NAA/(Cr+Cho)的比值明显降低,且对侧海马在 MRI 阴性的 TLE 患者和正常对照组之间无显著差异[6]。因此,MRS 有助于致痫灶的定位和定侧。

2. 功能影像

(1) 功能磁共振成像(functional MRI,fMRI):利用血氧水平依赖性序列在受试者处于静息状态时对大脑的活动进行评估。雷耶斯·A(Reyes A)等[7]研究证实,利用静息态 fMRI 能有效区分有颞叶内侧硬化的颞叶癫痫(temporal lobe epilepsy with mesial temporal sclerosis,TLE‐MTS)和无颞叶内侧硬化的颞叶癫痫,为癫痫患者的术前评估提供额外的诊断信息。在一项研究中,利用静息态 fMRI 信号的潜伏期分析对局灶性癫痫进行定侧的敏感性达 77%~100%,特异性达 58%~79%[8]。通过同步 EEG‐fMRI 可实现难以定位的耐药性局灶性癫痫致痫灶的鉴定,并给患者术前准备和预后带来益处。

(2)脑磁图(magnetoencephalography,MEG):是另一种记录癫痫活动的功能影像技术,相较于 EEG 而言具有更高的空间分辨率,临床上经常与 EEG 联合使用于难治性局灶性癫痫的诊断(图 9‐11)。一项对 138 例患者的前瞻性研究中,常规 MEG 的敏感性和特异性分别为 31.6%和 78.4%,与常规 EEG 相比诊断价值提高 16.8%,并与 35.7%发现 MRI 病变患者的最终临床诊断一致[9]。电磁源成像(electromagnetic source imaging,EMSI)是一种结合 EEG 和 MEG 的成像技术。研究表明,EMSI 较传统的 EEG 和 MEG 具有更大的优势,其对致痫灶定位的准确度达 44%~57%,与 MRI 和 PET 无显著差异[10]。

(3)正电子发射计算机断层成像(positron emission computed tomography,PET):具有较高的灵敏度和特异性,是近几年最受国内外学者关注的功能性神经成像技术(图 9‐12)。该技术利用 PET 放射性示踪剂对病理性的代谢反应和神经炎症进行识别,从而实现疾病的诊断。^{18}F‐脱氧葡萄糖(^{18}F‐FDG)是最常用的一种示踪剂,^{18}F‐FDG‐PET 显示代谢不足的区域常提示皮质功能障碍,可能与致痫灶相关[11]。利用^{18}F‐FDG‐PET 可以提高对头颅 MRI 阴性患者的诊断率,尤其是 TLE 患者。研究表明,在 MRI 阴性但 FDG‐PET 证实颞叶局部低代谢与发作期 EEG 在同侧的患者中,术后无痫性发作率可达 75%~80%,与证实为海马硬化颞叶内侧癫痫(temporal lobe epilepsy with hippocampal sclerosis,TLE‐HS)的患者术后无痫性发作率相近[12],这表明^{18}F‐FDG‐PET 在癫痫病因诊断和术前评估的重要性。PET 与 MRI 融合技术能进一步提升 PET 的病灶定位性能。Ding Y 等[13]研究表明,PET/MRI 技术能明显改善对 MRI 阴性难治性颞叶外癫痫的识别,敏感度可达 94%(图 9‐10)。

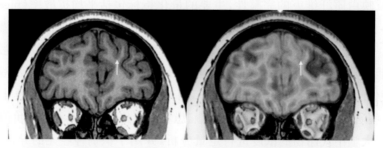

图 9‐10　PET‐MRI 显示 MRI 阴性的左侧额叶局灶性皮质发育不良

(4)单光子发射计算机断层成像(single-photon emission computed tomography,SPECT):利用放射性同位素产生的 γ 射线生成 3D 图像,^{99m}Tc‐六甲基丙胺肟(^{99m}Tc‐HMPAO)是癫痫患者最常使用的示踪剂。分别在发作间期和发作后立即注射示踪剂,并比较发作期和发作间期 SPECT 图像,由此反映痫性发作引起脑灌注增加的面积,从而明确致痫灶[11]。研究表明,发作期 SPECT 有助于明确大部分 FCD 患儿的致痫灶,且完全切除 SPECT

高灌注区域的患儿术后无痫性发作率达 86%，预后优于 MRI/EEG 定位组[14]。此外，SPECT 减影与 MRI 融合成像（subtraction ictal SPECT coregistered to MRI，SISCOM）也被证实在无病灶和颞叶外癫痫的致痫灶定位诊断中非常有价值[15]。然而相较于 PET，许多研究均显示 SPECT 并不能为颞叶内侧癫痫患者的术前评估提供有效信息[16]。

3. 超高场磁共振成像

过去几年，超高场磁共振成像已应用于脑成像研究中，相较于传统场强（1.5～3 T）的 MRI，7 T MRI 具有更高的信噪比，从而可实现更高的空间分辨率。因此，7 T MRI 可以更好地显示常规 MRI 难以分辨的脑部结构，增加病变的检出率，从而提高诊断的可信度[17]。迪·西亚廷斯·A(De Ciatins A)等[18]利用 7 T MRI 对 21 例在 1.5～3 T MRI 检查中未能发现病灶的局灶性癫痫患者进行扫描，结果显示有 6 例患者存在结构性病变，其中 4 例患者经手术病理组织学检查确认为 FCD。另一项研究中[17]，利用 7 T MRI 扫描结合皮质形态学分析程序（morphometric analysis program，MAP）进行后处理，可检出高达 43% 的 3 T MRI 未能发现的耐药性癫痫患者的 FCD 病灶。

（二）神经电生理

1. 非侵入性 EEG

头皮 EEG 是癫痫诊断中最重要且最基本的检查，因其对癫痫的分类及定位、定侧具有重要意义，且不具有侵入性，故在临床应用广泛。常规 EEG 的最大限制在于记录时间短，往往难以捕捉到癫痫样放电。视频脑电图通过在延长记录时间的同时与患者的临床症状相结合，更有助于癫痫的诊断、分类和病灶的定位。此外，高密度 EEG 通过增加头皮电极的数目改善头皮 EEG 的空间分辨率，降低肌肉伪迹的干扰，可提高癫痫定位、定侧的准确性，尤其是额叶癫痫[19]。即便如此，部分癫痫患者会发生大脑深部区域的非惊厥性痫性发作，如颞叶内侧。这类痫性发作常因不产生常规的 EEG 信号而无法检测。因此，侵入性 EEG 检查依然在癫痫的术前评估中占据重要地位。

2. 侵入性 EEG

（1）蝶骨电极：可以增加大脑深部区域异常放电的检出率，在临床上可作为补充以提高头皮脑电图对癫痫的诊断和定位。研究证实，使用蝶骨电极有助于提高 TLE 患者致痫灶的定位精度。尽管如此，其实用性仍存在争议，因此许多癫痫中心并未使用蝶骨电极[20]。

（2）硬膜下电极（subdural electrode，SDE）：作为一种侵入性 EEG，是癫痫术前评估和癫痫致痫灶定位的重要手段之一。SDE 通过骨瓣开颅和颅骨钻孔在硬膜下分别放置栅格电极和条状电极，实现对广泛的皮质区域以最佳覆盖率进行采样，并进行长程的视频脑电图监测[21]。但是，SDE 不能覆盖脑沟中的灰质和许多深层结构，此时常应用深部电极作为补充实现对海马及岛叶等进行覆盖[22]。然而，约 10% 的患者在电极放置过程中存在严重临床并发症风险，如脑脊液漏、出血、感染等[21]。

（3）立体定向 EEG(stereoelectroencephalography，SEEG)：是基于立体定向技术放置的穿透式电极（图 9-11）。相比 SDE，SEEG 很容易实现电极的双侧对称性植入，更好地对癫痫网络进行采样，并对深部皮质区域进行采样，但因覆盖面积有限，SEEG 对表面积较大皮质区域的采样受到限制。安置 SEEG 中的电极无须开颅手术，损伤小。研究表明，SEEG 的严重临床并发症发生率比 SDE 少 2/3[21]。在一项对 SEEG 和 SDE 的侵入性 EEG 技术系统评价中，应用 SEEG 技术与更少的手术切除和更高的术后无痫性发作率相关，且发病率和死亡率更低[23]，这表明 SEEG 在致痫灶定位、定侧上具有更大优势。

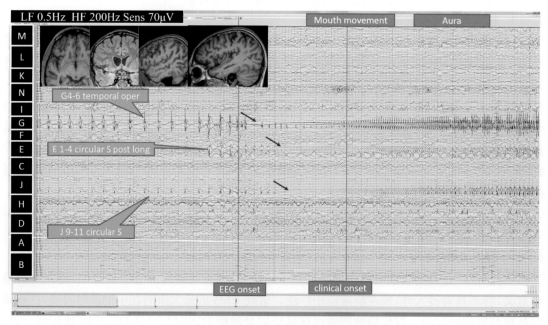

图 9-11　SEEG 提示右侧岛叶起源的癫痫

3. 高频振荡

高频振荡（high frequency oscillations，HFO）是指以至少 4 个连续高于基线的连续振荡为特征的 EEG 事件，其突出于背景，并且频率在 80～500 Hz，并分为涟波（80～250 Hz）和快涟波（250～500 Hz）[24]。近几年，越来越多的证据表明 HFO 是识别致痫灶的重要标志物。许多研究表明，通过 HFO 对致痫灶进行定位较棘波更具特异性，其中以快涟波更为敏感，但也有学者提出质疑[24,25]。HFO 多通过侵入性 EEG 记录，也有少数研究通过头皮 EEG 和 MEG 以无创的方式进行记录[24]。因此，HFO 对于致痫灶的诊断意义仍存在争议，尤其是其作为非侵入性癫痫诊断技术的应用前景有待进一步探索。

（三）遗传学

1. 二代测序

遗传异常导致或影响超过 70% 的癫痫综合征，因此，基因检测已成为小儿癫痫检查不可或缺的一部分[26]。目前，传统的 Sanger 测序正逐渐被二代测序（next-generation sequencing，NGS）所取代。NGS 是一种基于微芯片的技术，可以以相对较低的成本，通过同时对数百个基因进行测序完成全外显子组测序（whole-exome sequencing，WES）。基于 NGS 的基因组测序已被证明对婴儿癫痫具有极高的诊断价值，诊断率为 20%～50%[27]。癫痫相关基因面板（gene panel）可对常见的癫痫综合征如 WEST 综合征（KCNQ2、STXBP1 等）、大田原综合征（KCNQ2 等）、Dravet 综合征（SCN1A 等）、Lennox-Gastaut 综合征（SYNGSP1 等）等相关基因进行检测,诊断率约为 30%,然而每个面板有限的基因数量和需不断更新的基因成为其主要的局限性[28]。WES 和全基因组测序(whole-genome sequencing,WGS)的出现克服了这些局限。随着基因面板检测、WES 和 WGS 的成本下降,基因检测很可能成为除影像检查外的首选检查。然而,尽管 WGS 非常强大,但大量数据的处理技术困难使其在临床实践中的应用仍然受到限制。此外,NGS 技术可能发现部分意义未知的突变,这些突变在当前的科学条件下可能难以阐明其性质,此时准确的遗传咨询和相关文献的定期审查将成为解释这些突变意义的重要手段[27]。

2. 表观遗传学

(1)DNA 甲基化:表观遗传因素广泛,其中 DNA 甲基化、非编码 RNA 和组蛋白修饰在小儿癫痫中影响最大。DNA 甲基化是指甲基与 DNA 甲基转移酶介导的胞嘧啶残基(主要限于 CpG 位点)共价连接的过程,是目前研究最深入的表观遗传机制。异常 DNA 甲基化在潜在的癫痫发生和癫痫进展机制中的作用已引起大量学者关注。癫痫脑组织全基因组研究已经确定了与炎症、神经元发育等相关的基因中存在甲基化差异[29]。Xiao W 等[29]通过筛选和验证后,鉴定出 8 种 DNA 甲基化标记作为诊断的生物标志物,在验证队列中对 TLE 进行检测的ROC 曲线下面积为 0.81,这表明 DNA 甲基化具有作为 TLE 诊断的表观遗传生物标记潜力。Kobow K 等[30]则首次证明利用 DNA 甲基化模式可以区分人类 FCD 亚型(FCD Ia、IIa 和IIb)。

(2)MicroRNA(miRNA):是一类小非编码 RNA,通过微调蛋白质的产生来调节转录后基因的表达。miRNA 可以在包括血清在内的多种体液中被检测到,具有低侵入性且便于获得等特点。先前的研究已经揭示了 miRNA 在癫痫中的重要作用,尤其是在 TLE 中[31]。因此,miRNA 具有作为癫痫诊断的生物标志物潜力。但是,目前为止仅有 3 项研究对 miRNA作为耐药性 TLE 诊断的潜在生物标记物提供了较强的证据(microRNA - 15 上调,microRNA - 129 - 2 - 3p 及 microRNA - 153 下调)[31]。因此,将 miRNA 作为生物标记物应用于癫痫诊断的临床实践仍然面临巨大的挑战。

(四)体液检查

1. 生化检测

遗传代谢病是导致癫痫的一大病因,也称为代谢性癫痫,多数代谢性癫痫患者对单纯的抗癫痫药反应欠佳,但部分患者根据病因不同可通过相应物质的补充得到治疗。因此,早期的病因学诊断对于部分可治性的代谢性癫痫至关重要。生化检测是筛查癫痫代谢性病因的最佳方法。例如在血液中,氨基酸谱对氨基酸代谢病如高甘氨酸血症、苯丙酮尿症等有诊断价值,酰基肉碱谱对有机酸代谢病如甲基丙二酸血症、丙酸血症、原发性肉碱缺乏症等有诊断价值;在尿液中,肌酸对脑肌酸缺乏症有诊断价值,尿 S - 磺酰半胱氨酸对钼辅助因子缺乏症有诊断价值;在脑脊液中,吡哆醇磷酸对吡哆醇磷酸反应性癫痫有诊断价值,葡萄糖含量对葡萄糖转运体 1 缺乏综合征有诊断价值[32]。

2. 其他体液检查

除了代谢相关的体液检查外,大量研究表明,体液中的炎症因子、酶、激素等分子也具有一定的癫痫诊断价值。

多种炎症因子在炎症、血脑屏障破坏、兴奋性增加和最终癫痫发生的级联中发挥作用。1项关于炎症介质与癫痫的 Meta 分析显示,癫痫患者血清白细胞介素(interleukin,IL)- 6、IL - 17 和脑脊液 IL - 1β、IL - 10 水平升高[33]。Alapirtti T 等[34]的研究表明,痫性发作后 3~24 h 内,血清 IL - 6 水平与基线相比显著升高,强直阵挛性发作后血清 IL - 6 浓度明显高于局灶性痫性发作后,且与发作时间无关。此外,该研究还发现 TLE 发作后血清 IL - 6 水平升高程度明显高于颞叶外癫痫。几丁质酶 3 样蛋白 1(chitinase-3-like protein 1,CHI3L1)是一种新发现的炎性因子,研究表明血清 CHI3L1 的水平有助于耐药性癫痫的诊断[35]。

肌酸激酶(creatine kinase,CK)作为癫痫诊断的生物标志物显示出较高的希望。多项研究表明,与心因性非痫性发作(psychogenic non-epileptic seizures,PNES)患者相比,癫痫患者发作后的血清 CK 水平升高;此外,CK 还可以帮助区分痫性发作的类型[24,36]。研究发现体液中神经元特异性烯醇化酶(neuron-specific enolase,NSE)水平可在不同类型的痫性发作或高热惊厥后升高,而在 PNES 患者中不升高[34]。近日,Shi LM 等[37]的研究表明,脑脊液中 NSE 水平的变化可能有助于临床上癫痫的识别和诊断。此外,基质金属蛋白酶(matrix metalloproteinase,MMP)在血清中的水平可以区分癫痫患者和健康对照间的差异[38],而血清泛素羧基末端水解酶的水平可以区分癫痫患者与 PNES 患者,敏感度和特异度分别达到 72% 和 59%[39]。

催乳素(prolactin,PRL)是由垂体前叶分泌的激素,多项研究均表明 PRL 在鉴别痫性发作和 PNES 中具有较高的敏感性。研究表明,利用 PRL 区分痫性发作与 PNES 的敏感性和特异性分别达 69% 和 93%;在另一项研究中痫性发作的阳性预测值为 100%[23]。

尽管上述这些生物标志物在体液中的水平在一定程度上能为癫痫的诊断和鉴别诊断提供帮助,但由于缺乏特异性且易受其他混杂因素(如炎症、肿瘤等)影响,它们在临床上的应用受到较大的限制。

(五)神经心理学

神经心理评估是致痫灶定位、定侧诊断的重要一环,主要包括语言能力、记忆、智力、注意力测试及非语言认知功能测试,其中以语言能力测试和记忆测试对致痫灶的定位、定侧意义较为突出。多种语言测试已被证明可用于评估优势半球的功能,因此定位具有功能受损侧的意义,如 Dichotic 听力测试、Boston 语言测试、听觉命名测试等[40-42]。此外,多项研究表明记忆功能测试也可为致痫灶的定位、定侧提供帮助,尤其在 TLE 中,包括 Rey 听觉词语学习测验、选择性提醒测试加延迟回忆、Brown 位置测试等[41,43,44]。神经心理测评需由具有神经心理学背景的专业人员针对不同年龄段的神经发育情况,选择合适的心理评估工具,以达到最佳的诊断效果。

(六)免疫学

2017 年国际抗癫痫联盟(international league of anti-epilepsy,ILAE)正式将"免疫性"列为癫痫的六大病因之一,目前自身免疫相关性癫痫(autoimmune epilepsy,AE)的定义是:癫痫发生直接源于自身免疫功能障碍所致的脑部炎性改变,且以痫性发作为核心表现[45]。AE 的诊断核心在于检出抗神经元抗体,包括抗神经元表面蛋白抗体和抗神经元胞内蛋白抗体两类。其中,抗 N-甲基-D-天冬氨酸受体抗体、抗富亮氨酸失活蛋白 1 抗体、抗 γ-氨基丁酸受体 A/B 抗体等常累及海马、颞叶等区域,与 AE 关系密切[46]。目前,抗神经元表面蛋白抗体的检测主要采用间接免疫荧光法,根据抗原底物的不同分为基于组织底物的实验和基于细胞底物的实验,其中基于细胞底物的实验特异度和敏感度更高,而对于抗神经元胞内蛋白抗体,首选的检测方法为免疫印迹法[47]。

(七) 人工智能

AI 技术已经在许多癫痫诊断相关的研究中展示出巨大的潜力。利用机器学习与多种辅助检查手段如 EEG、MRI 等相结合,可以实现癫痫检测和诊断的自动化,极大程度节省了临床资源,且具有较高的准确性。此外,多种可穿戴设备的开发使得痫性发作的监测更为方便,为癫痫的诊断提供了极大便利。在未来,AI 技术必将在癫痫的临床诊断中发挥重要作用。

◆ 第三节　癫痫诊断思路小结 ◆

综上所述,癫痫的诊断技术正随着科技水平的进步逐渐丰富,不同病因的癫痫可通过多种诊断技术相结合以提高诊断率,一些传统辅助检查方法未能明确诊断的癫痫将逐渐被攻克,部分前沿的诊断技术将随着时间的推进和成本的降低逐渐投入临床实践中,为广大临床医师和患者带来福音。

在癫痫的诊断过程中,广大临床医师须以 2017 年的 ILAE 癫痫及癫痫综合征分类为依托,将病史采集作为诊断癫痫最重要的临床依据,结合针对性的查体、脑电图及其他必要的辅助检查,对患者病情进行综合判断。

(洪桢　郭昆典)

·●【附录】　癫痫最新定义 ●·

癫痫在 2005 年被定义为大脑的一种疾病,其特征是长期易发生癫痫发作。这一定义通常实际应用为两次无故发作间隔>24 小时。国际抗癫痫联盟(ILAE)接受了一个特别工作组的建议,修改了不符合两个无故癫痫发作标准的特殊情况的实际定义。工作组建议将癫痫视为一种由以下任何一种情况定义的大脑疾病:①至少两次非诱发(或反射)发作,且间隔>24 小时;②一次非诱发(或反射性)癫痫发作,以及在未来 10 年内发生非诱发癫痫发作的风险>60%;③符合癫痫综合征的诊断。对于患有年龄依赖性癫痫综合征但现已超过适用年龄的个人,或在过去 10 年中没有癫痫发作且在过去 5 年中至少停止服用抗癫痫药物的个人,癫痫被认为已得到解决(resolved)。ILAE 指出,"已解决"不一定与"缓解"或"治愈"的传统观点完全相同,可形成不同的实用定义,并用于各种特定目的。这一修订后的癫痫定义目前已得到广泛使用。

思 考 题

1. 2017 年国际抗癫痫联盟提出的痫性发作分类较 1981 年版的癫痫发作分类有何更新?
2. 额叶、顶叶、颞叶、枕叶癫痫在临床表现上分别有何特点?
3. 难治性癫痫的术前评估需要完善哪些辅助检查?

参 考 文 献

[1] THIJS RD, SURGES R, O'BRIEN TJ, et al. Epilepsy in adults [J]. Lancet, 2019,393(10172): 689 – 701.

[2] 何晨敏,金搏,汪珊,等. 磁共振阴性局灶性癫痫的常用影像学后处理技术研究进展[J]. 中华神经科杂志, 2020,53(6): 469 – 474.

[3] CHAUDHARY UJ, DUNCAN JS. Applications of blood-oxygen-level-dependent functional magnetic resonance imaging and diffusion tensor imaging in epilepsy [J]. Neuroimaging Clin N Am, 2014,24(4): 671 – 694.

[4] TAE WS, HAM BJ, PYUN SB, et al. Current clinical applications of diffusion-tensor imaging in neurological disorders [J]. J Clin Neurol, 2018,14(2): 129 – 140.

[5] ERYURT B, ONER AY, UCAR M, et al. Presurgical evaluation of mesial temporal lobe epilepsy with multiple advanced MR techniques at 3 T [J]. J Neuroradiol, 2015,42(5): 283 – 290.

[6] XU MY, ERGENE E, ZAGARDO M, et al. Proton MR spectroscopy in patients with structural MRI-negative temporal lobe epilepsy [J]. J Neuroimaging, 2015,25(6): 1030 – 1037.

[7] REYES A, THESEN T, WANG X, et al. Resting-state functional MRI distinguishes temporal lobe epilepsy subtypes [J]. Epilepsia, 2016,57(9): 1475 – 1484.

[8] SHAH MN, NGUYEN RD, PAO LP, et al. Role of resting state MRI temporal latency in refractory pediatric extratemporal epilepsy lateralization [J]. J Magn Reson Imaging, 2019,49(5): 1347 – 1355.

[9] KOSTER I, OSSENBLOK P, BREKELMANS GJ, et al. Sensitivity of magnetoencephalography as a diagnostic tool for epilepsy: a prospective study [J]. Epileptic Disord, 2020,22(3): 264 – 272.

[10] DUEZ L, TANKISI H, HANSEN PO, et al. Electromagnetic source imaging in presurgical workup of patients with epilepsy: a prospective study [J]. Neurology, 2019,92(6): e576 – e586.

[11] ZIJLMANS M, ZWEIPHENNING W, VAN KLINK N. Changing concepts in presurgical assessment for epilepsy surgery [J]. Nat Rev Neurol, 2019,15(10): 594 – 606.

[12] MUHLHOFER W, TAN YL, MUELLER SG, et al. MRI-negative temporal lobe epilepsy: what do we know? [J]. Epilepsia, 2017,58(5): 727 – 742.

[13] DING Y, ZHU Y, JIANG B, et al. ^{18}F-FDG PET and high-resolution MRI co-registration for pre-surgical evaluation of patients with conventional MRI-negative refractory extra-temporal lobe epilepsy [J]. Eur J Nucl Med Mol Imaging, 2018,45(9): 1567 – 1572.

[14] KRSEK P, KUDR M, JAHODOVA A, et al. Localizing value of ictal SPECT is comparable to MRI and EEG in children with focal cortical dysplasia [J]. Epilepsia, 2013,54(2): 351 – 358.

[15] VON OERTZEN TJ, MORMANN F, URBACH H, et al. Prospective use of subtraction ictal SPECT coregistered to MRI(SISCOM) in presurgical evaluation of epilepsy [J]. Epilepsia, 2011,52(12): 2239 – 2248.

[16] JONES AL, CASCINO GD. Evidence on use of neuroimaging for surgical treatment of temporal lobe

epilepsy：a systematic review [J]. JAMA Neurol，2016，73(4)：464 - 470.

[17] WANG I，OH S，BLUMCKE I，et al. Value of 7 T MRI and post-processing in patients with nonlesional 3 T MRI undergoing epilepsy presurgical evaluation [J]. Epilepsia，2020，61(11)：2509 - 2520.

[18] DE CIANTIS A，BARBA C，TASSI L，et al. 7T MRI in focal epilepsy with unrevealing conventional field strength imaging [J]. Epilepsia，2016，57(3)：445 - 454.

[19] FEYISSA AM，BRITTON JW，VAN GOMPEL J，et al. High density scalp EEG in frontal lobe epilepsy [J]. Epilepsy Res，2017，129：157 - 161.

[20] HAMANEH MB，LIMOTAI C，LUDERS HO. Sphenoidal electrodes significantly change the results of source localization of interictal spikes for a large percentage of patients with temporal lobe epilepsy [J]. J Clin Neurophysiol，2011，28(4)：373 - 379.

[21] JOBST BC，BARTOLOMEI F，DIEHL B，et al. Intracranial EEG in the 21st century [J]. Epilepsy Curr，2020，20(7)：180 - 188.

[22] SKOCH J，ADELSON PD，BHATIA S，et al. Subdural grid and depth electrode monitoring in pediatric patients [J]. Epilepsia，2017，58 S 1：56 - 65.

[23] YAN H，KATZ JS，ANDERSON M，et al. Method of invasive monitoring in epilepsy surgery and seizure freedom and morbidity：a systematic review [J]. Epilepsia，2019，60(9)：1960 - 1972.

[24] SUERI C，GASPARINI S，BALESTRINI S，et al. Diagnostic biomarkers of epilepsy [J]. Curr Pharm Biotechnol，2018，19(6)：440 - 450.

[25] ROEHRI N，PIZZO F，LAGARDE S，et al. High-frequency oscillations are not better biomarkers of epileptogenic tissues than spikes [J]. Ann Neurol，2018，83(1)：84 - 97.

[26] SHARMA P，HUSSAIN A，GREENWOOD R. Precision in pediatric epilepsy [J]. F1000Res，2019，2019：8(F1000 Faculty Rev)：163.

[27] STRIANO P，MINASSIAN BA. From genetic testing to precision medicine in epilepsy [J]. Neurotherapeutics，2020，17(2)：609 - 615.

[28] KO A，YOUN SE，KIM SH，et al. Targeted gene panel and genotype-phenotype correlation in children with developmental and epileptic encephalopathy [J]. Epilepsy Res，2018，141：48 - 55.

[29] XIAO W，LIU C，ZHONG K，et al. CpG methylation signature defines human temporal lobe epilepsy and predicts drug-resistant [J]. CNS Neurosci Ther，2020，26(10)：1021 - 1030.

[30] KOBOW K，ZIEMANN M，KAIPANANICKAL H，et al. Genomic DNA methylation distinguishes subtypes of human focal cortical dysplasia [J]. Epilepsia，2019，60(6)：1091 - 1103.

[31] ASADI-POOYA AA，TAJBAKHSH A，SAVARDASHTAKI A. MicroRNAs in temporal lobe epilepsy：a systematic review [J]. Neurol Sci，2021，42(2)：571 - 578.

[32] 莫若，杨艳玲，张尧. 常以癫痫形式发病的遗传代谢病[J]. 中国实用儿科杂志，2020，35(7)：506 - 510.

[33] DE VRIES EE，VAN DEN MUNCKHOF B，BRAUN KP，et al. Inflammatory mediators in human epilepsy：a systematic review and Meta-analysis [J]. Neurosci Biobehav Rev，2016，63：177 - 190.

[34] ALAPIRTTI T，LEHTIMAKI K，NIEMINEN R，et al. The production of IL - 6 in acute epileptic seizure：a video-EEG study [J]. J Neuroimmunol，2018，316：50 - 55.

[35] ZHANG H，TAN JZ，LUO J，et al. Chitinase-3-like protein 1 may be a potential biomarker in patients with drug-resistant epilepsy [J]. Neurochem Int，2019，124：62 - 67.

[36] SUNDARARAJAN T，TESAR GE，JIMENEZ XF. Biomarkers in the diagnosis and study of psychogenic nonepileptic seizures：a systematic review [J]. Seizure，2016，35：11 - 22.

[37] SHI LM，CHEN RJ，ZHANG H，et al. Cerebrospinal fluid neuron specific enolase，interleukin-1beta and erythropoietin concentrations in children after seizures [J]. Childs Nerv Syst，2017，33(5)：805 - 811.

［38］ WANG R，ZENG GQ，LIU X，et al. Evaluation of serum matrix metalloproteinase-3 as a biomarker for diagnosis of epilepsy［J］. J Neurol Sci，2016，367：291－297.

［39］ ASADOLLAHI M，SIMANI L. The diagnostic value of serum UCHL－1 and S100－B levels in differentiate epileptic seizures from psychogenic attacks［J］. Brain Res，2019，1704：11－15.

［40］ HAMBERGER MJ，MACALLISTER WS，SEIDEL WT，et al. Noninvasive identification of seizure lateralization in children：name that thing［J］. Neurology，2019，92(1)：e1－e8.

［41］ UMFLEET LG，JANECEK JK，QUASNEY E，et al. Sensitivity and specificity of memory and naming tests for identifying left temporal-lobe epilepsy［J］. Appl Neuropsychol Adult，2015，22(3)：189－196.

［42］ NORRELGEN F，LILJA A，INGVAR M，et al. Presurgical language lateralization assessment by fMRI and dichotic listening of pediatric patients with intractable epilepsy［J］. Neuroimage Clin，2015，7：230－239.

［43］ BROWN FC，HIRSCH LJ，SPENCER DD. Spatial memory for asymmetrical dot locations predicts lateralization among patients with presurgical mesial temporal lobe epilepsy［J］. Epilepsy Behav，2015，52(Pt A)：19－24.

［44］ SOBLE JR，EICHSTAEDT KE，WASEEM H，et al. Clinical utility of the Wechsler Memory Scale — Fourth Edition(WMS-IV)in predicting laterality of temporal lobe epilepsy among surgical candidates［J］. Epilepsy Behav，2014，41：232－237.

［45］ 李艾青，周东，洪桢. 解读 ILAE 关于"继发于自身免疫性脑炎的急性症状性痫性发作和自身免疫相关性癫痫"最新概念［J］. 癫痫杂志，2020，6(6)：507－509.

［46］ DALMAU J，GEIS C，GRAUS F. Autoantibodies to synaptic receptors and neuronal cell surface proteins in autoimmune diseases of the central nervous system［J］. Physiol Rev，2017，97(2)：839－887.

［47］ 张莉莉，朱洁. 神经系统自身免疫性疾病的抗体检测及临床意义［J］. 诊断学理论与实践，2018，17(4)：396－402.

第十章

慢性炎性脱髓鞘性神经根周围神经病诊断思路

```
┌─────────────────────────────────────────────────────┐
│ 临床：                                                │
│ 经典型：慢性进行性或复发性对称性四肢无力、感觉异常，进展超  │
│ 过2个月，四肢腱反射消失或减弱                            │
│ 变异型：Lewis-Sumner综合征、远端型DADS、局灶型、纯运动型、 │
│ 纯感觉型                                               │
└─────────────────────────────────────────────────────┘
                            │
                            ▼
         ┌──────────────────────────────────┐
         │ 电生理：获得性运动神经脱髓鞘的表现    │
         └──────────────────────────────────┘
                      │ 支持证据
                      ▼
         ┌──────────────────────────────────┐
         │ 神经超声：神经根及周围神经增粗        │
         │ MRI：神经根、丛增粗                  │
         │ 脑脊液蛋白-细胞分离                   │
         │ 免疫治疗有效                         │
         └──────────────────────────────────┘
                      │ 排除
                      ▼
┌─────────────────────────────────────────────────────┐
│ 遗传性脱髓鞘性神经病                                    │
│ 自身免疫性神经节病：特殊抗体阳性（NF155、NF186、CNTN1等） │
│ 药物或毒物相关周围神经病                                 │
│ POEMS、多发性骨髓瘤、抗MAG相关周围神经病、淀粉样变性、淋   │
│ 巴瘤等                                                 │
│ 糖尿病腰骶神经根、神经丛病等                             │
└─────────────────────────────────────────────────────┘
```

CIDP 诊断思路流程图

慢性炎性脱髓鞘性神经根周围神经病（chronic inflammatory demyelinating polyradiculo-neuropathy，CIDP）是具有临床和免疫学异质性的、可治性的、免疫介导的周围神经病。其患病率为(0.67～10.3)/10 万[1]。1956 年，Austin JH[2]描述了一组激素反应性的复发性多发神经病；1975 年，Dyck PJ 等[3]根据 53 例患者的临床、电生理、病理学特点，定义了慢性炎性多发性神经根神经病。CIDP 为进展性或复发性周围神经病，病程超过 2 个月，具有电生理或病理学周围神经脱髓鞘的证据，免疫抑制或免疫调节治疗有效[4]。

◆ 第一节　CIDP 的诊断分类 ◆

　　经典的 CIDP 临床表现为慢性进行性或复发性脱髓鞘性多发神经根神经病,无力达峰时间通常超过 2 个月,常伴有感觉受损、腱反射消失或减低。有些患者可能急性起病(中国医学科学院北京协和医院 120 例 CIDP 患者中急性起病者占 18.1%),数日至数周达峰,反复复发,首次发病时可能诊断为 GBS。CIDP 变异型包括纯运动型 CIDP(pure motor CIDP)、纯感觉型 CIDP(pure sensory CIDP)、多灶性获得性脱髓鞘性感觉运动神经病(multifocal acquired demyelinating sensory and motor neuropathy, MADSAM;或 Lewis-Sumner 综合征,LSS)、远端为主型(demyelinating symmetric neuropathy, DADS)- CIDP、局灶性 CIDP(focal CIDP)[5-7]。根据协和医院 120 例 CIDP 总结的各个亚型的临床特点及治疗反应见表 10-1。不同亚型之间的区别在于近端或远端起病,对称或不对称,运动受累或感觉受累,同时不同类型对于丙种球蛋白或激素的治疗效果也不同。然而不同亚型间并没有明确定义的界限,随病程延长,各亚型也可相互转变,如不对称的 LSS 可能发展为对称的经典型,感觉为主型可能发展为经典型。

表 10-1　CIDP 经典型及变异型的临床及治疗特点

类型	比例/%	临床特点	治疗特点
经典型	72.0	对称,近端及远端,感觉运动	IVIg、激素、血浆置换有效
DADS	13.6	对称,远端,感觉重于运动	同经典型
LSS	7.6	不对称,远端重于近端,上肢重于下肢,感觉运动	同经典型
纯运动型	5.1	对称,近端及远端,运动受累	IVIg 有效,激素可能加重
纯感觉型	1.7	对称,远端重于近端,上肢重于下肢,感觉受累	同经典型

注:比例为北京协和医院连续收治的 120 例 CIDP 患者中各个亚型所占比例

◆ 第二节　CIDP 的诊断流程 ◆

一、病史询问

　　详细的病史采集对明确 CIDP 的诊断十分重要,对病史的采集包括起病形式、达峰时间、演变过程、受累范围、治疗反应等。经典型 CIDP 通常表现为肢体远端开始的对称性无力麻木、行走困难,病程为缓慢进展、达峰时间超过 8 周,也可为复发-缓解,颅神经受累少见,呼吸及自主神经极少受累,免疫治疗有效。此外,18% 的 CIDP 患者起病急,在 2 月内达峰,之后复发或进展,称为急性起病的 CIDP(A‑CIDP)。CIDP 变异型包括不对称或局灶性分布的肢体无力麻木,远端为主的无力及感觉受累(远端型),以及纯运动型、纯感觉型。远端型 CIDP 表现为上下肢远端感觉减退、步态异常,可有下肢远端为主的无力;多灶性 CIDP(Lewis-Sumner 综合征,LSS)通常先上肢远端受累,不对称,颅神经受累(动眼神经、三叉神经、面神经、迷走神经、舌下神经)较经典型 CIDP 常见;局灶性 CIDP 很少见,通常累及臂丛或腰骶丛,也可累及单个周围神经;纯运动型 CIDP 常表现为对称性近远端无力,不伴感觉障碍;纯感觉型 CIDP 通常表现为共济失调步态、感觉受损。表 10‑2 为 CIDP 的临床诊断标准。

表 10‑2　CIDP 的临床诊断标准[5]

经典 CIDP(符合以下全部)

- 进展或复发,对称性上下肢近端及远端肌肉无力,以及至少两个肢体感觉受累
- 病程进展超过 8 周
- 所有肢体腱反射消失或减退

CIDP 变异型(符合以下一项,其他和经典型 CIDP 相同;腱反射在未受累肢体可能正常)

- 远端型 CIDP:下肢为主的远端感觉减退及肌肉无力
- 多灶型 CIDP:多灶性感觉减退及肌肉无力,通常不对称,上肢为主,多于一个肢体受累
- 局灶型 CIDP:只有一个肢体感觉减退及肌肉无力
- 纯运动型 CIDP:运动症状及体征,不伴感觉受累
- 纯感觉型 CIDP:感觉症状及体征,不伴运动受累

二、体格检查

体格检查包括一般情况检查和神经系统检查。CIDP 一般全身情况无殊,神经系统检查提示四肢腱反射消失或减低(CIDP 变异型患者未受累的肢体腱反射可能正常),四肢近远端无力,远端深浅感觉减退。体格检查时可注意有无其他周围神经病的表现,如下肢水肿、皮肤色素沉着、皮肤血管瘤提示 POEMS 综合征可能。

三、辅助检查

(一) 电生理检查

对符合 CIDP 临床诊断标准的患者,需进行电生理检查,电生理诊断分级为 CIDP 和可能的 CIDP(表 10‑3 和表 10‑4,CIDP 的电生理诊断标准)。例如经典型 CIDP,需要 2 条神经符合运动传导标准、2 条神经符合感觉传导标准;若 1 条神经符合运动传导标准、2 条神经符合感觉传导标准则为可能的经典型 CIDP[5]。

表 10-3　CIDP 的运动神经传导标准[5]

(1) 较强支持脱髓鞘
（a）2 条神经的运动传导远端潜伏期延长≥50％正常值上限（除外正中神经腕部），或
（b）2 条神经的运动传导速度减慢≥30％正常值下限，或
（c）2 条神经 F 波潜伏期延长≥20％正常值上限（如果远端 CMAP 负向波波幅＜80％正常值下限，则延长≥50％正常值上限），或
（d）2 条神经 F 波消失（如果远端 CMAP 负向波波幅≥20％正常值下限）+≥1 条其他神经≥1 个其他脱髓鞘指标
（e）运动传导阻滞：2 条神经（胫神经除外）近端比远端 CMAP 负向波波幅降低≥30％，且远端 CMAP 负向波波幅≥20％正常值低限；或 1 条神经满足+≥1 条其他神经有≥1 个其他的脱髓鞘指标，或
（f）异常波形离散：≥2 条神经的近端/远端 CMAP 负向波时限增宽＞30％（胫神经至少 100％），或
（g）≥1 条神经远端 CMAP 时限（第一个负向波开始到最后一个负向波结束的间隔）增宽+≥1 条其他神经有≥1 个其他的脱髓鞘指标 （低频滤波 2 Hz）正中神经＞8.4 ms，尺神经 9.6 ms，腓神经＞8.8 ms，胫后神经＞9.2 ms
(2) 较弱支持脱髓鞘
一条神经符合(1)

表 10-4　CIDP 的感觉神经传导标准[5]

(1) CIDP
● 2 条神经感觉传导异常（远端潜伏期延长，或 SNAP 波幅降低，或传导速度减慢）
(2) 可能的 CIDP
● 只有 1 条神经满足，余同(1)
● 运动神经传导正常的纯感觉型 CIDP 需要满足 a 或 b
a. 至少 2 条神经（正中、尺、桡、腓肠）的感觉神经传导速度＜正常值低限的 80％（当 SNAP 波幅＞80％正常值低限）或＜正常值低限的 70％（当 SNAP 波幅＜80％正常值低限）或
b. 腓肠豁免模式（正中或桡 SNAP 异常而腓肠神经 SNAP 正常）（需除外腕管综合征）

（二）脑脊液检查

CIDP 患者脑脊液蛋白通常升高，但其区分 CIDP 和其他类似周围神经病的特异性和敏感性未知。当急性、亚急性起病时，通常需要脑脊液检查来排除其他诊断，如感染、肿瘤。

（三）影像学检查

1. 神经超声

大部分 CIDP 患者（86％～97％）有周围神经及神经根超声所示横截面积（cross-sectional

area，CSA)增粗(图 10-1)。增粗模式不同，大部分患者轻度增粗，少部分患者明显增粗，极少患者不增粗。和 CMT1A 患者相比，CIDP 患者周围神经明显增粗时具有不均匀的特点，而CMT1A 患者的神经增粗明显且相对比较均匀，无节段性或串珠样增粗的表现[8]。奥德曼·J(Oudeman J)等[9]比较 $C_{5\sim8}$ 神经根的神经超声和 MRI 的诊断价值，发现超声 CSA 在鉴别多灶性运动神经病(multifocal motor neuropathy，MMN)和脊肌萎缩症(spinal muscle atrophy，SMA)时，以及鉴别免疫介导的神经病(包括 MMN 和 CIDP)和 SMA 时，其曲线下面积(area under curve，AUC)比 MRI 要高。在鉴别免疫介导的神经病和 SMA 时，神经超声的 AUC 高达 0.870。

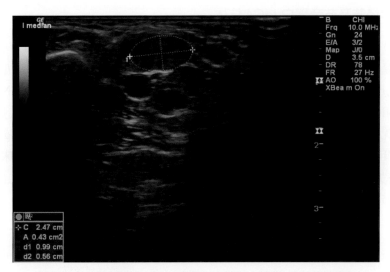

图 10-1　神经超声示 CIDP 患者正中神经上臂段，可见明显增粗

在不同患者中，CSA 和运动传导速度(motor conduction velocity，MCV)之间不存在明确的对应关系。同一个 MCV(如尺前臂段 35 m/s)可以对应明显增粗的 CSA($37\ mm^2$)，也可以对应正常的 CSA($7\ mm^2$)[10]。

2. 磁共振成像

CIDP 患者的核磁异常通常为颈神经根及臂丛、腰骶丛、马尾神经增粗(37%～100%)、强化(0～69%)和(或)T_2 信号增高(56%～100%)[11]。常用的检测序列包括短时反转恢复序列(short time inversion recovery，STIR)、磁共振神经成像(magnetic resonance neurography，MRN)。克朗拉格(Kronlage M)等[12]用 T_2 信号改变来鉴别 CIDP 和健康对照，AUC 为0.81。范·罗斯马林·MHJ(Van Rosmalen MHJ)等[13]定量测定 $C_5/C_6/C_7$ 神经根的冠状位上的直径及矢状位上的面积，炎性神经病(CIDP 及 MMN)比 HC 大，其 AUC 为 0.78～0.81。新兴的三维神经鞘信号增高并背景抑制弛豫增强快速采集成像(3D nerve-sheath signal increased by inked rest-tissue rapid acquisition of relaxation imaging，3D SHINKEI)技术分辨率高，可评价腰丛神经根和节，可以更好地分辨神经增粗和信号增加[14,15]。一些研究提到CIDP 中弥散张量成像(diffusion tensor imaging，DTI)信号的改变，但其信号的差别对比较小，可能不适用于临床[11]。

(四) 免疫电泳及其他检查

对怀疑 CIDP 的患者,应完善血清蛋白电泳、血尿免疫固定电泳、血清游离轻链,明确有无单克隆球蛋白血症,如有单克隆蛋白血症,则需进行进一步评估,以及血液科医生会诊。远端型 CIDP 患者若 IgM 型 M 蛋白阳性,需进一步完善抗 MAG 抗体;其他需要和 POEMS 综合征、轻链型淀粉样变等相鉴别。IgM 阳性的周围神经病中,抗 MAG 抗体阳性者约占 50% 左右。若无血液系统疾病,抗 MAG 抗体阴性的 MGUS(意义未明的单克隆免疫球蛋白血症)可能和 CIDP 合并存在。

(五) 抗神经节及节旁蛋白 IgG4 抗体

根据 2010 年 EFNS/PNS 的标准,约 10% 的 CIDP 患者中有抗郎飞结或节旁区蛋白的抗体,这些抗体是 IgG4 亚型的抗体,本身即具有致病性而非通过涉及其他效应机制(补体或其他炎细胞),靶点是郎飞结或节旁的细胞黏附蛋白,包括节旁蛋白 NF155、CNTN1、CASPR1,以及结蛋白 NF140 及 NF186[6]。而 2021 年 EFNS/PNS 的标准则认为该组疾病患者有特异的临床表现,无炎症或巨噬细胞介导的脱髓鞘,对经典 CIDP 的治疗特别是 IVIg 反应差,故不再将其归为 CIDP 变异型,而称之为"自身免疫性神经节病"[5]。对于有特殊临床表现的患者,如感觉性共济失调明显、震颤、急性或亚急性起病、IVIg 效果不好等,可完善抗神经节及节旁蛋白抗体的测定。

◆ 第三节　治　疗 ◆

CIDP 的治疗可分为急性期的诱导治疗和维持治疗。激素、静脉及皮下丙种球蛋白、血浆置换是有证据的有效治疗[1]。

一、急性期

急性期有效的诱导治疗对改善患者症状及预防继发轴索变性很重要,治疗方法包括丙种球蛋白、激素、血浆置换。静脉丙种球蛋白 2 g/kg 分 2～5 d 输注,此外,皮下丙种球蛋白[0.4 g/(kg·周)×5 周,每周分 2 或 3 次输注]可能可以作为急性期治疗手段。对有些病例需要重复免疫球蛋白的治疗方能显效。激素作为起始治疗也可在部分病例中达到同样的效果,可采用口服足量泼尼松(通常 60 mg/d 起)或静脉甲泼尼龙冲击治疗。对免疫球蛋白或激素无效,或症状严重者,可采用血浆置换,通常在 2～4 周内隔天使用 5～10 次。皮质类固醇、免疫球蛋白、血浆置换的有效率均为 50%～80%,但首选何种作为第一治疗目前难以抉择。一般认为,免疫球蛋白治疗起效较激素快,但在治疗数月后,激素治疗的缓解率较免疫球蛋白治疗高的证据有限。在急性期经过治疗后无缓解的病例要重新评估诊断。

二、慢性期

约85％开始时 IVIg 有效的患者需要维持治疗,甚至有需要维持30年的病例报道。一般在第一次免疫球蛋白治疗有效性开始减退出现病情加重时重新应用,维持治疗可选择 IVIg 0.4～1.2 g/kg 每2～6周1次,可根据情况减量;皮质类固醇的维持治疗也可从大剂量起效后开始减量并维持6个月以上,口服泼尼松缓慢减量。国外也有研究表明皮下丙种球蛋白也是有效的维持治疗。反复复发或激素维持剂量高的患者,可考虑试用免疫抑制剂,虽然没有随机临床实验的证据,但在小规模的病例组中,硫唑嘌呤、环磷酰胺、氨甲蝶呤、利妥昔单抗等有效。其他一些免疫调节药物,包括 FcRn 阻断剂、补体抑制剂等尚在研究中。

◆ 第四节　CIDP 诊断思路小结 ◆

目前最新的 CIDP 诊断标准是 EFNS/PNS 2021 年的标准,包括临床标准、电生理标准及支持标准[5]。CIDP 患者临床表现为进行性对称性或多灶性多发神经根神经病,病程为复发缓解或进展超过8周,常有感觉症状、近端无力、腱反射消失不伴肌肉萎缩,或音叉振动觉或关节位置觉减退。电生理检测对于 CIDP 的诊断是必须的,其标准基于1条或多条运动神经具有提示获得性脱髓鞘的特征(传导阻滞、远端潜伏期及 F 波潜伏期延长、传导速度减慢、异常波形离散),新标准增加了感觉神经传导的要求。如果没有达到 CIDP 的电生理标准,可考虑后期复查。对于根据临床和电生理诊断为可能 CIDP 的患者,再满足2条支持标准(包括脑脊液蛋白升高、MRI 或神经超声提示神经或神经根增粗、免疫治疗有效)则可诊断。在临床符合 CIDP 的病例中,仍需进行相关的实验室检查来排除其他诊断,包括代谢性疾病如糖尿病、血管炎或免疫相关性如寡克隆球蛋白相关周围神经病,或血液系统肿瘤等副肿瘤性,以及病史中查问药物性或中毒性等疾病。患者应进行空腹血糖、糖化血红蛋白、血常规、电解质、肝肾功能、甲功、维生素 B_{12}、血清蛋白电泳、免疫固定电泳、轻链、ANA 等的检查;还应排除腓骨肌萎缩症 1A 型(Charcot-Marie-Tooth disease type 1A,CMT1A)、家族性淀粉样变性(familial amyloid polyneuropathies,FAP)等遗传性疾病。诊断流程如本章开头所示。

CIDP 是一组具有异质性的免疫介导的多发神经根周围神经病。早期准确的诊断对于及时治疗及预防不可逆的神经病变具有重要价值。电生理对于该疾病的诊断非常重要。电生理未达到肯定的诊断标准时,脑脊液蛋白、神经超声和 MRI、治疗反应可作为诊断的补充手段。发病机制相关的研究及相关药物的研究仍有待深入。

(牛婧雯　管宇宙)

· 思 考 题 ·

1. CIDP 的诊断分类包括哪些?
2. CIDP 的临床诊断标准是什么?
3. 简述 CIDP 的治疗。

· 参考文献 ·

［1］BUNSCHOTEN C, JACOBS BC, VAN DEN BERGH PYK, et al. Progress in diagnosis and treatment of chronic inflammatory demyelinating polyradiculoneuropathy［J］. Lancet Neurol, 2019,18(8)：784 - 794.

［2］AUSTIN JH. Recurrent polyneuropathies and their corticosteroid treatment［J］. Brain, 1958,81(2)：157 - 192.

［3］DYCK PJ, LAIS AC, OHTA M, et al. Chronic inflammatory polyradiculoneuropathy［J］. Mayo Clin Proc, 1975,50(11)：621 - 637.

［4］HUGHES RAC, BOUCHE P, CORNBLATH DR, et al. European Federation of Neurological Societies Peripheral Nerve Society guideline on management of chronic inflammatory demyelinating polyradiculoneuropathy：report of a joint task force of the European Federation of Neurological Societies and the Peripheral Nerve Society［J］. Eur J Neurol, 2010,17(7)：e903 - e949.

［5］VAN DEN BERGH PYK, VAN DOORN PA, HADDEN RDM, et al. European Academy of Neurology/Peripheral Nerve Society guideline on diagnosis and treatment of chronic inflammatory demyelinating polyradiculoneuropathy：Report of a joint Task Force-Second revision［J］. Eur J Neurol, 2021;28：3556 - 3583.

［6］QUEROL L, DEVAUX J, ROJAS-GARCIA R, et al. Autoantibodies in chronic inflammatory neuropathies：diagnostic and therapeutic implications［J］. Nat Rev Neurol, 2017,13：533 - 547.

［7］中华医学会神经病学分会,中华医学会神经病学分会周围神经病协作组,中华医学会神经病学分会肌电图与临床神经电生理学组,等. 中国慢性炎性脱髓鞘性多发性神经根神经病诊治指南 2019［J］. 中华神经科杂志,2019,52(11)：883 - 888.

［8］NIU J, CUI L, LIU M. Multiple sites ultrasonography of peripheral nerves in differentiating charcot-marie-tooth type 1A from chronic inflammatory demyelinating polyradiculoneuropathy［J］. Front Neurol, 2017,8：181.

［9］OUDEMAN J, EFTIMOV F, STRIJKERS GJ, et al. Diagnostic accuracy of MRI and ultrasound in chronic immune-mediated neuropathies［J］. Neurology, 2020,94(1)：e62 - e74.

［10］NIU J, LI Y, LIU T, et al. Serial nerve ultrasound and motor nerve conduction studies in chronic inflammatory demyelinating polyradiculoneuropathy［J］. Muscle Nerve, 2019,60(3)：254 - 262.

［11］EFTIMOV F, LUCKE IM, QUEROL LA, et al. Diagnostic challenges in chronic inflammatory demyelinating polyradiculoneuropathy［J］. Brain, 2020,143(11)：3214 - 3224.

［12］KRONLAGE M, BÄUMER P, PITAROKOILI K, et al. Large coverage MR neurography in CIDP：diagnostic accuracy and electrophysiological correlation［J］. J Neurol, 2017,264(7)：1434 - 1443.

［13］VAN ROSMALEN MHJ, GOEDEE HS, VAN DER GIJP A, et al. Quantitative assessment of brachial plexus MRI for the diagnosis of chronic inflammatory neuropathies［J］. J Neurol, 2021,268(3)：978 - 988

［14］ HIWATASHI A，TOGAO O，YAMASHITA K，et al. Evaluation of chronic inflammatory demyelinating polyneuropathy：3D nerve-sheath signal increased with inked rest-tissue rapid acquisition of relaxation enhancement imaging(3D SHINKEI)［J］. Eur Radiol，2017,27(2)：447－453.

［15］ HIWATASHI A，TOGAO O，YAMASHITA K，et al. Lumbar plexus in patients with chronic inflammatory demyelinating polyneuropathy：evaluation with 3D nerve-sheath signal increased with inked rest-tissue rapid acquisition of relaxation enhancement imaging(3D SHINKEI)［J］. Eur J Radiol，2017，93：95－99.

第十一章

肌肉疾病诊断思路

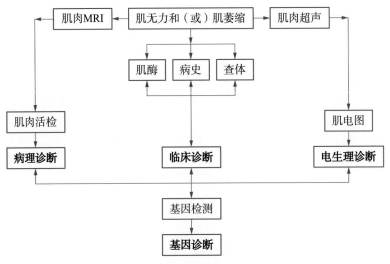

肌肉疾病诊断思路流程图

◆ 第一节 肌肉疾病的分类 ◆

　　骨骼肌疾病目前尚无统一分类意见，通常可分为以下几种类型[1]：

　　（1）进行性肌营养不良：肌营养不良是肌病的一个大类（或综合征），根据不同临床表现和遗传特征又可分为不同的亚型：假肥大型肌营养不良（包括 Duchenne 型和 Becker 型）、面肩肱型肌营养不良、肢带型肌营养不良、强直性肌营养不良、眼咽型肌营养不良、Emery-Dreifuss 肌营养不良、先天性肌营养不良以及远端型肌病（例如，Miyoshi 型肌营养不良）等。此类疾病具有一些共同特征：①均为遗传性肌病，有明确的致病基因；②病理上以早期进行性肌纤维变性和坏死，后期肌肉脂肪化为特征；③肌无力和肌肉萎缩缓慢进行性加重，病程中无缓解。

　　（2）炎症性肌病：为一组后天获得性肌肉疾病；病理上以炎症细胞浸润和显著的肌纤维

坏死、吞噬和再生为特征。临床上主要包括两大类,其中最常见的一类为目前病因尚不明确的特发性炎症性肌病,主要包括多发性肌炎、皮肌炎和包涵体肌炎以及免疫介导坏死性肌病;另一类,临床上比较少见的为病原体感染所致的感染性肌炎,包括病毒性肌炎(流感病毒、柯萨奇病毒)、细菌性肌炎(热带肌炎)、寄生虫性肌炎(旋毛虫性肌炎)等。

（3）代谢性肌病:由于骨骼肌组织能量代谢过程中的某些遗传性缺陷(包括脂质、糖原、线粒体和溶酶体代谢障碍)导致肌细胞的功能障碍引起的一组肌病。通常包括以下 3 种类型:线粒体肌/脑病、脂质沉积性肌病、糖原累积病(以庞贝病为代表)。

（4）内分泌性肌病:指由内分泌腺功能失调导致的一组肌肉病变。主要包括以下几类:类固醇肌病、甲状腺功能亢进性肌病、甲状腺功能减低性肌病、甲状旁腺功能亢进性肌病、甲状旁腺功能低下性肌病等。

（5）先天性肌病:指出生时或青少年期发生的一组非肌营养不良性肌肉疾病,多数为遗传性,进展缓慢,呈相对良性的发展过程,主要包括中央轴空病、中央核肌病(肌管肌病)、杆状体肌病、两型纤维发育不均衡、还原体肌病、微管聚集性肌病等。

（6）离子通道病:是一组以编码钠、氯或钙离子通道蛋白的基因突变所致肌肉疾病。主要包括钠离子通道病(高钾性周期性麻痹、正常钾性周期性麻痹、先天性副肌强直)、钙离子通道病(低钾性周期性麻痹、恶性高热)和氯离子通道病(Thomsen 型和 Becker 型先天性肌强直)。

◆ 第二节　肌肉疾病的诊断流程[1] ◆

一、病史询问

详细的病史采集对明确肌病诊断十分重要,其中肌无力是肌肉病最为常见的症状,其他症状包括肌肉僵硬、肌肉痉挛、肌痛和运动不耐受。不同类型的肌肉病,其肌无力的分布也不尽相同。临床上常见的肌无力分布模式包括以下几种。

（1）肢带型肌无力:即以四肢近端受累为主的肌无力,也是临床上最为常见的一种肌无力模式,不仅可以见于 DMD/BMD、肢带型肌营养不良、多发性肌炎/皮肌炎、脂质沉积性肌病等肌肉疾病,也可见于重症肌无力、吉兰巴雷综合征以及脊髓性肌萎缩(SMA)等。针对此类患者,病史中应重点询问有无蹲下起立困难,上楼梯是否需扶物,举重物或梳头是否有困难等症状。

（2）远端型肌无力:以四肢或上肢、下肢远端受累为主的肌无力,可以见于包涵体肌炎、远端型肌病、强直性营养不良等肌肉疾病,此类肌病常以肢体远端肌无力为主或者远、近端同时受累;病史常需询问患者精细动作完成情况,包括系扣子、拧瓶盖、用钥匙开门以及用足跟或足尖行走有无受限等。

（3）伴面肌受累:包括面部表情肌以及眼外肌,主要见于面肩肱型肌营养不良、眼咽型肌营养不良、强直性肌营养不良、慢性进行性眼外肌麻痹以及某些先天性肌病等。病史方面,应重点询问有无眼睑下垂、闭目无力、鼓腮不能以及不能吹口哨等。

（4）颈肌无力：主要包括颈屈肌无力和颈伸肌无力。临床上以颈屈肌无力为主的肌病主要有多发性肌炎/皮肌炎和包涵体肌炎，以颈前屈肌受累最为突出，且在疾病早期即可出现。颈伸肌无力主要见于脂质沉积性肌病。

（5）呼吸肌无力：多见于各类神经肌肉病的晚期，但在庞贝病（酸性麦芽糖酶缺陷病）、重症杆状体肌病早期即可累及呼吸肌，导致呼吸困难。

除了上述针对肌无力的病史询问，还要关注其他的肌病症状，包括肌萎缩、肌肉肥大（包括假肥大），以及肌肉疼痛和肌压痛、肌强直，运动不耐受等。典型的双侧腓肠肌假性肥大提示假肥大型肌营养不良；肌强直常见于强直性肌营养不良、先天性肌强直、先天性副肌强直和Schwartz-Jampel综合征。运动不耐受是线粒体肌病和脂质沉积性肌病的重要临床特征。肌肉疼痛和压痛则主要见于炎症性肌病。

二、体格检查

体格检查包括一般情况检查和神经系统检查，其中一般情况检查重点关注肌病的其他系统症状，包括皮肤、毛发改变（如皮肌炎典型皮疹，毛发增多见于线粒体病，秃头见于强直性肌营养不良）、听力改变（线粒体病）、关节畸形（脊柱强直和关节挛缩等）、心肌病（肥厚性或限制性）和或心律失常；肺部症状等。神经系统检查重点关注运动系统的检查，包括肌容积的改变、手动肌力检查、共济运动和腱反射等。

三、辅助检查

（一）肌肉活检[2-5]

肌肉活检又称肌肉活体组织检查，是临床上对神经肌肉疾病诊断、病理机制研究以及病因探索有重要价值的一项微创检查手段。除了临床查体、肌电图、实验室检查及分子遗传学检测外，肌肉活检常能够对一些临床上表现为急性或慢性进展性肌无力的患者明确诊断或缩小鉴别诊断范围。一些具有特征性病理改变的肌病可以通过肌肉活检病理直接明确诊断，包括炎症性肌病（如皮肌炎、多发性肌炎、包涵体肌炎和免疫介导坏死性肌病）、部分类型肌营养不良［如进行性假肥大性肌营养不良（duchenne muscular dystrophy，DMD）/贝克肌营养不良（Becker muscular dystrophy，BMD）和肢带型肌营养不良2B型等］、部分代谢性肌病（如脂肪沉积性肌病、线粒体病、糖原累积病、溶酶体病等）和一些具有特殊病理结构的先天性肌病（如杆状体肌病、中央轴空病等）。另外，临床上部分多系统受累疾病，如线粒体病、系统性血管炎等，常同时累及肌肉和神经，可通过肌肉和神经联合活检明确诊断。掌握肌肉活检的一些基本知识和肌肉病理改变，有助于临床医师及神经病理医师更好地认识和理解神经肌肉疾病。

1. 肌肉活检适应证

肌肉活检主要是结合肌酸激酶（creatine kinase，CK）与肌电图对临床上以肌无力和（或）肌萎缩为主要表现的患者进行诊断和鉴别诊断。包括：①原发性骨骼肌疾病的诊断，如

DMD/BMD、先天性肌营养不良、肢带型肌营养不良等；②系统性疾病伴骨骼肌受累的诊断，如线粒体病及其他代谢性疾病(神经元蜡样脂褐质沉积)；③部分神经源性疾病的诊断，如脊髓性肌萎缩(spinal mucular atrophy，SMA)等，肌肉病理上可呈现特征性神经源性病理改变；④临床和电生理检查提示神经源性和肌源性混合损害的鉴别诊断；⑤无症状高 CK 血症(包括DMD/BMD 基因携带者)。

2. 肌肉活检部位的选择

理论上所有受累的肌群均可作为活检部位的选择，但临床上肌肉活检部位的选择通常取决于疾病病程，同时兼顾取材方便、安全的原则。对于急性骨骼肌疾病(如炎症性肌病)，因其病程较短(数周或数月)，可以选取受累最重的肌肉进行活检，以便更好地发现特征性肌肉病理改变。而对于慢性肌肉疾病(如肌营养不良)，由于其病程较长(数年)，通常选择中等程度受累(肌力 4 级)的肌肉进行活检，而非选取受累最重的肌肉(通常被脂肪组织取代)。对于部分取材部位选择困难的病例(如肌营养不良晚期或无症状高 CK 血症)，可以在肌肉磁共振影像指导下选取肌肉活检部位。另外，要注意避免选取近期曾行针极肌电图、局部注射药物或局部有创伤的肌肉进行活检，以免影响肌肉病理结果的判读。

临床上常用的肌肉取材部位包括肱二头肌、三角肌、腓肠肌、胫骨前肌、股外侧肌等，其中最常选取的是肱二头肌，主要是由于肱二头肌取材方便、安全，且纤维类型均衡(Ⅰ：ⅡA：ⅡB≈1：1：1)。

3. 肌肉活检标本的取材

临床上有两种肌肉活检取材方式，分别为针刺活检和开放式活检。为提高肌肉病理诊断阳性率，通常选取开放式活检。图 11-1 为肱二头肌开放式活检示意图。具体方法如下：选定活检部位，常规消毒，2%利多卡因局麻，切开皮肤(切口长一般为 3 cm)，分离皮下组织，暴露浅筋膜，切开筋膜暴露肌肉，用血管钳沿肌纤维走行小心分离出直径 5 mm、长 1～1.5 cm 的肌纤维束，用粗线结扎一端，先剪断另一端，提起结扎线，再剪断结扎的一端，用生理盐水浸透

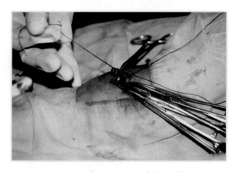

图 11-1 肱二头肌开放式活检取材

的纱布轻轻包起所取肌肉，置于冰壶内。然后缝合肌外膜，缝合皮肤，活检结束。为避免影响病理结果的判读，术中要避免烧灼、钳夹和缝合肌肉，以免产生病理伪差。

相较于开放式活检，针刺活检的优点是取材方便，且创伤小，所需切口仅 5～10 mm，而开放式活检切口通常至少需要 30 mm，缺点是取材量少(约 100 mg)，容易缺失关键病理(局灶性或肌束膜病理)，而且需要专门的活检穿刺针。另外，针刺活检不能够直视取材，并且取材时如果出血的话，不能像开放式活检一样直视下钳夹止血，甚至有时需要转为开放式活检而止血。

4. 肌肉活检标本的处理

(1) 转运：用生理盐水浸湿的纱布轻轻包裹新鲜取材的肌肉(避免肌肉直接浸泡在生理盐水、固定剂或其他液体中)，放入密封塑料袋或塑料容器中，置于冰壶内(避免肌肉直接接触冰块)，尽快转运至专门实验室冻存(最好 30 min 内)，以免肌肉组织丧失酶活性。

(2) 冻存：通常采用异戊烷速冻法冻存肌肉，即将肌肉放置在预先以液氮冷却至-160℃

的异戊烷溶液中快速冻存。该步骤在肌肉标本的处理过程中至关重要,若冻存不良,将极大影响后续病理染色结果的判读。具体方法如下:首先将新鲜肌肉标本用黄蓟胶固定在直径1.5 cm、厚0.5 cm的圆形软木块上,将盛有20 mL异戊烷的小烧杯置于液氮内并用玻璃棒不停地搅拌异戊烷,待烧杯底部出现白色结晶时将准备好的标本投入异戊烷中,并不停搅拌10~20 s即可。冻存后的肌肉标本需存放在−80℃低温冰箱内长期保存。需要注意的是,在肌肉活检标本的转运和冻存过程中,如处理不当均有可能产生病理伪差,影响后续病理观察。

5. 肌肉冰冻切片和病理染色

取出冻存肌肉标本放置于冰冻切片机内,切成8~10 μm的切片。根据诊断目的及实验室条件的不同,选择不同的染色方法(图11-2)。主要包括:①普通组织化学染色,包括苏木精-伊红(hematoxylin-eosin, HE)染色、改良Gomori(modified Gomori trichrome, MGT)染色、过碘酸希夫(periodic acid Schiff, PAS)染色、油红O(oil red O,ORO)染色及刚果红染色;②酶组织化学染色,包括还原型辅酶Ⅰ-四氮唑蓝还原酶(NADH-tetrazolium reductase, NADH-TR)染色、琥珀酸脱氢酶(succinate dehydrogenase,SDH)染色、细胞色素C氧化酶(cytochrome C oxidase,CCO或COX)染色、腺苷三磷酸酶(adenosine triphosphatase, ATPase)染色、酸性磷酸酶(acid phosphatase,ACP)染色、碱性磷酸酶(alkaline phosphatase, AKP)染色等;③免疫组织化学染色(抗体包括CD3、CD4、CD8、CD20、CD68、dystrophin-C/N/Rod、sarcoglycan、merosin、dysferlin、collagen Ⅵ、desmin、MHC-1、dystroglycan、caveolin、laminA/C、emerin等)。

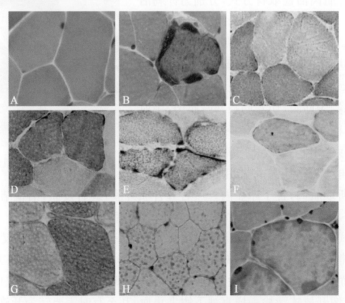

图11-2 常用肌肉活检病理染色方法

A. HE染色,示正常肌纤维;B. MGT染色,示破碎红纤维(RRF),见于线粒体病;C. NADH染色,示正常两型肌纤维,深色为Ⅰ型纤维,浅色为Ⅱ型纤维;D. COX染色,示正常两型肌纤维,深色为Ⅰ型纤维,浅色为Ⅱ型纤维;E. SDH染色,示破碎蓝纤维(RBF),见于线粒体病;F. SDH/COX染色,主要用于识别COX缺失纤维,复合染色后呈蓝色纤维;G. PAS染色,示正常两型肌纤维,浅色为Ⅰ型纤维,深色为Ⅱ型纤维;H. ORO染色,示部分肌纤维内脂滴含量增多,常见于脂质沉积性肌病;I. 刚果红染色,示肌膜下刚果红染色阳性物质沉积,见于肌原纤维肌病

6. 肌肉活检标本的其他用途

新鲜肌肉活检标本除了上述冻存用于冰冻切片病理染色外,还可应用于以下几个方面:①电镜检查:取新鲜活检肌肉标本少许,放入2.5%～4%的戊二醛溶液固定后,中性树脂包埋,然后在电镜下观察肌肉超微结构的变化。②酶学分析:常温下,骨骼肌离体后酶活性很快降解,冰冻组织能够很大程度上保存酶活性,但长期冰冻保存的组织酶活性仍会降低,不利于酶活性分析,临床上通常选取新鲜活检标本进行酶学分析,以检测酶活性缺陷。③蛋白质组学:选取冰冻组织或新鲜活检组织提取蛋白,进行 Western blot,以检测蛋白功能的缺陷。④基因分析:选取冰冻组织或新鲜活检组织提取 DNA 或 RNA,行 PCR 或二代测序等,从分子水平直接检测致病基因突变。

7. 肌肉活检病理诊断的注意事项

实施肌肉活检病理诊断,需要注意以下几点:

第一,熟悉正常肌肉组织结构,注意识别肌间质内血管、肌内神经、肌梭和肌腱联合处等正常病理改变。

第二,明确不同年龄、不同性别和不同部位肌肉的病理改变存在差异。例如,新生儿肌纤维直径为 $10\,\mu m$ 左右,儿童肌纤维直径为 $40\sim60\,\mu m$,而成人肌纤维直径为 $80\sim100\,\mu m$。

第三,认识肌肉活检取材的局限性。与针极肌电图可以同时选取多块肌肉进行检测不同,肌肉活检通常仅能取材单一一块肌肉,对于一些选择性肌肉受累的患者,如果没有取到病变肌肉,可能就发现不了典型的病理改变。此种情况下,通常需要借助肌肉磁共振明确受累肌群,然后再做肌肉活检。

第四,学会识别各种常见病理性伪差,包括肌肉标本取材、转运、冻存、切片及染色过程中的各种伪差,避免将伪差误认为病理性改变。

第五,熟悉常见神经肌肉病的特征性病理改变。肌肉活检病理改变主要分为肌源性损害和神经源性损害两大类,其中肌源性损害病理改变主要包括:①坏死性肌病,以肌纤维坏死、吞噬和再生为主要病理改变,而炎症细胞浸润少见。以坏死性肌病为主要病理改变的肌肉病主要见于急性横纹肌溶解、免疫介导坏死性肌病和肌营养不良。急性横纹肌溶解表现为短时间内大量肌纤维处于同一时相的坏死或再生;免疫介导坏死性肌病的病理上坏死和再生肌纤维处于不同时相且呈散在分布,若病程较长,也可伴有明显间质结缔组织增生,容易误诊为肌营养不良;肌营养不良(如 DMD/BMD)的坏死和再生肌纤维呈小群分布,且处于不同时相,同时伴有高收缩肌纤维及肌间质脂肪和结缔组织增生。②炎症性肌病,病理上同时有炎症细胞浸润和显著的肌纤维坏死、吞噬和再生,主要见于多发性肌炎、皮肌炎和包涵体肌炎。③空泡性肌病,以肌纤维内空泡形成为主要病理改变,主要包括脂质沉积性肌病(肌纤维内脂滴空泡)、糖原贮积性肌病(糖原空泡)及溶酶体肌病(自噬性空泡)等。④线粒体肌病,以肌纤维内异常线粒体聚集为主要病理改变,病理上表现为破碎红纤维、破碎蓝纤维、COX 酶活性缺失肌纤维等。⑤蛋白聚集性肌病,表现为肌纤维内异常蛋白的聚集,病理上表现为肌纤维内各种包涵体形成,包括胞浆体、球形体等,主要见于肌原纤维肌病。⑥先天性肌病,包括杆状体肌病、中央轴空病、中央核肌病等。

肌肉活检是临床医师诊断神经肌肉疾病所致肌无力的一个非常有价值的诊断工具。在临床查体、电生理及实验室检查结果的基础上,肌肉活检病理能够提供关键的诊断线索,从而有助于患者的早期诊断和早期治疗。另外，虽然肌肉活检方法相对直观简单，但要得到高质量的肌肉病理结果，尚需要临床医师、手术医师、实验室技术人员及病理医师的通力合作，建议有条件的地方可设立肌病多学科小组，提前做好规划设计，包括肌肉活检部位的选取、手术方法的选择、标本的运送和处理，以及各种病理染色的选择等。

（二）肌电图[6]

肌电图是鉴别神经源性和肌源性损害最基本的手段。通过单纤维肌电图和重频刺激实验可以为重症肌无力和 Lamber-Eaton 综合征提供重要的诊断依据。某些肌病如多发性肌炎和强直性肌营养不良的肌电图改变也具有一定的特征性。有些神经肌肉病的肌电图改变并不是单纯神经源或肌源性改变，譬如多发性肌炎、脂质沉积性肌病、包涵体肌炎和遗传性包涵体肌病等肌肉疾病，有时可伴有神经源性改变。此种情况下，进一步做血清肌酶谱检查和肌肉活检病理观察对最后确诊十分重要。

（三）血清学指标（肌酶谱）

血清肌酸肌酶（CK）能够较准确地反映肌纤维坏死的程度，是肌纤维坏死的重要生化指标。多发性肌炎、皮肌炎、进行肌营养不良、急性横纹肌溶解时，CK 常明显升高，有时可高达200 000 U/L。神经源性肌萎缩或肌无力时，CK 多正常或轻度升高，一般不超过正常值的 3～5倍。除了 CK 之外，谷草转氨酶、谷丙转氨酶和乳酸脱氢酶在肌病时也常明显升高，应注意与肝脏损害鉴别。

（四）肌肉超声[7]

肌肉超声是临床上有效的神经肌肉疾病的筛查工具。与肌肉磁共振类似，肌肉超声可以显示正常肌肉组织结构以及病理性肌肉改变，例如检测肌肉萎缩、受累肌肉脂肪化和纤维结缔组织增生以及肌束震颤和纤颤等。另外，多普勒血流信号探测还可以检测肌肉血流的供应情况。肌肉超声的优势在于图像比较直观，可以肉眼主观观测，也可应用一些特殊量表进行半定量评估，从而可以随访患者治疗前后肌肉的改变，监测肌营养不良等患者的病情进展。与肌活检、肌电图等侵入性操作相比，其优势在于无痛且易于实施，门诊上或床旁即可操作，患者（尤其儿童）易于接受。但肌肉超声对于代谢性肌病或 3 岁以下儿童，应用价值有限，因其存在的结构性肌肉异常改变有限。

（五）肌肉 MRI[8]

肌肉 MRI 能提供出色的软组织对比，更好地评估肌肉的形态、体积和结构异常。目前肌肉 MRI 已经在临床上被常规用于肌病患者的形态学评估，能够检测出亚临床或早期肌肉病理改变。肌肉 MRI 不仅能够准确发现肌肉被脂肪或纤维结缔组织取代的程度，同时在一些遗传性肌病中常能够发现每种肌病相对特异的肌肉受累模式，从而有助于临床诊断。另外，肌肉MRI 还可以辅助指导肌肉活检部位的选择，例如对于肌炎患者，病变肌肉呈现炎性水肿信号，可选取相应病变肌肉用作活检部位。既往仅身体部分节段（主要是大腿和小腿）肌肉能够用于MRI 评估。近年来，随着全身磁共振（whole-body MRI）的开发应用，使得几乎全身的肌肉均可应用磁共振来评估，该技术不仅能够评估全身骨骼肌的病理变化，同时对心肌以及腹部和盆腔器官的平滑肌也能评估。

目前临床上肌肉 MRI 检查的常用序列包括轴位自旋回波 T_1 加权像、T_2 加权像以及脂肪抑制序列（STIR 序列）。同 T_2 压脂（T_2 fat suppression，T2FS）相比，STIR 能够提供更为均质的脂肪信号衰减。同 STIR 和 T2FS 序列相比，增强扫描并不能额外提供更多信息，因此增强扫描目前不作为肌病诊断评估中的常规推荐，但对于肌肉肿瘤性病变，强化扫描仍有其重要价值。除了上述临床常用的磁共振扫描序列以外，磁共振波谱成像（magnetic resonance spectroscopy，MRS）、磁共振弥散张量成像（diffusion tensor imaging，DTI）、PET、SPECT 等均有其临床应用前景，其中 MRS 对肌肉内水和脂肪的测量、对一些代谢性肌病（如线粒体脑肌病）的能量评估以及离子通道病肌细胞内钠离子浓度的测定等更有优势。

◆ 第三节　肌肉疾病诊断思路小结 ◆

肌肉疾病包含一大类异质性肌病，具有显著的临床和遗传异质性。临床评估是诊断肌肉疾病的基石，包括临床病史的询问以及详细的体格检查，同时需密切结合肌电图、肌酶等辅助检查结果。肌肉活检在肌肉病的诊断中具有重要价值，一些具有特征性病理改变的肌病可以通过肌肉活检病理直接明确诊断。肌肉影像和肌肉超声在肌病中的应用也日益普及。对于遗传性肌病，详细的家族史以及基因检测对于诊断至关重要，随着分子遗传学技术的进展，例如二代测序的临床普及，大大提升了遗传性肌病的基因确诊率。

（戴廷军）

● 思 考 题 ●

1. 简述肌病的临床分类。
2. 对于以肌无力为主诉的患者，临床诊断思路应如何展开？
3. 肌肉活检的适应证有哪些？
4. 肌肉活检标本的处理流程有哪些？

● 参 考 文 献 ●

［1］GOEBEL HH，SEWRY CA，WELLER RO. Muscle disease：pathology and genetics-Second edition ［M］. West Sussex：John Wiley & Sons，Ltd，2013.

［2］NIX JS，MOORE SA. What every neuropathologist needs to know：the muscle biopsy ［J］. J Neuropathol Exp Neurol，2020，79(7)：719 - 733.

［3］PEARL GS，GHATAK NR. Muscle biopsy ［J］. Arch Pathol Lab Med，1995，119(4)：303 - 306.

［4］JOYCE NC，OSKARSSON B，JIN LW. Muscle biopsy evaluation in neuromuscular disorders ［J］. Phys Med Rehabil Clin N Am，2012，23(3)：609 - 631.

［5］CAI C，ANTHONY DC，PYTEL P. A pattern-based approach to the interpretation of skeletal muscle biopsies ［J］. Mod Pathol，2019，32(4)：462-483.

［6］ENGEL AG，FRANZINI-ARMSTRONG C. Myology：basic and clinical ［M］. 3rd ed. New York：McGraw-Hill，2004.

［7］WIJNTJES J，VAN ALFEN N. Muscle ultrasound：Present state and future opportunities ［J］. Muscle Nerve，2021，63(4)：455-466. doi：10.1002/mus.27081.

［8］CAETANO AP，ALVES P. Advanced MRI Patterns of Muscle Disease in Inherited and Acquired Myopathies：What the Radiologist Should Know ［J］. Semin Musculoskelet Radiol，2019，23(3)：e82-e106.

第十二章

神经系统遗传病诊断思路

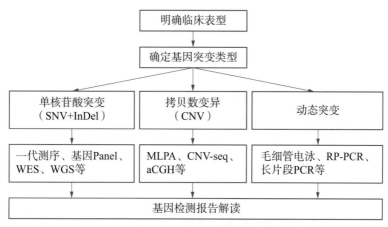

神经系统遗传病诊断思路流程图

注：SNV（single nucleotide variant），单核苷酸变异；Indel（insertions/deletions），插入/缺失变异；CNV（copy number variation），拷贝数变异；WES（whole-exome sequencing），全外显子组测序；WGS（whole-genome sequencing），全基因组测序；MLPA（multiplex ligation-dependent probe amplification），多重连接探针扩增技术；CNV-seq（copy number variation sequencing），拷贝数变异测序；aCGH（array comparative genomic hybridization），比较基因组杂交；RP-PCR（repeat-primed polymerase chain reaction），重复引物 PCR

　　神经系统遗传病种类繁多，且基因型-表型关系复杂，一个基因常与多种表型有关，如 *PMP22* 基因，其上发生片段缺失会导致遗传性压力易感性周围神经病，若该基因发生片段重复则又会引起腓骨肌萎缩症（Charcot-Marie-Tooth，CMT）[1]；而一个表型也常有多个致病基因，如多巴胺反应性肌张力障碍，其致病基因有 *GCH1*、*SRP* 和 *TH* 等，它们因在多巴胺合成通路的各个环节中发挥作用而致病[2]。近年来，各种新兴基因检测技术帮助临床医生发现和识别大量与神经系统遗传病相关的致病基因和表型，提高了人们对遗传病的认识，使临床诊断变得更加高效和精准。因此，在神经系统遗传病中合理应用基因检测尤为重要。它不仅可以帮助明确临床诊断，也为后续的治疗带来希望，同时还能够指导家庭优生优育。本文从各种基因检测方法的适用范围、表型对基因检测的影响、基因检测报告的解读以及目前基因检测中还存在的问题进行简要概述。

◆ 第一节　神经系统遗传病的分类 ◆

一、按照病因和发病机制分类

(1) 多核苷酸重复突变：亨廷顿病、脊髓小脑性共济失调。

(2) 离子通道病：低钾性周期性麻痹、良性新生儿家族性惊厥。

(3) 遗传代谢病：糖原病、脂类代谢病。

(4) 异常蛋白产物沉积：帕金森病、阿尔茨海默病。

(5) 金属离子转运障碍：Menkes 病、肝豆状核变性。

二、按照受累基因的遗传方式分类

(1) 单基因遗传病：亨廷顿病、脊髓小脑性共济失调、腓骨肌萎缩症等。

(2) 多基因遗传病：癫痫、偏头痛等。

(3) 染色体病：先天愚型、脆性 X 染色体综合征等。

(4) 线粒体病：线粒体脑肌病、Leber 遗传性视神经萎缩等。

◆ 第二节　神经系统遗传病的诊断流程 ◆

一、病史询问

临床医生通过详细方法且有重点的病史询问能够获得关于临床表现的第一手资料，对临床诊断和后续的基因检测方法选择具有重要意义。对于神经系统遗传病来说，除了常规对发病年龄、认知、行为和发育异常、语言和运动障碍、多系统、多器官和多功能受累、有无进行性加重以及家族聚集现象等普遍性特征询问外，特征性的临床表现和家系调查则是病史询问的重中之重。因此，临床信息的采集主要包括以下几个方面：

(1) 特征性症状。例如，脊髓小脑性共济失调会表现出特征性的共济失调和构音障碍；腓骨肌萎缩症在行走时呈跨阈步态；遗传性痉挛性截瘫以双下肢进行性肌张力增高、肌无力、剪刀步态为特征，因而在病史询问中应重点挖掘与可能疾病相关的典型表现。

(2) 系谱分析。系谱是指在某个家系中，对某种遗传疾病发病情况所作的图解。在进行家系调查时，以先证者为线索，追溯询问其家系中各个成员的发病情况，并按一定格式绘制成系谱图(图 12-1)，常用家系图分析软件有 Cyrillic(Windows XP 或虚拟机)和 Haplopainter等。在系谱分析时应注意：①家系调查时应着重询问家系各成员间有无近亲关系，尽可能多地纳入患病者和正常者便于遗传分析;②采集家系成员发病情况时,应记录完整的病史和查体,力求信息准确无误,对状态不明的成员进行跟踪随访;③病史询问时应关注重点成员的怀孕史、生育史和流产史。

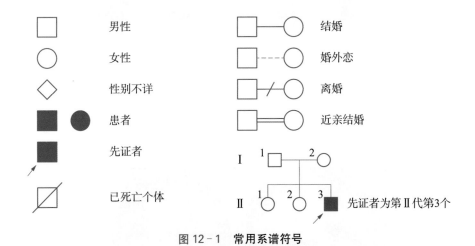

图 12-1　常用系谱符号

(3) 病史记录:临床表型对选择合适的基因检测至关重要并且影响后续数据分析的方向,但不同的人关于同一个表型的描述各不相同,比如一个言语障碍的患者,可能被描述为"构音障碍"、"口齿不清"、"言语不利"、"发音困难"等。因此建议按照中文人类表型标准术语(Chinese Human Phenotype Ontology, CHPO)中所列词条进行统一描述,以便第三方基因检测机构能够迅速、准确地提取表型关键词(中文网站 https://www.chinahpo.net/)。

但部分神经系统遗传病的发生发展是一个动态变化的过程,最初可能仅表现出某些非特异性改变,随着时间的推移逐渐进展出典型的特征性表型。例如,一名中年女性患者,发病初期的 20 年里仅表现为写字困难,被诊断为"肌张力障碍",近 3 年开始出现言语不清,最近半年步态不稳,修正诊断为"脊髓小脑性共济失调",后续基因检测结果证实为 SCA8 型。此外,神经系统遗传病的基因型-表型关系复杂,多种疾病的临床表型相互重叠,因此,首诊做出的临床诊断,在对患者长期密切随访、观察及多次复诊后可能会被修正。

二、体格检查

体格检查包括常规一般情况检查和神经系统检查。详细的病史询问有利于神经系统查体,更具有针对性,比如怀疑腓骨肌萎缩症的患者在查体时可发现"鹤腿"(肌肉萎缩累及大腿下 1/3 和整个小腿肌群形似鹤腿或倒立的香槟酒瓶)体征(图 12-2);脑面血管瘤病(又称斯特奇-韦伯综合征)患者颜面部出生时即可见到沿三叉神经区域分布的"葡萄酒色"样的扁平血管痣(图 12-3);神经纤维瘤病患者皮肤可见具有诊断性意义的牛奶咖啡斑(图 12-4);查体时发现诸如以上关键信息将为明确诊断提供强有力的证据支持。

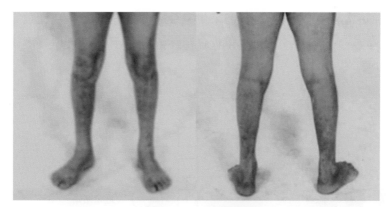

图 12-2 鹤腿征

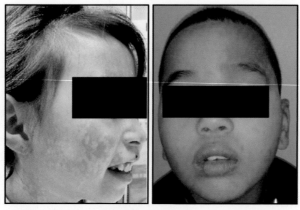

图 12-3 头面部葡萄酒色样扁平血管痣

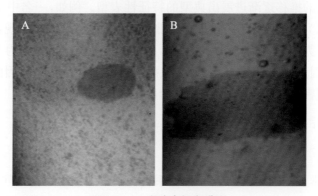

图 12-4 皮肤牛奶咖啡斑

三、辅助检查

本章仅以基因检测技术为代表,其他辅助检查手段见各疾病对应章节(如神经肌肉活检、影像学等检查)。

(一) 不同基因检测技术适用于不同的变异类型

1. 单基因测序

单基因测序（single gene testing）可选择的检测手段主要有一代测序（sanger sequencing）、多重连接探针扩增技术（multiplex ligation-dependent probe amplification，MLPA）、重复引物 PCR（repeat-primed polymerase chain reaction，RP-PCR）、长片段 PCR 技术（long-range PCR）及 Southern blot 等。一代测序可用来检测单个基因编码序列上发生的错义突变（missense mutation）、同义突变（synonymous mutation）、无义突变（nonsense mutation）、小片段的插入/缺失突变（small insertions/deletions）和剪接位点突变（splicing mutation）[3]；MLPA 则用来检测基因上的拷贝数变异（copy number variation，CNV）；RP-PCR 可以检测 DNA 上的重复序列发生不稳定性扩增，即动态突变（dynamic mutation）。当患者具有以下特征时，临床医生可优选单基因测序[4]：①明确的家族史；②临床表型和其他检验、检查结果都指向某一种特定类型的疾病；③该疾病目前仅有一个致病基因或某个基因上的致病突变最为常见；④患者经济条件受限。

一代测序适用于大多数基因测序，用于发现目标片段（<1 kb）上的点突变，曾被认为是过去十年临床基因检测的"金标准"[5]。例如肝豆状核变性（Wilson disease，WD），它是一种常染色体隐性遗传的铜代谢疾病，ATP7B 是其唯一的致病基因，参与铜转运过程，78% 的患者中存在 p. R778L、p. P992L 和 p. T935M 三个突变。因此，对临床上可疑的肝豆状核变性患者选用一代测序直接检测 ATP7B 基因不失为一种快速、敏感且价格低廉的基因检测方法[6]。又如发作性运动诱发性运动障碍（paroxysmal kinesigenic dyskinesia，PKD），典型临床特征为儿童期起病的由随意运动诱发的短暂性单侧或双侧不自主运动，包括肌张力障碍、舞蹈样动作或手足徐动症等。此前学者[7,8]发现约 1/3 的 PKD 患者携带常染色体显性遗传致病基因 PRRT2 上的突变，其中 c. 649dupC（p. Arg217Profs * 8）引起的移码突变所占比例高达 76.47%，因此可直接对临床高度怀疑为 PKD 的患者进行 PRRT2 基因的一代测序。此外，一代测序还多用于已明确致病突变的先证者家族成员的共分离验证。但是一代测序结果阴性只能排除目标区域的特定突变，对于大片段插入、拷贝数变异、多核苷酸重复扩增或非编码区序列突变等则不适用[3]。另外，对于外显子数目较多的基因，使用该方法测序费时费力。

MLPA 技术多用于致病基因以拷贝数变异为主的疾病，例如腓骨肌萎缩症（Charcot-Marie-Tooth，CMT），它是最常见的遗传性周围神经病之一，其发病率约为 1/2 500。CMT 的经典表型发病年龄多在 10～20 岁，临床特征主要为肢体远端无力、感觉减退和足部畸形[9]。目前报道和 CMT 相关的致病基因多达 100 余个，其中最常见的致病突变是染色体 17p11.2 区域上 1.5 Mb 范围的大片段重复，该区域包含编码周围髓鞘蛋白的 PMP22 基因。据文献报道，PMP22 基因突变占 CMT1 型的 70%，在所有 CMT 病例中占比高达 50%[10]。樊东升等[11]运用 MLPA 技术同时结合一代测序对 465 个中国 CMT 家系测序，发现 PMP22 基因重复占 29.5%，而 PMP22 基因点突变仅占 2.2%。由此可见，对于临床上可疑的 CMT 患者可以优先选择 MLPA 技术对 PMP22 基因进行检测，若首选全外显子组测序，虽可提高 CMT 相关的其他致病基因检测率，但因其检测技术的缺陷极易漏诊 PMP22 基因上的拷贝数变异。此外，X 连锁隐性遗传的杜氏肌营养不良（Duchenne muscular dystrophy，DMD）常在儿童早期发病,表现为近端肌无力、小腿肥大和肌酸激酶明显升高。它的致病基因为 *DMD*,其中由该基因上的大片段缺失导致的病例可达 65%～70%,多发生在突变热点区域 45～53 号外显子[12],因此临床上也常优先选择 MLPA。导致常染色体隐性遗传的脊髓性肌萎缩(spinal muscular atrophy,SMA)的致病基因 *SMN1*,其上约 96% 的突变均为 7 号外显子的纯合缺失[13];以及痉挛性截瘫(hereditary spastic paraplegia,HSP)最常见的致病基因 *SPG4*,其上 20%～25% 的突变形式为拷贝数变异[14]。所以对拷贝数变异为主的致病基因检测,临床上多选择方便且价格较低的 MLPA。

RP-PCR、长片段 PCR、Southern blot 及长读长测序技术(long-read sequencing,LRS)都可用于检测多核苷酸重复扩增突变。自 1991 年,首次发现 *FMR–1* 基因 5' 非翻译区(untranslated region,UTR)的 CGG 重复扩增可导致脆性 X 综合征(fragile X syndrome,FXS)以来,陆续发现多种疾病与多核苷酸重复突变相关[15]。多核苷酸重复扩增突变可发生在编码区上,如脊髓延髓性肌萎缩(spinal and bulbar muscular atrophy,SBMA)由 *AR* 基因 1 号外显子上的 CAG 重复扩增致病[16]、亨廷顿病(Huntington disease,HD)由 *HTT* 基因编码区的 CAG 重复扩增致病[17];也可以出现在 UTR 区或内含子上,如强直性肌营养不良(myotonic dystrophy,DM)分为 DM1 型和 DM2 型,致病突变分别为 *DMPK* 基因 3'UTR 区的 CTG 重复[18]和 *CNBP* 基因 1 号内含子 CCTG 重复[19]。

近年来,多核苷酸重复扩增已成为国内外研究热点,2018 年发现家族性皮质肌阵挛性癫痫(familial cortical myoclonic tremor with epilepsy,FCMTE)1 型由 *SAMD12* 基因内含子区域的五核苷酸重复(TTTCA)扩增致病[20-21],后续多个研究团队相继报道不同基因(*STARD7*[22]、*MARCH6*[23]、*YEATS2*[24]、*TNRC6A*[20] 及 *RAPGEF2*[20])内含子上的 TTTCA 重复突变可引起不同的 FCMTE 亚型。2019 年英国团队鉴定出伴神经病变和前庭反射消失的小脑性共济失调综合征(cerebellar ataxia,neuropathy,vestibular areflexia syndrome,CANVAS)的致病突变为 *RFC1* 基因内含子区的 AAGGG 重复扩增,该疾病是一种罕见的晚发型共济失调[25]。之后 Tian Y 等[26]证实 *NOTCH2NLC* 基因 5'UTR 区的 GCC 扩增重复为神经元核内包涵体病(neuronal intranuclear inclusion disease,NIID)的致病基因突变,最近还发现该基因 GGC 重复与帕金森病(Parkinson's disease,PD)[27]、阿尔茨海默病(Alzheimer's disease,AD)[28]、肌萎缩侧索硬化(amyotrophic lateral sclerosis,ALS)[29]、多系统萎缩(multiple system atrophy,MSA)[30] 及特发性震颤(essential tremor,ET)[31] 等疾病表型相关。2020 年 Deng J 等[32] 发现眼咽远端型肌病(oculopharyngodistal myopathy,OPDM)的另一致病基因 *GIPC1* 也为 5'UTR 区的 GGC 重复。随着基因检测技术的发展,尤其是长读长测序的应用,神经系统遗传病中关于多核苷酸重复扩增突变的研究进展突飞猛进。

2. 基因 Panel

对于许多神经系统遗传病来说,临床表型相对复杂,而且导致这种疾病的致病基因往往不止一个,此时需要一个可以检测多个基因的 Panel 来提高检测结果的阳性率。基于二代测序(next-generation sequencing)平台的基因 Panel 适用于以下情况[4,33]:①疾病的遗传异质性较大,如 HSP、CMT、PD、原发性肌张力障碍(primary torsion dystonia,PTD)等;②临床表型相似的一组疾病,如肌病等;③临床表型相似的不同疾病,如遗传性脑白质病变,包括肾上腺脑白质营养不良(adrenoleukodystrophy)、遗传性弥漫性脑白质病变合并轴索球样变(hereditary diffuse leukoencephalopathy with neuroaxonal spheroids，HDLS)、常染色体显性遗传成人型脑白质营养不良(autosomal dominant adult-onset demyelinating leukodystrophy，ADLD)、常染色体显性遗传性脑动脉病伴皮质下梗死和白质脑病(cerebral arteriopathy with subcortical infarcts and leukoencephalopathy，CADASIL)等。

基因 Panel 因为拥有较高的覆盖度、敏感性和特异性，与全外显子测序或全基因组测序相比其阳性率较高[33]。不同基因检测公司对相同一组疾病制定的基因 Panel 并不完全相同，一味追求全面而纳入较多与特征疾病相距甚远的基因或外显率较低的基因，最终会检测到很多意义不明确(variant of uncertain significance，VUS)的变异，导致基因检测报告解读更加烦琐和复杂[3]。因此，纳入检测的基因数目并非"越多越好"。譬如儿童期癫痫，含有 172 个相关基因 Panel 的诊断率约为 30%，其中 156 个基因未发现任何有意义的致病突变，说明诊断率不会随着纳入基因数目增多而呈线性增长[34]。而有些基因检测公司则比较保守，只选择与特定疾病证据性较强的基因，又会导致其他相关基因的漏诊[33]。因此，选择基因 Panel 测序时，作为临床医生需要仔细核对基因包中是否含有与关注表型相关的一类基因。

3. 全外显子组测序和全基因组测序

全外显子组测序(whole-exome sequencing，WES)和全基因组测序(whole-genome sequencing，WGS)既往通常用于基因 Panel 阴性或复杂表型的患者，不仅可以评估疾病所有相关的已知基因，同时随着新基因的发现和数据库的更新，为将来的再分析提供了机会，也是鉴定发现新基因的重要方法。随着二代测序技术的推广和降价，WES 和 WGS 会逐渐代替基因 Panel 和单基因测序，发挥更强大的检测潜能和再分析优势，提高检测阳性率。

据报道，对疑似孟德尔遗传疾病患者进行临床 WES 测序的诊断率约为 25%[35-39]，部分患者可能由于以下情况导致假阴性结果：①原始数据通过软件与参考序列进行比对、数据过滤、变异注释等任意一个环节的纰漏都会造成致病突变的漏检[40,41]；②如果检测实验室无法获得疾病表型的关键要素，就会降低致病突变被优先考虑的可能性；③部分数据库纳入的基因型-表型、变异-表型资料不完善，需要通过搜索引擎进行特定检索[42]；④每年大约有 250 个新的基因和 9 200 个变异被证实与疾病关联，数据库在不断更新[43]。因此，为了最大限度地提高WES 的诊断率，临床医生应对临床表型提供详细且全面的描述，供检测公司筛选目标基因。另外，还要对疾病有一定的文献知识储备和信息检索能力，并要求公司定期对检测结果阴性的病例进行数据再分析。

WGS 几乎可以检测所有基因组变异类型(如点突变、动态突变、拷贝数变异及深部内含子变异等)，简化了基因评估过程，越来越多的证据表明它在临床诊断和基因发现中具有广泛的应用前景[44]。据报道，WGS 在儿童遗传性疾病中的诊断率可达 41%，明显高于染色体微阵列分析、基因 Panel 等传统基因检测方法(24%；$P=0.01$)。与靶向基因检测技术相比，WGS 因其较高的诊断率甚至可作为首选检测方法[45]。由于大多数 CNV 的断裂点位于内含子上，WES 发现的外显子缺失极有可能包含一大段内含子序列，所以 WES 分析 CNV 的准确性有限，但是 WGS 通过生物信息学分析更易发现这种形式的 CNV[46-47]。如 WGS 发现一名智力障碍患者的 *TENM3* 基因在 4 号染色体上部分重复，该基因发生的 CNV 却不足以解释患者的临床表型，进一步的生物信息学分析证明重复的 *TENM3* 基因发生易位插入位于 X 染色体的 *IQSEC2* 基因上，*IQSEC2* 基因的连续性受到破坏，这才得以解释患者智力障碍的原因[48]。

另有研究表明,在 50 例智力发育迟滞患者中,WGS 对 CNV 的检测率可达 18%,发现被染色体微阵列、MLPA 漏诊的 3 个外显子缺失[49]。目前非扩增 WGS(PCR-free WGS)受基因组高 GC 含量区域的影响较小,整体覆盖度和均一性更好,尽管平均测序深度低但具有更为广泛的外显子覆盖度,随着测序价格的下降有望在临床得到广泛应用[50]。

(二) 临床表型对基因检测技术起至关重要的作用

选择合适的基因检测技术,不仅要了解不同疾病致病基因的变异类型,更重要的是进行完整而全面的临床检查,从而确定临床表型。例如本研究团队曾在临床工作中遇到一例 35 岁男性患者,因"双手抖动伴步态不稳 10 年,口齿不清半年"在外院诊断为"肝豆状核变性",通过 WES 分析在 ATP7B 基因上发现一处杂合点突变 c.A2785G(p.I929V)(图 12 - 5),但意义不明。重新对其进行临床评估后发现先证者还有癫痫病史,"双手抖动"实际为肌阵挛样表现,妹妹也有类似疾病史,但父母正常,裂隙灯下检查并未发现 K - F 环,血生化未见异常,因此修正诊断为进行性肌阵挛癫痫(progressive myoclonic epilepsy, PME)。公司重分析 WES 数据后在唾液酸贮积症(sialidosistype I)的致病基因 NEU1 上发现一处纯合突变 c.A544G(p.S182G)(图 12 - 6),对先证者父母及妹妹进行共分离验证,结果显示父母均为杂合突变,妹妹和先证者一样均为纯合突变。由此可见,临床表型决定基因检测的方向,有助于提高基因检测的阳性率,从而降低成本并缩短诊断时间。

基因	染色体位置	突变信息
ATP7B	chr13:52523878	ATP7B:NM_000053:exon12:c.A2785G:p.I929V

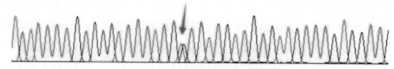

图 12 - 5　ATP7B 基因一代验证

注:ATP7B 基因一代测序验证结果,可见一处杂合突变 c.A2785G,导致第 929 号氨基酸由异亮氨酸变异为缬氨酸,为错义突变

基因	染色体位置	突变信息
NEU1	chr6:31829036	NEU1:NM_000434:exon3:c.A544G:p.S182G

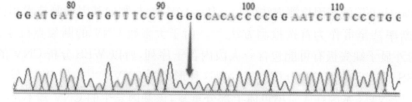

图 12 - 6　NEU1 基因一代验证

注:NEU1 基因一代测序验证结果,可见一处纯合突变 c.A544G,导致第 182 号氨基酸由丝氨酸变异为甘氨酸,为错义突变

(三) 基因检测结果的解读

研究表明,每个人基因组中存在数百个功能缺失变异(loss-of-function variants,LOF)和数千个 VUS[51-52],因此每例 WES 通过数据过滤仍有 150～500 个非同义突变或剪接突变等[4],健康个体也会携带 40～110 种人类基因变异数据库(human gene mutation database,HGMD)中被判定为致病突变的变异[53],导致真正的致病突变与罕见非致病性变异之间的界限变得难以捉摸。WES 或 WGS 在提高诊断阳性率的同时相比基因 Panel 产生了更多的 VUS[5],为实验室筛选变异的优先级带来了巨大挑战。目前对基因检测结果中发现的变异进行致病性等级评判时,基因检测实验室主要遵循美国医学遗传学与基因组学学会(The American College of Medical Geneticists,ACMG)制定的序列变异解读指南[54]。

有时会在患有孟德尔遗传病的患者中发现某个致病基因上存在罕见变异,但它却不足以解释患者的临床表型。文献报道过 1 例智力障碍、神经发育迟滞、小头畸形伴脑裂畸形的婴儿,其父母为近亲婚配,妹妹有类似表型但无脑裂畸形。WES 在 MCPH1 基因上发现 1 处纯合移码突变 c.421_422insA(p.Q141fs),但该位点不能解释 2 个患儿表型上的差异。之后通过再分析,在先证者中又发现基因 ALG8 和 CLN5 各有 1 处纯合突变,它们与脑结构发育异常相关,从而更好地解释了先证者的临床表型[55]。基因背景中的其他罕见变异位点对患者的临床表型也起着至关重要的作用,家系内共分离时常遇到与先证者携带相同突变的人并没有出现临床症状,研究表明除了基因外显率不全,也可能是先证者因携带更多其他基因上的罕见变异造成的突变负荷(mutational burden)较高所致[56]。另外,本研究团队曾遇到 1 例 CADASIL 患者,WES 检测报告提示在 NOTCH3 基因上存在 1 对复合杂合变异 c.2656C>T(p.R886C)和 c.6202G>A(p.G2068R),查文献可知只有位于表皮生长因子样蛋白(epidermal growth factor-like protein,EGFr)功能区改变半胱氨酸蛋白数目的突变(即 c.2656C>T)才具有较高致病性[57],所以和疾病相关基因上的变异还需通过文献、共分离验证或生物学实验等进一步明确其致病性。因此,临床医生对基因检测结果的解读不能完全依赖实验室分析,需要有一定的遗传学背景,对检测报告进行分析甄别,为患者提供更准确的遗传咨询。

◆ 第三节　神经系统遗传病诊断思路小结 ◆

随着高通量测序时代的到来,临床医生对神经系统遗传病的诊断需求也在不断提升,选择合适的基因检测技术有助于明确诊断,减少患者不必要且痛苦的就医过程和各种多余而昂贵的临床检查[58];明确诊断后,临床医生可以帮助患者制定个性化的治疗方案,对家中尚未发病的亲属提早进行干预、指导就业、规划生活等。对有生育要求的年轻患者,基因检测结果可作为产前诊断的依据,阻断疾病代代相传。

如今,二代测序技术的广泛应用使神经系统遗传病得到迅速发展,许许多多的致病基因被发现和鉴定,临床表型也被进一步细分,但目前的基因检测还面临众多挑战。首先,不同实验室的测序平台对基因的覆盖度差别较大,数据分析跟不上测序技术的发展且缺乏一致性的共识[59]：①不是所有的目标序列都有较高的覆盖度，若测序芯片恰好在某个致病基因上的覆盖度较低，则影响致病突变的有效检出；②变异致病性预测软件(如 Mutation Taster、PolyPhen - 2)准确性并非 100%，有时会将致病性突变预测为良性或多态；③一些致病突变频率在某个人群中较高，按照默认的参考突变频率会被过滤(如遗传性血色素沉着症的致病基因 HFE，该基因上的致病突变 p. Cys282Tyr 在北美人群中频率高达 11%，若不考虑人群，只按频率>5%的变异都被过滤的规则将会漏诊)[3,33]，所以基因检测技术有时会因为测序平台和数据分析的不完善而漏掉真正的致病基因。其次，遗传异质性使基因型-表型相关性研究更为复杂[60]：①携带致病基因的个体可能不表现出相应的疾病表型，即基因外显不全，在显性遗传模式的致病基因中更常见。因此，有些显性遗传模式疾病的家系内会出现隔代遗传(携带致病基因的下一代未表现出临床症状，即无症状携带者)，对明确家系遗传方式带来了困难(尤其当家系较小时，更容易出现隔代遗传的现象)。②携带相同致病基因的患者会表现出不同程度的临床表型，主要与动态突变的重复次数、同一个基因的不同突变类型等有关，所以对基因上的突变类型进行功能研究对基因型-表型相关性分析至关重要。③一个基因同时会影响 2 个或多个不同表型特征(即基因多效性)，比如，VCP 基因编码的蛋白质参与多种细胞活动，与包涵体肌病、佩吉特骨病和额颞叶痴呆等多系统疾病有关[61]。因此，在对与临床表型相关基因进行优先级排序时，基因多效性使其变得尤为棘手。最后，基因检测结果的分析和解读也存在诸多问题，比如，对于基因检测中意外发现的已知明确致病性突变或者预期会导致疾病的突变，是否有必要告知患者等[推荐阅读：美国医学遗传学与基因组学学会(The American College of Medical Geneticists，ACMG)制定的序列变异解读指南；中国《遗传变异分类标准与指南》]。

此外，要知道基因检测是帮助临床医生明确临床诊断的一种辅助工具，过度滥用不仅不会提高诊断率，还将给患者带来不必要的心理负担和经济负担。

(罗巍　陈思)

● 思 考 题 ●

1. 神经系统遗传病都有哪些? 简述其分类和诊断步骤。

2. 一名显性遗传模式的腓骨肌萎缩症患者可选择哪种基因检测技术? 简述其理由。

3. 一名携带 GCH1 基因上一处杂合突变 c. 175_176insC(p. R59Pfs * 6)的多巴胺反应性肌张力障碍患儿，其父亲有类似临床表型且携带同一位点突变，根据遗传变异分类标准与指南，该突变可判定为致病性突变吗? 简述其分析过程。

● 参考文献 ●

［1］LI J，PARKER B，MARTYN C，et al. The PMP22 gene and its related diseases ［J］. Mol Neurobiol，2013,47(2)：673 - 698.

［2］WIJEMANNE S，JANKOVIC J. Dopa-responsive dystonia — clinical and genetic heterogeneity ［J］. Nat Rev Neurol，2015,11(7)：414 - 424.

［3］ FOGEL BL. Genetic and genomic testing for neurologic disease in clinical practice［J］. Handb Clin Neurol，2018，147（1）：11－22.

［4］ XUE Y，ANKALA A，WILCOX WR，et al. Solving the molecular diagnostic testing conundrum for Mendelian disorders in the era of next-generation sequencing：single-gene，gene panel，or exome/genome sequencing［J］. Genet Med，2015，17（6）：444－451.

［5］ KATSANIS SH，KATSANIS N. Molecular genetic testing and the future of clinical genomics［J］. Nat Rev Genet，2013，14（6）：415－426.

［6］ CHANG IJ，HAHN SH. The genetics of Wilson disease［J］. Handb Clin Neurol，2017，142：19－34.

［7］ MENERET A，GAUDEBOUT C，RIANT F，et al. PRRT2 mutations and paroxysmal disorders［J］. Eur J Neurol，2013，20（6）：872－878.

［8］ HUANG XJ，WANG SG，GUO XN，et al. The phenotypic and genetic spectrum of paroxysmal kinesigenic dyskinesia in China［J］. Mov Disord，2020，35（8）：1428－1437.

［9］ PIPIS M，ROSSOR AM，LAURA M，et al. Next-generation sequencing in Charcot-Marie-Tooth disease：opportunities and challenges［J］. Nat Rev Neurol，2019，15（11）：644－656.

［10］ ROSSOR AM，POLKE JM，HOULDEN H，et al. Clinical implications of genetic advances in Charcot-Marie-Tooth disease［J］. Nat Rev Neurol，2013，9（10）：562－571.

［11］ LIU X，DUAN X，ZHANG Y，et al. Clinical and genetic diversity of PMP22 mutations in a large cohort of chinese patients with Charcot-Marie-Tooth disease［J］. Front Neurol，2020，11：630.

［12］ YIU EM，KORNBERG AJ. Duchenne muscular dystrophy［J］. J Paediatr Child Health，2015，51（8）：759－764.

［13］ ZHU SY，XIONG F，CHEN Y J，et al. Molecular characterization of SMN copy number derived from carrier screening and from core families with SMA in a Chinese population［J］. Eur J Hum Genet，2010，18（9）：978－984.

［14］ TESSON C，KOHT J，STEVANIN G. Delving into the complexity of hereditary spastic paraplegias：how unexpected phenotypes and inheritance modes are revolutionizing their nosology［J］. Hum Genet，2015，134（6）：511－538.

［15］ VERKERK AJ，PIERETTI M，SUTCLIFFE JS，et al. Identification of a gene（FMR－1）containing a CGG repeat coincident with a breakpoint cluster region exhibiting length variation in fragile X syndrome ［J］. Cell，1991，65（5）：905－914.

［16］ LA SPADA AR，WILSON EM，LUBAHN DB，et al. Androgen receptor gene mutations in X-linked spinal and bulbar muscular atrophy［J］. Nature，1991，352（6330）：77－79.

［17］ READ AP. Huntington's disease：testing the test［J］. Nat Genet，1993，4（4）：329－330.

［18］ BROOK JD，MCCURRACH ME，HARLEY HG，et al. Molecular basis of myotonic dystrophy：expansion of a trinucleotide（CTG）repeat at the $3'$ end of a transcript encoding a protein kinase family member［J］. Cell，1992，69（2）：385.

［19］ LIQUORI CL，RICKER K，MOSELEY ML，et al. Myotonic dystrophy type 2 caused by a CCTG expansion in intron 1 of ZNF9［J］. Science，2001，293（5531）：864－867.

［20］ ISHIURA H，DOI K，MITSUI J，et al. Expansions of intronic TTTCA and TTTTA repeats in benign adult familial myoclonic epilepsy［J］. Nat Genet，2018，50（4）：581－590.

［21］ CEN Z，JIANG Z，CHEN Y，et al. Intronic pentanucleotide TTTCA repeat insertion in the SAMD12 gene causes familial cortical myoclonic tremor with epilepsy type 1［J］. Brain，2018，141（8）：2280－2288.

［22］ CORBETT MA，KROES T，VENEZIANO L，et al. Intronic ATTTC repeat expansions in STARD7 in familial adult myoclonic epilepsy linked to chromosome 2［J］. Nat Commun，2019，10（1）：4920.

［23］ FLORIAN RT，KRAFT F，LEITAO E，et al. Unstable TTTTA/TTTCA expansions in MARCH6 are associated with familial adult myoclonic epilepsy type 3 ［J］. Nat Commun，2019，10(1)：4919.

［24］ YEETONG P，PONGPANICH M，SRICHOMTHONG C，et al. TTTCA repeat insertions in an intron of YEATS2 in benign adult familial myoclonic epilepsy type 4 ［J］. Brain，2019，142(11)：3360 - 3366.

［25］ CORTESE A，SIMONE R，SULLIVAN R，et al. Biallelic expansion of an intronic repeat in RFC1 is a common cause of late-onset ataxia ［J］. Nat Genet，2019，51(4)：649 - 658.

［26］ TIAN Y，WANG JL，HUANG W，et al. Expansion of human-specific GGC repeat in neuronal intranuclear inclusion disease-related disorders ［J］. Am J Hum Genet，2019，105(1)：166 - 176.

［27］ MA D，TAN YJ，NG ASL，et al. Association of NOTCH2NLC repeat expansions with Parkinson disease ［J］. JAMA Neurol，2020，77(12)：1 - 5.

［28］ JIAO B，ZHOU L，ZHOU Y，et al. Identification of expanded repeats in NOTCH2NLC in neurodegenerative dementias ［J］. Neurobiol Aging，2020，89：142 e1 - 142 e7.

［29］ YUAN Y，LIU Z，HOU X，et al. Identification of GGC repeat expansion in the NOTCH2NLC gene in amyotrophic lateral sclerosis ［J］. Neurology，2020，95(24)：e3394 - e3405.

［30］ FANG P，YU Y，YAO S，et al. Repeat expansion scanning of the NOTCH2NLC gene in patients with multiple system atrophy ［J］. Ann Clin Transl Neurol，2020，7(4)：517 - 526.

［31］ NG ASL，LIM WK，XU Z，et al. NOTCH2NLC GGC repeat expansions are associated with sporadic essential tremor：variable disease expressivity on long-term follow-up ［J］. Ann Neurol，2020，88(3)：614 - 618.

［32］ DENG J，YU J，LI P，et al. Expansion of GGC repeat in GIPC1 is associated with oculopharyngodistal myopathy ［J］. Am J Hum Genet，2020，106(6)：793 - 804.

［33］ ADAMS DR，ENG CM. Next-generation sequencing to diagnose suspected genetic disorders ［J］. N Engl J Med，2018，379(14)：1353 - 1362.

［34］ RIM JH，KIM SH，HWANG IS，et al. Efficient strategy for the molecular diagnosis of intractable early-onset epilepsy using targeted gene sequencing ［J］. BMC Med Genomics，2018，11(1)：6.

［35］ YANG Y，MUZNY DM，XIA F，et al. Molecular findings among patients referred for clinical whole-exome sequencing ［J］. JAMA，2014，312(18)：1870 - 1879.

［36］ YANG Y，MUZNY DM，REID JG，et al. Clinical whole-exome sequencing for the diagnosis of mendelian disorders ［J］. N Engl J Med，2013，369(16)：1502 - 1511.

［37］ LEE H，DEIGNAN JL，DORRANI N，et al. Clinical exome sequencing for genetic identification of rare Mendelian disorders ［J］. JAMA，2014，312(18)：1880 - 1887.

［38］ IGLESIAS A，ANYANE-YEBOA K，WYNN J，et al. The usefulness of whole-exome sequencing in routine clinical practice ［J］. Genet Med，2014，16(12)：922 - 931.

［39］ RETTERER K，JUUSOLA J，CHO MT，et al. Clinical application of whole-exome sequencing across clinical indications ［J］. Genet Med，2016，18(7)：696 - 704.

［40］ CORNISH A，GUDA C. A comparison of variant calling pipelines using genome in a bottle as a reference ［J］. Biomed Res Int，2015，2015：456479.

［41］ MCCARTHY DJ，HUMBURG P，KANAPIN A，et al. Choice of transcripts and software has a large effect on variant annotation ［J］. Genome Med，2014，6(3)：26.

［42］ BAUMGARTNER WA JR，COHEN KB，FOX LM，et al. Manual curation is not sufficient for annotation of genomic databases ［J］. Bioinformatics，2007，23(13)：i41 - i48.

［43］ WENGER AM，GUTURU H，BERNSTEIN JA，et al. Systematic reanalysis of clinical exome data yields additional diagnoses：implications for providers ［J］. Genet Med，2017，19(2)：209 - 214.

［44］ STAVROPOULOS DJ，MERICO D，JOBLING R，et al. Whole genome sequencing expands diagnostic utility and improves clinical management in pediatric medicine [J]. NPJ Genom Med，2016，1：15012.

[45] LIONEL AC，COSTAIN G，MONFARED N，et al. Improved diagnostic yield compared with targeted gene sequencing panels suggests a role for whole-genome sequencing as a first-tier genetic test [J]. Genet Med，2018，20(4)：435－443.

[46] CAMPBELL IM，GAMBIN T，DITTWALD P，et al. Human endogenous retroviral elements promote genome instability via non-allelic homologous recombination [J]. BMC Biol，2014，12：74.

[47] CONRAD DF，BIRD C，BLACKBURNE B，et al. Mutation spectrum revealed by breakpoint sequencing of human germline CNVs [J]. Nat Genet，2010，42(5)：385－391.

[48] HEHIR-KWA JY，PFUNDT R，VELTMAN JA. Exome sequencing and whole genome sequencing for the detection of copy number variation [J]. Expert Rev Mol Diagn，2015，15(8)：1023－1032.

[49] GILISSEN C，HEHIR-KWA JY，THUNG DT，et al. Genome sequencing identifies major causes of severe intellectual disability [J]. Nature，2014，511(7509)：344－347.

[50] MEIENBERG J，BRUGGMANN R，OEXLE K，et al. Clinical sequencing：is WGS the better WES? [J]. Hum Genet，2016，135(3)：359－362.

[51] MACARTHUR DG，TYLER-SMITH C. Loss-of-function variants in the genomes of healthy humans [J]. Hum Mol Genet，2010，19(R2)：R125－R130.

[52] MACARTHUR DG，BALASUBRAMANIAN S，FRANKISH A，et al. A systematic survey of loss-of-function variants in human protein-coding genes [J]. Science，2012，335(6070)：823－828.

[53] XUE Y，CHEN Y，AYUB Q，et al. Deleterious- and disease-allele prevalence in healthy individuals：insights from current predictions，mutation databases，and population-scale resequencing [J]. Am J Hum Genet，2012，91(6)：1022－1032.

[54] RICHARDS S，AZIZ N，BALE S，et al. Standards and guidelines for the interpretation of sequence variants：a joint consensus recommendation of the American College of Medical Genetics and Genomics and the Association for Molecular Pathology [J]. Genet Med，2015，17(5)：405－424.

[55] KARACA E，POSEY JE，COBAN AKDEMIR Z，et al. Phenotypic expansion illuminates multilocus pathogenic variation [J]. Genet Med，2018，20(12)：1528－1537.

[56] PIZZO L，JENSEN M，POLYAK A，et al. Rare variants in the genetic background modulate cognitive and developmental phenotypes in individuals carrying disease-associated variants [J]. Genet Med，2019，21(4)：816－825.

[57] RUTTEN JW，HAAN J，TERWINDT GM，et al. Interpretation of NOTCH3 mutations in the diagnosis of CADASIL [J]. Expert Rev Mol Diagn，2014，14(5)：593－603.

[58] DI FONZO A，MONFRINI E，ERRO R. Genetics of movement disorders and the practicing clinician：who and what to test for? [J]. Curr Neurol Neurosci Rep，2018，18(7)：37.

[59] GOTWAY G，CROSSLEY E，KOZLITINA J，et al. Clinical exome studies have inconsistent coverage [J]. Clin Chem，2020，66(1)：199－206.

[60] MAGRINELLI F，BALINT B，BHATIA KP. Challenges in clinicogenetic correlations：one gene-many phenotypes [J]. Mov Disord Clin Pract，2021，8(3)：299－310.

[61] WATTS GDJ，WYMER J，KOVACH MJ，et al. Inclusion body myopathy associated with Paget disease of bone and frontotemporal dementia is caused by mutant valosin-containing protein [J]. Nat Genet，2004，36(4)：377－381.

第十三章

神经眼科疾病诊断思路

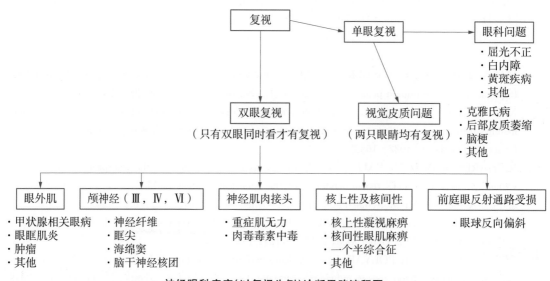

神经眼科疾病(以复视为例)诊断思路流程图

　　神经眼科是一门交叉学科,它主要涉及眼科和神经内科,它同时还与神经外科、耳鼻喉科等学科有关系。神经眼科并不等于眼科与神经内科的简单相加,它有自己独特的诊断思路和富有特色的评估方法。即便一位普通眼科医生与一位普通神经内科医生通力合作,同时对一名神经眼科疾病的患者进行问询与评估,也难以得出准确的诊断。事实上,有大量的神经眼科疾病患者在眼科和神经内科两个科室之间来回奔波求医,而没有得到合理的诊疗。本章节拟对神经眼科疾病的诊断思路和评估方法做一个介绍。

◆ 第一节　神经眼科疾病的分类 ◆

　　神经眼科涵盖的疾病主要分为两大类,即传入系统障碍和传出系统障碍。传入系统指视觉信息的传入通路,即从视网膜开始,途径视神经、视交叉、视束、视放射,最后达到视觉皮质(视觉初级皮质和视觉联络皮质)的整个通路。这条路径上各种性质的病变引起的视觉异常,即为传入系统障碍。常见的传入障碍疾病包括视网膜中央动脉阻塞、视神经炎、鞍区占位、枕叶梗死等。传出系统指控制眼球运动和瞳孔变化的结构,从上位结构至下位结构依次主要包括皮质眼动区、脑干、眼动神经、神经肌肉接头、眼外肌等结构。上述结构的病变可导致眼位异常、眼球运动障碍(伴或不伴复视)及瞳孔功能障碍等。常见的传出障碍疾病包括动眼神经麻痹、脑干卒中引起的复视、Miller-fisher 综合征、眼肌型重症肌无力、海绵窦综合征等。

◆ 第二节　神经眼科疾病的诊断流程 ◆

一、传入障碍的诊断思路

(一) 详细的病史询问

尽管很多患者一开始只能告诉医生"看东西不清楚"或"视力下降",但是通过引导式的提问,仍然可以把症状描述得更加清楚,病史更加完整和丰满。医生应尽可能弄清楚以下一些问题。

(1) 单眼还是双眼受累? 单眼视觉障碍可能定位在单侧视网膜或视神经;双眼视觉障碍可能定位在双侧视网膜或视神经,或者视觉皮质(单侧或双侧皮质受累均可)。

(2) 是否为双眼同向偏盲? 偏盲提示病变在单侧视束、外侧膝状体、视辐射或枕叶皮质。需要特别注意,很大一部分患者即便患有偏盲,却告知医生单眼视力障碍。比如,左侧偏盲的患者主诉左眼看不清,而不是左侧偏盲。所以,当患者主诉为单眼的问题时,需要留心并确认是否为偏盲。

(3) 是否伴有颜色辨别度下降? 如有色觉异常,视神经疾病的可能性较大,有时也可出现在颞枕叶皮质病变。

(4) 是否有眼痛? 眼球疼痛,特别是眼球转动痛,支持视神经炎的诊断。

(5) 是否有视幻觉? 视幻觉可分为简单视幻觉和复杂视幻觉。简单视幻觉指闪光、线条、形状、漂浮影、色彩等视幻觉。复杂视幻觉指人物、动物或场景等视幻觉。闪光感多见于视网膜疾病和视觉皮质病变。视觉皮质疾病既可出现简单视幻觉,也可以出现复杂视幻觉,比如克雅氏病、路易体痴呆。

(6) 病程有何特点? 数秒钟内突然单眼视力下降,见于视网膜中央动脉阻塞;晨起突发的单眼视力下降,短期内较为稳定,常见于缺血性视神经病变;逐天进展,然后进入平台期,数周后再逐渐恢复,支持视神经炎;双眼同时或相继的亚急性视力下降,提示 Leber 遗传性视神经病;慢性进展的视力下降,可见于 Leber 遗传性视神经病之外的大多数遗传性视神经病变、神经梅毒(侵犯视神经)、慢性颅高压、压迫性视神经病变等。反复发作的视物模糊或视野缺损,需考虑到偏头痛、TIA 和枕叶癫痫的可能。

(7) 发病年龄有何特点? 遗传性视神经病变常发生在儿童或青年;视网膜中央动脉阻塞、缺血性视神经病变、枕叶梗死或出血,常见于中老年人群;视神经炎可发生于任何年龄。

（8）是否有特殊的诱因和既往史？饮用勾兑酒或自家酿造的酒后出现的突发双眼视力下降，需要警惕甲醇中毒性视神经病变。头面部放疗数月甚至数年后出现的视力下降，需要考虑到放射性视神经损伤可能。服用抗结核药乙胺丁醇、抗心律失常药胺碘酮，可引发视神经病变。服用抗风湿性疾病药物羟氯喹也可能出现视网膜疾病。外伤后立刻出现的视力下降，提示外伤性视神经损伤。对于曾有视神经炎发作或曾被诊断为脱髓鞘疾病（如多发性硬化、视神经脊髓炎谱系疾病）的患者，需首先考虑急性视神经炎。经历负性生活事件、精神创伤或心理压力之后出现的视力下降，需要想到心因性（非器质性）视力下降。

（9）是否有阳性家族史？部分遗传性视神经病变患者有阳性家族史。Leber 遗传性视神经病的患者可能存在母系遗传家族史。但是，我们也应该知道，Leber 遗传性视神经病患者的母亲常常携带线粒体基因突变而不发病。

（二）细致的神经眼科检查

对于传入系统障碍的神经眼科检查，主要包括以下几个方面。

1. 视敏度

视敏度，一般被称为"视力"，指眼分辨物体细微结构的最大能力。它反映视网膜黄斑区中心凹的视功能。一般用视力表即可测量。神经眼科医生应关注患者的最佳矫正视力。如果患者的视力能够被矫正至正常，则无须再考虑神经眼科疾病，而应该考虑屈光不正或屈光间质异常。

2. 色觉

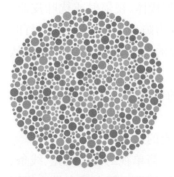

大多数的视神经疾病、视交叉疾病会出现明显的色觉障碍，有时颞枕叶的病变也会导致色觉感知障碍。色觉障碍的出现支持视神经疾病的诊断。国际上通常用 Ishihara 假同色图（图 13-1）来检测患者的色觉异常，国内也有色盲检查图（图 13-2）可用于色觉的检查。有时也可以让患者的双眼分别注视一个鲜艳的纯色物体，双眼进行比较，确定某一只眼睛观察到的颜色饱和度是否存在下降（如果一只眼睛观察到的饱和度为100%，另一只眼睛观察到的饱和度为50%）。对于有轻微色觉障碍的患者，即使色盲检查图正常，饱和度比较也可能存在异常[1]。

图 13-1　Ishihara 假同色图的第 7 张

3. 视野

视野检测是评估传入系统疾病的一个非常重要的方面。常用的视野检测方法为床旁面对面视野检测法、Humphrey 静态视野计及 Goldmann 动态视野计检测。视野计检测比面对面视野检测法得到的结果更加精确。视野检测对于疾病的诊断和评估起着至关重要的作用。有时候，特征的视野缺损甚至可以指向某些疾病。缺血性视神经疾病的典型视野检测结果为与生理盲点相连的绕过中心注视点的象限盲，有时表现为上半部分视野缺失或下半部分缺失（图13-3）；鞍区占位如果压迫视交叉，会表现出双眼颞侧偏盲的特点（图 13-4）；视束、外侧膝状体、视辐射或枕叶的病变，会出现双眼同向偏盲或象限盲（图 13-5）；Leber 遗传性视神经病变的典型视野改变为中心大暗点（图 13-6）；颅高压引起的视盘水肿，早期表现为双眼生理盲点

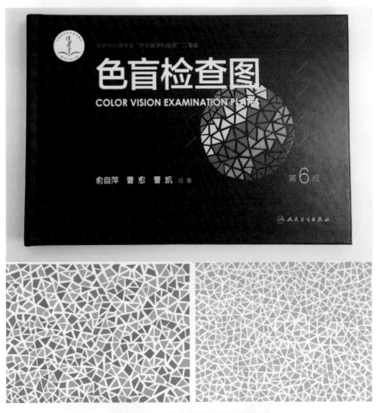

图 13-2 国内的色盲检查图谱

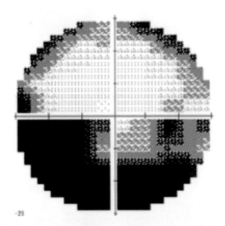

图 13-3 右眼前部缺血性视神经病变患者的视野
右眼视野检测结果为与生理盲点相连的
绕过中心注视点的象限盲(接近于下半部分缺
失)

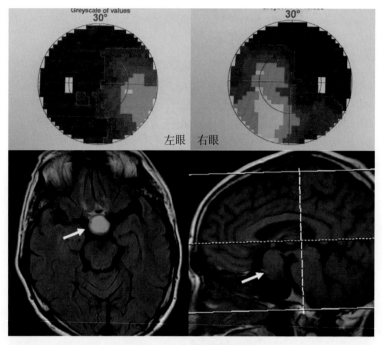

图 13-4　双眼颞侧偏盲

　　患者视野检测显示双眼颞侧偏盲。尽管视野缺损超过中央垂直线,但是仍然存在双眼颞侧偏盲的视野改变特点。随后的 MRI 显示垂体瘤

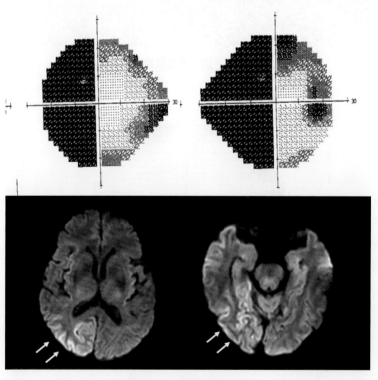

图 13-5　双眼同向偏盲

　　患者表现为双眼左侧同向偏盲,头 MRI 的 DWI 序列可见皮质高信号,以右侧顶枕叶为著,最终诊断为克雅氏病

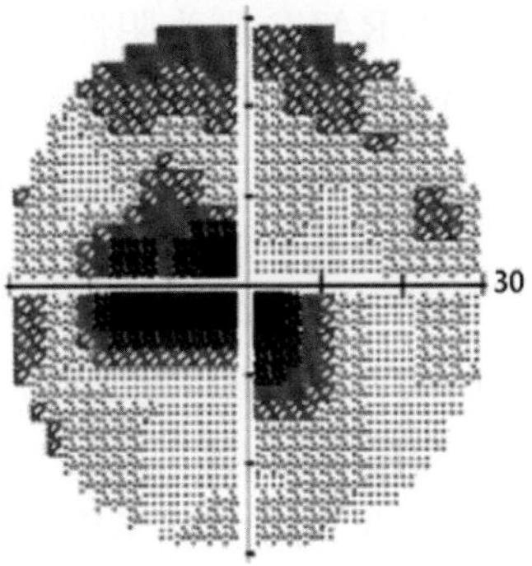

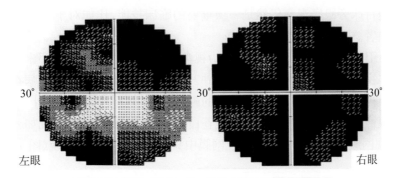

图 13-6 左眼中心暗点
Leber 遗传性视神经病变患者左眼受累,其
视野改变为中心大暗点

左眼 30°　30°　30° 右眼

图 13-7 管状视野
患者患有慢性颅高压,晚期出现左眼周边视野缺损(管状视野),右眼弥漫性视
野缺损

扩大,后期出现双眼周边视野缺损(管状视野)(图 13-7);视神经炎的视野缺损没有固定的模式和特点,而表现出各式各样的视野缺损[2]。

4. 瞳孔检查

对于传入障碍疾病而言,瞳孔检查的主要内容是检查患者是否存在相对性传入性瞳孔功能障碍(relative afferent pupillary defect,RAPD)。其操作方法为:在暗室中,嘱患者注视远处,用手电的光在左右眼之间摆动,每只眼光照 2～3 秒,观察瞳孔的变化(缩小或放大)。在单侧或不对称的视神经疾病中,当手电摆动至患侧眼或者损伤程度更重的眼时,传至中脑瞳孔运动中枢的刺激更少,双眼的瞳孔对光反射更弱,所以可以观察到瞳孔变大而非缩小(图 13-8)。注意,如果双侧视神经损伤程度一致,则不会出现 RAPD 阳性。RAPD 阳性提示视神经病变、视交叉疾病或严重的视网膜病变(如视网膜脱离)。在角膜病变、白内障、大部分视网膜病变、外侧

右眼　左眼

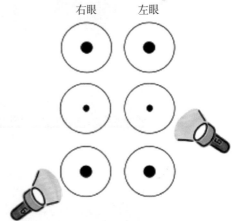

图 13-8 相对性传入性瞳孔功能障碍(RAPD)
患者存在右眼视神经疾病。当电筒光照在左眼时,双侧瞳孔缩小,当电筒光摆动至右眼时,由于光线传入障碍,导致双侧瞳孔从缩小状态扩大。此种情况我们称为右眼 RAPD 阳性。尽管双侧瞳孔同时等量变化,我们一般仅需观察光照眼即可

膝状体及其后视路病变、伪盲的患者中，RAPD 则为阴性。万事有例外，Leber 遗传性视神经病变的患者，即便是单眼受累或双眼不同程度受累，也通常出现 RAPD 阴性，其机制尚未被完全阐明[3]。所以，在临床上，有时候 Leber 遗传性视神经病变的患者会被误诊为心因性视力下降。

5. 眼底

临床医生可以通过间接检眼镜在床旁观察患者的眼底。扩瞳后可以更好地观察眼底。复方托比卡胺可用于滴眼扩瞳，30 分钟内瞳孔扩大（15～20 分钟瞳孔最大），6 小时内恢复。提前告知患者扩瞳后会出现视物模糊。注意，对于病情不稳定或者重症患者，扩瞳后需告知相关医生/护士及家属，以免被误认为病情变化。眼底摄片机器可用于记录眼底照片，而且很多情况下已无须扩瞳。所拍摄的眼底照片便于治疗前后对比和学术交流。目前各大医院都有眼底摄片的设备，这使得神经科医生在大多数情况下无须亲自观察眼底。但是，在某些情况下，利用间接检眼镜进行床旁眼底观察仍然是一项重要的临床技能，比如对于无法至眼科门诊行眼底摄片的重症患者。

颅内高压可引起视盘水肿，其眼底表现为视盘充血、隆起及边缘模糊（图 13 - 9）。累及前部（视盘）的很多视神经疾病都会出现视盘水肿。各种原因导致的视神经疾病在后期都可以造成视神经萎缩。视神经萎缩并不是一种单独的疾病，而是视网膜至外侧膝状体病变导致的一种终末状态。视神经萎缩表现为视盘色淡或苍白，边界极为清晰，其外观犹如一轮皎洁的明月（图 13 - 10）。视网膜苍白及樱桃红斑是视网膜中央动脉阻塞的眼底表现（图 13 - 11）。

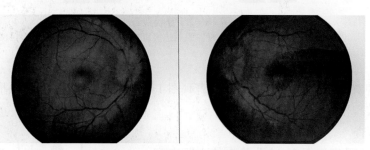

图 13 - 9　颅高压导致的视盘水肿

颅内高压患者出现双眼视物模糊，其眼底照片可观察到视盘充血、隆起及边缘模糊

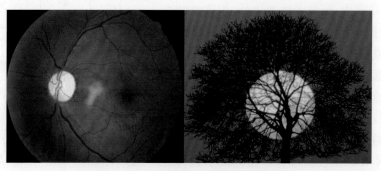

图 13 - 10　左眼视神经萎缩眼底表现

左侧视盘苍白，边界锐利。其外观犹如一轮皎洁的明月

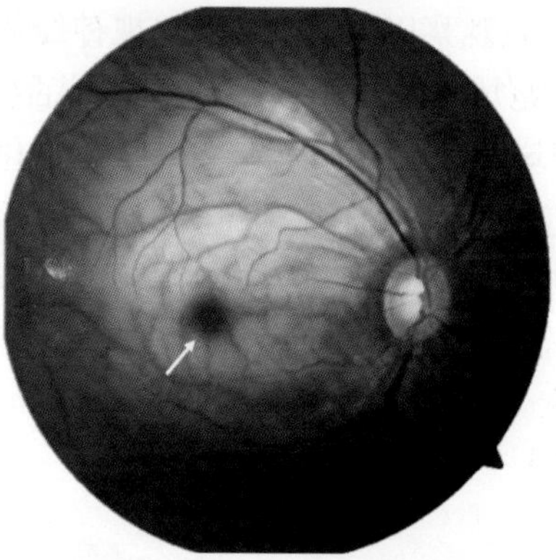

图 13-11　右眼视网膜中央动脉阻塞
患者突发右眼视力丧失。其右眼眼底
摄片可见视网膜苍白及樱桃红斑(箭头)

6. 光相干断层成像

光相干断层成像(optical coherence tomography，OCT)是利用光学相干原理，获得高分辨、无创性的类似活体视网膜组织切片的图像。我们可以简单地理解为视网膜的"CT 扫描"。OCT 可以直观地观察到视网膜各层组织的病变。OCT 可以用来帮助神经眼科医生快速排除大部分视网膜疾病。另外，OCT 可以定量地分析视网膜神经纤维层(retinal Nerve Fiber Layer，RNFL)厚度和黄斑处的神经节细胞层(ganglion cell complex，GCC)厚度，其两者的厚度变薄可以客观反映视神经损伤，但不是发生在视神经损伤的急性期，而是在急性期之后。各种视神经疾病造成的视盘水肿和颅高压造成的视盘水肿，在早期均可表现为 RNFL 增厚。

7. 视觉诱发电位

视觉诱发电位(visual evoked potential，VEP)为视网膜受到刺激后在大脑枕叶皮质诱发的电位活动。VEP 异常可作为支持视神经疾病的客观证据之一。VEP 包括图形 VEP(P-VEP)和闪光 VEP(F-VEP)。前者的刺激为翻转的棋盘格，后者的刺激为闪光。前者使用于视力>0.1 的患者，后者使用于视力<0.1 的患者和配合差的患者。前者观察 P100 波的振幅和峰时，后者观察 P2 波的振幅和峰时。无论是哪种 VEP，振幅降低反映视神经轴索病变，峰时延迟反映视神经髓鞘病变。F-VEP 在不同患者之间的差异较大，故首选 P-VEP。VEP 双眼对比意义更大。VEP 的传导通路包括视网膜、视神经、视放射、枕叶视皮质，所以，VEP 异常并不一定是视神经疾病造成。如 VEP 异常有可能由视网膜(黄斑)疾病造成，此时需结合病史及其他眼科检查综合判断。

(三) 针对性的神经影像检查

我们需要根据情况，为患者安排头部核磁共振和(或)眼眶核磁共振检查。对于头部核磁共振，我们需要注意观察可以引起视觉障碍的异常表现。例如，鞍区是否存在占位性病变(垂体瘤和颅咽管瘤较为常见)；外侧膝状体、视辐射或视觉皮质是否有病变(如枕叶梗死、累及枕叶的克雅氏病)(图 13-12)；空泡蝶鞍可为颅高压的征象(图 13-13)；眶尖及海绵窦是否有明显的病变(注：微小的病变需要从眼眶磁共振上才能观察到)。对于眼眶核磁共振，我们建议同时行平扫和增强扫描，需要注意观察以下异常表现：视神经是否增粗或萎缩，视神经是否存在 T_2 异常高信号或 T_1 异常强化灶，鞍区、眶尖及海绵窦是否有病变。视神经炎在急性发作期常常可以表现为患侧视神经增粗、T_2 高信号伴 T_1 异常强化，后期表现为视神经萎缩（图13‑14）。其他视神经疾病也有各自相应的表现，但是，不同病因的视神经疾病可以有相同的影像学表现，同一种病因的视神经疾病也会出现多种影像学表现，所以，视神经的影像学仅能作为辅助疾病诊断的一个方面而已。毫无疑问的是，视神经的异常影像学可以夯实我们的视神经定位诊断。

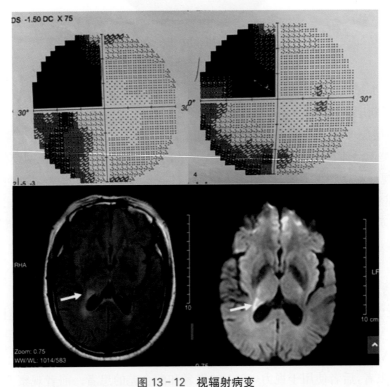

图 13‑12　视辐射病变

患者在血糖突然增高后出现双眼同向左上象限盲，其头部核磁共振显示右侧视辐射起始处存在异常信号，其 T_2 FLAIR 及 DWI 序列均呈现高信号

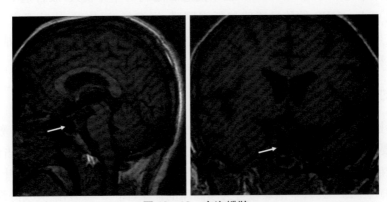

图 13‑13　空泡蝶鞍

慢性颅高压患者在头 MRI 上出现空泡蝶鞍（箭头），垂体菲薄

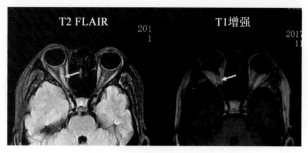

图 13－14　急性视神经炎的 MRI 表现

患者出现右眼急性视神经炎，其 MRI 显示右侧视神经出现增粗、T_2 FLAIR 高信号，伴异常强化

在介绍完以上内容（包括病史询问、神经眼科检查、神经影像学检查）后，我们还需要重点强调：视力、色觉、视野属于主观检查，只有检查者积极配合才能得出可靠的结果；而瞳孔检查、眼底检查、OCT、VEP 和 MRI 属于客观检查，检查者无须太多配合（注：P－VEP 需要患者一定程度的配合）。

主观检查的结果与患者的症状直接关联，客观检查则从较为客观的解剖结构和神经功能的维度去发现异常。主观检查和客观检查都非常重要，两者需要相互印证。一名视力损伤患者，即便视力、视野、色觉等主观检查都表现出异常，但是如果缺乏客观异常检查结果的支持（包括瞳孔检查、眼底检查、OCT、VEP、MRI 等），一定不能忘记心因性（即非器质性）视力下降。

在学习完以上内容后，我们会对传入障碍疾病的诊断有一个大概的思路和框架。但是，要想快速而准确地诊断具体的某个疾病，我们还需要逐渐积累每一种传入障碍疾病的知识。这些疾病非常多，包罗万象，从常见的视神经炎、缺血性视神经病变、垂体瘤，到不太常见的 Leber 遗传性视神经疾病、甲醇中毒性视神经病变，到罕见的肿瘤浸润性视神经疾病、Heidenhain 亚型克雅氏病等。我们在具备每一种疾病表现知识储备的基础上，通过详尽的病史询问、细致的神经眼科检查和针对性的影像学检查，就可以对疾病有初步的判断，然后再通过某些特殊检查（如基因、抗体、活检、病原学等），进一步明确我们的诊断或做出更加精准的诊断，以指导疾病的治疗和管理。

二、传出障碍的诊断思路

传出障碍疾病最常见的就是眼球活动障碍，也称眼肌麻痹。大部分眼肌麻痹的患者都会出现复视和（或）眼球偏斜。对于眼肌麻痹的患者，无论是定位还是定性都存在着困难，特别是对于刚接触神经眼科病的神经内科医生。试图仅仅通过神经影像学来诊断眼肌麻痹/复视，常常是徒劳的。比如，眼肌型重症肌无力、Miller-Fisher 综合征的神经影像学检查并无明显异常。

所以，我们有必要对眼肌麻痹/复视的患者进行一个诊断思路的梳理。

（一）病史询问

我们在采集病史时，需要注意以下几个方面。

1. 病程特点

不同的病程特点提示不同的疾病，以缩小我们的鉴别诊断范围。

（1）急性：糖尿病动眼神经麻痹、后交通动脉瘤、脑干梗死、Miller-Fisher 综合征、外伤性眼动神经损伤等表现为突发起病，或在数天之内出现明显症状。

（2）亚急性/慢性：颅底或海绵窦区域的占位性病变常常呈现亚急性或慢性病程。

（3）波动性、晨轻暮重：重症肌无力的眼肌麻痹（及眼睑下垂）常常出现波动性和晨轻暮重的特点。交替性的眼睑下垂对于诊断眼肌型重症肌无力的特异性非常高。

（4）复发性病程：重症肌无力、Tolosa-Hunt 综合征、眼肌麻痹性偏头痛（现称为复发性痛性眼肌麻痹性神经病）常常在病情缓解之后的一段时间后再次发病。

（5）阵发性复视：阵发性复视较少见。每次复视发作仅仅持续数秒至数小时。阵发性复视可见于后循环 TIA、神经性眼肌强直、上斜肌颤搐、发作性眼倾斜反应等。

2. 复视特点

首先，要分清楚单眼复视还是双眼复视。双眼复视的特点为：单眼看正常，双眼看才出现重影（或模糊）。如果患者某一只眼睛出现复视，需要考虑到眼科疾病，如干眼症、白内障、屈光不正等。如果患者每一只眼睛均存在复视，则需要考虑视皮质疾病，如枕叶梗死、后部皮质萎缩、克雅氏病等。

然后，要询问患者的复视是水平复视，还是垂直复视。水平复视，提示双眼水平方向不共轭。例如，患者往左看时出现明显水平复视，提示患者可能存在右眼内收障碍或左眼外展障碍；患者往双侧看均出现明显水平复视，提示患者可能存在双侧内收或双侧外展障碍。垂直复视，提示双眼垂直方向不共轭。例如，患者往下看时复视明显，提示某一侧眼的下转障碍。这样的问询，有助于确定稍后的眼球运动查体的重点关注点。滑车神经（上斜肌）的作用是眼球内旋和内下方向转动，所以滑车神经（上斜肌）麻痹时会出现往下看时复视（斜向或垂直复视），导致下楼梯困难。

3. 前驱感染史

有前驱感染史（如腹泻、上呼吸道感染）的患者，出现急性眼肌麻痹，伴有腱反射减退和共济失调，首先要考虑到 Miller-Fisher 综合征。如果在眼肌麻痹之前或同时出现头面部的带状疱疹，需要考虑到带状疱疹病毒侵犯颅神经。三叉神经第一支（V1）支配皮肤区域的带状疱疹引起眼肌麻痹甚至眶尖综合征并不罕见（图 13 - 15）。

4. 头痛或眼痛

如果眼肌麻痹/复视患者存在头痛和眼痛，也可以从一定程度上缩小鉴别诊断的范围。海绵窦疾病常常出现明显的头痛或眼痛，例如 Tolosa-Hunt 综合征、颈内动脉海绵窦瘘、海绵窦感染。特发性眼眶肌炎也常常出现剧烈的眼眶疼痛，该疼痛对激素十分敏感。后交通动脉瘤压迫致动眼神经麻痹也常常有眼眶疼痛或头痛。颅高压、脑膜病变患者常常出现慢性头痛。常被很多医生忽略的是，部分糖尿病性眼动神经麻痹（包括动眼神经、外展神经、滑车神经）也会出现眼眶的明显疼痛。对于伴有疼痛的眼肌麻痹/复视患者，重症肌无力、Miller-Fisher 综合征等疾病的可能性就极小了。

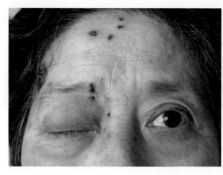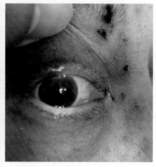

图 3-15　眼带状疱疹继发动眼神经麻痹

右侧三叉神经第一支(V1)支配皮肤区域的带状疱疹引起右侧动眼神经麻痹伴
瞳孔散大(已获得患者知情同意)

5. 耳鸣

耳鸣的出现对眼肌麻痹的诊断有特殊意义。如果患者有耳鸣,需要考虑到海绵窦动静脉
瘘的可能。

6. 既往史

既往史是病史采集不可缺少的一部分。有些既往史对疾病的诊断有非常重要的意义。糖
尿病可导致微血管病性动眼神经麻痹。具有多个心脑血管危险因素的患者,需要排查脑干卒
中。甲状腺疾病(无论甲状腺功能是甲亢、甲减或正常状态),都要考虑到甲状腺相关性眼病。
眼肌型重症肌无力患者同时罹患 Grave's 病或其他自身免疫性疾病的情况并不罕见。头部外
伤或跌倒之后出现的眼肌麻痹/复视,需要重点排查海绵窦动静脉瘘、外伤性动眼神经、外展神
经或滑车神经损伤以及眼眶骨折等情况。有恶性肿瘤病史(肺癌、乳腺癌、鼻咽癌等)的患者,
需要考虑到眶尖/海绵窦/颅底转移。头面部放疗史的患者,可能发生颅神经的放射性损伤而
引起眼肌麻痹/复视,这种损伤可发生在放疗数月甚至数年以后。

(二)体格检查

1. 眼位和眼球运动的检查

眼位和眼球运动的观察和记录应尽量客观。同时,我们的脑海里也应该牢记住各种特征
性的眼肌麻痹模式。这样,我们才能把患者的眼球运动查体结果进行合理的总结和归纳。比
如,单眼内收、上转、下转障碍,伴或不伴有瞳孔散大,指向动眼神经麻痹。双眼外展受限,需要
排查颅高压。单眼内收障碍,伴有对侧眼外展时的水平眼震,往往提示核间性眼肌麻痹(内侧
纵束受损);单眼水平方向固定(左右转动均受限),对侧眼内收受限,但是可正常外展,且伴有
外展时的水平眼震,则为一个半综合征(内侧纵束及脑桥侧视中枢受损);双眼均不能上转或下
转,需要考虑到核上性垂直性眼肌麻痹(中脑病变);双眼均不能往右或往左看(水平凝视麻
痹),提示病变在脑桥侧视中枢或额叶侧视中枢。双眼垂直不共轭,可能存在反向偏斜(skew
deviation),这种现象在耳石重力传导通路损害中很常见,最常见的损害部位在脑干(包括延
髓、脑桥及中脑),偶见在小脑[4]。

有时候尽管患者有双眼复视,但是眼球运动检查正常。这是眼肌麻痹程度较轻所导致的。
这时候,我们应该亲自或请眼科医生给患者行红玻璃试验,以确定患者以哪一块眼外肌麻痹为

主。滑车神经麻痹患者尽管存在复视(斜向复视或垂直复视,往下看时明显),但是眼球运动查体往往是正常的,这时需要用红玻璃试验协助判断是否有上斜肌麻痹。

2. 瞳孔的检查

在检查完眼球运动之后,一定不能忘记检查瞳孔的大小和对光反射。需要仔细对比双眼的差异。如果出现瞳孔扩大和对光反射迟钝/消失,则有理由认为这位眼肌麻痹/复视的患者可能存在动眼神经(更确切地说,是副交感纤维)的受累,而不必过多地考虑眼外肌疾病及神经肌肉接头疾病。对于单侧动眼神经麻痹的患者,瞳孔的检查至关重要。如果动眼神经麻痹伴有瞳孔受累,需要尽快通过 CTA、MRA 或 DSA 排除后交通动脉瘤。如果动眼神经麻痹不伴有瞳孔受累,则后交通动脉瘤的可能性极小。糖尿病性动眼神经麻痹一般不累及瞳孔。

3. 眼外观检查

我们在关注眼球运动的同时,应该同时观察眼部外观。这些信息有时候会成为疾病诊断的额外突破口。

(1)眼睑下垂:可见于重症肌无力、动眼神经麻痹及 Horner 综合征。

(2)突眼:可见于甲状腺相关眼病、海绵窦疾病(包括动静脉瘘)、眶内占位等。

(3)结膜水肿/充血:海绵窦动静脉瘘(图 13 - 16)。

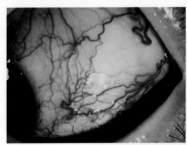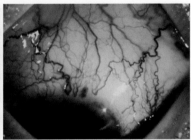

图 13 - 16　颈内动脉海绵窦瘘的结膜充血
患者双眼结膜充血、血管迂曲、毛细血管动脉化,DSA 证实为颈内动脉海绵窦瘘

(4)上睑迟落或上睑退缩:甲状腺相关眼病。

(5)眼眶周围红肿:可见于特发性眼眶肌炎或眼眶感染。

4. 重症肌无力的特殊检查

考虑到眼肌型重症肌无力时,可行疲劳试验以帮助判断。让患者持续向上凝视数分钟,检查者观察患者是否出现上睑下垂或上睑下垂程度加重(图 13 - 17)。也可行冰敷试验,把冰块

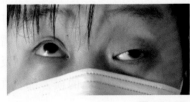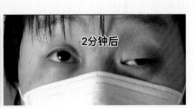

图 13 - 17　疲劳试验
让患者持续向上凝视,2 分钟后患者左眼上睑下垂的程度明显加重,即疲劳试验阳性,支持重症肌无力的诊断(已获得患者知情同意)

置于患者存在眼睑下垂的一侧眼睛表面,持续2～3分钟,然后观察眼睑下垂的程度是否有短暂改善[5]。疲劳试验阳性和冰敷试验阳性都支持重症肌无力的诊断。对于眼肌型重症肌无力患者而言,血清抗体检测和重复神经电刺激的阳性率都不高,所以上述体格检查是经济、有效且快速的诊断方法。如果患者为住院病人,新斯的明试验也是一个重要的检查项目。

5. 其他神经功能缺损

眼球运动异常之外神经功能缺损体征的发现,对于定位诊断十分重要。我们应该掌握以下一些常见的综合征(体征的组合)。

(1) 八个半综合征:一个半综合征及病灶同侧周围性面瘫,提示脑桥被盖部病变。

(2) 眶尖综合征:眼球各向运动受限,并伴有视神经病变。

(3) 海绵窦综合征:眼球各向运动受限和三叉神经第1、第2支受损,可伴有结膜充血水肿和眼球突出。

另外,眼肌型重症肌无力的患者有时同时合并闭目肌力下降(面瘫);Miller-Fisher综合征常常出现眼肌麻痹、共济失调和腱反射减退/消失;脑干病变引起眼肌麻痹/复视的同时,可能同时导致眼震、Horner综合征、面部和肢体的感觉异常和肌力下降、共济失调和锥体束征等。

(三) 影像学检查

对于眼肌麻痹/复视的患者,神经影像学的检查必不可少,但是,导致复视的病变因为很小或不显著在很多情况下影像学异常非常容易被医生所忽略。所以,带着思路去读片就显得尤为重要。下面将介绍,对于各种核磁共振,我们应该重点关注什么内容。

(1) 头颅MRI(平扫＋增强)扫描:可观察是否有脑干及其附近的病变,既要观察脑干内病变,也要观察脑干外的压迫性病变(图13-18)。DWI序列,可以较为敏感地检出脑干梗死。但是,我们也要知道,DWI对于后循环梗死的检出率并非100％,所以有时候会存在DWI阴性的脑梗死[6]。在头MRI中,我们还可以观察是否存在空蝶鞍,空蝶鞍支持颅高压的诊断。我们还应观察是否有硬脑膜的增厚及异常强化,但是,头部的核磁共振对于眼外肌、眶尖、海绵窦部位的扫描不够仔细,所以在很多情况下,我们还需要为患者安排局部的核磁共振检查。

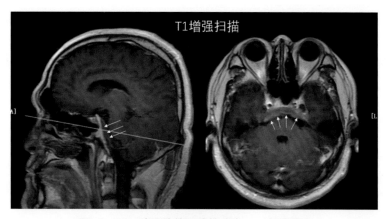

图13-18 脑干外的压迫性病变——斜坡病变

患者先后出现双眼外展麻痹,其头MRI显示斜坡后方存在异常信号影(箭头),增强扫描呈现均匀轻度强化,最终诊断为特发性局限性肥厚性硬脑膜炎。斜坡占位性病变容易压迫外展神经造成外展麻痹

（2）眼眶 MRI（平扫＋增强）及海绵窦区 MRI（平扫＋增强）：我们可以更清楚地去观察是否有眶内占位、眼外肌增粗（图 13-19）、眶尖病变、海绵窦病变、垂体病变、眼上静脉增粗、蝶窦病变等异常。

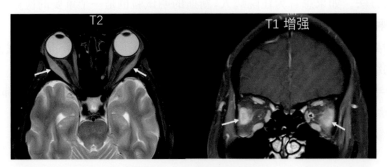

图 13-19　眼外肌疾病

患者出现急性双眼疼痛、复视及眼睑红肿，眼眶 MRI 显示双侧外直肌肿胀，并均匀强化，诊断为特发性眼眶肌炎

（3）全脑 DSA：可用于诊断和排除颅内动静脉瘘（包括颈内动脉海绵窦瘘）。

（四）体液检查

血常规、血沉、空腹及餐后 2 小时血糖、糖化血红蛋白、甲状腺功能及甲状腺抗体、梅毒血清学检查等可作为眼肌麻痹/复视的常规化验。可根据患者的具体情况，针对性地选择其他化验，如重症肌无力抗体（AChR、MuSK、LRP4）、神经节苷脂抗体（GQ1b、GM1 等）、风湿免疫疾病指标（ANA、ENA、ANCA 等）、血管紧张素转化酶等。在某些情况下，腰穿也是必需的，还可进行脑脊液化验（生化、常规、病原体、神经节苷脂抗体、肿瘤细胞等）。

◆ 第三节　神经眼科疾病诊断思路小结 ◆

详细的病史询问、细致的查体、针对性的影像学检查及化验都可以为以眼肌麻痹/复视为代表的神经眼科疾病的定位诊断和定性诊断提供线索和突破口。对于眼肌麻痹/复视的患者，最重要的是明确病因，因为不同的病因有完全不同的治疗方法和预后。尽管眼肌麻痹/复视的诊断并非易事，但是临床医生仍应该尽量找到病因，在暂时无法找到病因的时候，需要定期随访。

（杨仕林）

● 思 考 题 ●

1. 如何检查 RAPD？ RAPD 阳性有什么临床定位价值？
2. 当你怀疑视神经疾病时，需要采集哪些既往史以协助诊断？

3. 对于眼球活动障碍或复视患者的神经影像学，我们应该重点观察哪些结构及部位？

参考文献

［1］VALÉRIE BIOUSSE, NANCY J. Neuro-ophthalmology illustrated ［M］. 2nd. Newman：New York，Thieme Medical Publishers，Inc.，2015.

［2］KELTNER JL，JOHNSON CA，SPURR JO，et al. Baseline visual field profile of optic neuritis. The experience of the optic neuritis treatment trial ［J］. Optic Neuritis Study Group，Arch Ophthalmol. 1993，111(2)：231 - 234.

［3］WAKAKURA M，YOKOE J. Evidence for preserved direct pupillary light response in Leber's hereditary optic neuropathy ［J］. Br J Ophthalmol，1995,79(5)：442 - 446.

［4］HERNOWO A，EGGENBERGER E. Skew deviation：clinical updates for ophthalmologists ［J］. Curr Opin Ophthalmol，2014,25(6)：485 - 487.

［5］SETHI KD，RIVNER MH，SWIFT TR. Ice pack test for myasthenia gravis ［J］. Neurology，1987,37(8)：1383 - 1385.

［6］EDLOW BL，HURWITZ S，EDLOW JA. Diagnosis of DWI-negative acute ischemic stroke：A meta-analysis ［J］. Neurology，2017,89(3)：256 - 262.

第十四章

神经口腔科疾病诊断思路

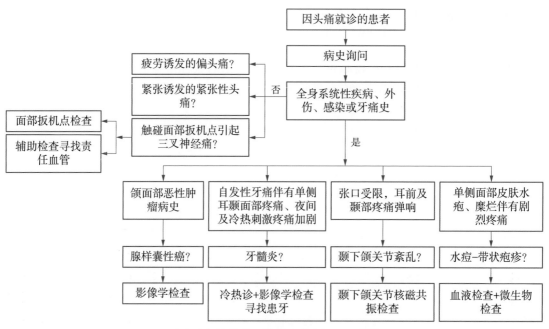

因头痛就诊的患者

病史询问

全身系统性疾病、外伤、感染或牙痛史

疲劳诱发的偏头痛？

紧张诱发的紧张性头痛？

否

触碰面部扳机点引起三叉神经痛？

面部扳机点检查

辅助检查寻找责任血管

是

颌面部恶性肿瘤病史

自发性牙痛伴有单侧耳颞面部疼痛、夜间及冷热刺激疼痛加剧

张口受限，耳前及颞部疼痛弹响

单侧面部皮肤水疱、糜烂伴有剧烈疼痛

腺样囊性癌？

牙髓炎？

颞下颌关节紊乱？

水痘-带状疱疹？

影像学检查

冷热诊+影像学检查寻找患牙

颞下颌关节核磁共振检查

血液检查+微生物检查

以头痛为例的神经口腔科疾病诊断思路流程图

　　从解剖学的角度，头面部器官与神经系统联系最为紧密，除了眼（视觉系统）、耳（听觉系统）、鼻（嗅觉系统）之外，口腔与神经系统的关系尤其密切。同时，作为最常见的两大类系统性疾病，神经系统疾病和口腔科疾病的发病率、患病率及相关疾病负担随着近年来的社会发展不断增加[1-2]，并且出现日益明显的交叉趋势。从经典的面神经炎、三叉神经痛到神经变性疾病（阿尔茨海默病、帕金森病）在内的一系列神经系统疾病无论是临床表型，还是发病机制都与口腔系统息息相关，而对于口腔系统症状或疾病的干预也可能（部分）缓解或延缓神经系统疾病的进展，因此将两者有机统一起来进行探索研究可能会对上述疾病的发病机制、诊断与治疗提供新的线索与方向，开创一门新兴的交叉学科。而目前临床上已有的神经肌肉口腔科学（neuromuscular dentistry）主要专注于肌肉、牙齿与关节的功能学研究[3]，并不能很好地解决已有问题，因此，作者借鉴神经眼科学（neuro-ophthalmology）及口腔心理学（stomatopsyhology）的

概念及定义,对神经病学与口腔科学的关系在解剖、病理、生理等多维度进行阐释,首次提出神经口腔科学(neuro-stomatology)的概念,以期更加全面和系统地理解和诊治上述疾病。

◆ 第一节 神经口腔科学的定义和研究内容 ◆

"神经口腔科学"是介于神经病学和口腔科学之间的一门交叉学科,其范畴涵盖口腔科学和神经病学两方面的知识,狭义上的"神经口腔科学"是指定位于口腔颌面部的神经系统疾病,包括原发于神经系统的某些疾病以及某些继发于口腔颌面的疾病,如面神经炎、三叉神经痛、睫状神经节炎、耳颞综合征(Frey 综合征)、梅-罗综合征(Melkersson-Rosenthal syndrome, MRS)、干燥综合征(Sjögren syndrome, SS)等。更广泛意义上的"神经口腔科学"则是指一系列具有相似或相同发病机制、病理病生特点、临床表现,或有相互因果作用的神经系统疾病与口腔疾病。根据目前已有的研究,本文认为神经变性疾病[阿尔茨海默病(Alzheimer's disease,AD)、帕金森病(Parkinson's disease,PD)]、部分神经心理疾病、头痛、慢性牙周炎、颞下颌关节紊乱、流涎等均可纳入神经口腔科学的研究范畴。

◆ 第二节 神经口腔科学的解剖学基础 ◆

口腔颌面部主要分布神经、血管、腺体和肌肉:①神经系统主要由三叉神经、面神经、舌咽神经、迷走神经、副神经、舌下神经等脑神经、颈部的脊神经及颈部的内脏运动神经等周围神经组成;②动脉血供则来源于颈总动脉和锁骨下动脉,而浅、深静脉则汇总口腔颌面部血液通过颈内、外静脉向心脏回流;口腔颌面部软组织疏松,有丰富的神经血管走行且包含多个蜂窝组织间隙,蜂窝组织伴随血管神经与相邻间隙彼此交通,构成颌面部繁杂的组织网络,且与颅脑组织解剖密切相关[4];③由神经支配的肌肉运动及腺体分泌也是口腔颌面部的重要解剖生理结构和正常功能基础[5]:三叉神经主要支配咀嚼肌运动,损伤后主要表现为咀嚼功能障碍;面神经主要支配面部表情肌和舌下腺、下颌下腺及泪腺的分泌,损伤后面部表情肌瘫痪,唾液和泪腺分泌障碍;舌咽神经主要支配腮腺分泌,损伤后腮腺分泌减少;迷走神经主要支配咽喉肌运动,损伤后常导致发声困难和吞咽障碍;舌下神经主要支配除腭舌肌以外的全部舌内、外肌,损伤后造成舌肌瘫痪及萎缩,伸舌偏斜。因此,神经口腔科学本质上是研究支配口腔效应器(肌肉、腺体和血管)的神经功能障碍所致疾病的分支学科,既包括由于神经功能障碍导致的效应器紊乱,也包括效应器自身的功能异常并继而反向影响对应的神经系统。

◆ 第三节 神经口腔科学的病理生理机制 ◆

口腔颌面部的解剖学基础将神经系统与口腔颌面部的健康和疾病紧密相连,即口腔颌面部疾病可能影响神经系统的健康或疾病,而神经系统疾病也可能影响口腔颌面部的健康或疾病。如三叉神经主要传递口腔黏膜、舌、牙及头面部皮肤的感觉并支配咀嚼肌运动,但当出现颅内解剖异常、占位性病变或口腔颌面部感染时,可能造成三叉神经的颅内段或周围分支"脱髓鞘"改变[6],不仅导致面部剧烈疼痛、面部感觉和表情障碍,还会影响咀嚼功能甚至面部继发感染[7]。而来源于神经组织的肿瘤还可能造成口腔颌面部畸形,如来源于神经鞘细胞和成纤维细胞的神经纤维瘤沿皮下的周围神经分布,造成结缔组织异常增生、皮肤松弛或折叠下垂,遮盖眼部甚至侵犯颅骨,造成颅面畸形[8]。此外,牙体牙髓疾病(如急性牙髓炎)及侵犯周围神经的口腔颌面部感染(如带状疱疹)可能导致剧烈的中枢神经疼痛[7,9],部分口腔颌面部的特异性感染或肿瘤还可能沿周围神经或血脑屏障侵犯中枢神经系统,造成疼痛、脑膜炎或颅内感染等,如单纯疱疹(单纯疱疹病毒)[10]、手足口病(肠道病毒 71 型)[11]、口腔结核(结核分枝杆菌)[10]和腺样囊性癌的颅内转移[7]。

◆ 第四节　常见神经口腔科疾病症状和分类 ◆

常见的神经口腔科疾病症状主要包括流涎、吞咽功能障碍、构音障碍等,其中流涎最具有代表性:流涎(sialorrhoea)一般分为生理性和病理性两大类。生理性流涎常见于 1 岁左右的婴儿,发生于断奶前后:婴儿的口腔较浅,尚无意识控制,且在牙萌出过程中对三叉神经的机械性刺激导致唾液分泌增多。而病理性流涎常见于患有面神经麻痹、延髓麻痹、脑性瘫痪、唐氏综合征或脑膜炎后遗症等智力低下、吞咽和表情肌功能障碍的患者[12]。流涎严重影响生活质量,不仅会造成患者的社交障碍,影响心理健康,长期唾液浸渍口角还为白色念珠菌、链球菌、葡萄球菌和疱疹病毒等微生物提供了生长条件,可能引起念珠菌性口角炎、球菌性口角炎、疱疹性口角炎等口腔黏膜疾病[13]。

一、面神经麻痹

面神经麻痹又称面瘫(facial paralysis),是部分或完全面神经功能丧失,造成的面部表情肌群运动功能障碍。面神经麻痹分为中枢性面瘫和周围性面瘫[7],是典型的神经口腔科疾病。中枢性面神经炎病变位于面神经核以上至大脑皮质之间的皮质延髓束,通常由脑血管病变、颅内肿瘤压迫、脑外伤或手术意外等引起神经变性,可能导致面部表情肌功能永久丧失。而贝尔麻痹(Bell palsy)则是临床常见的急性周围性面神经麻痹,患者额纹消失,口角下垂,眼睑不能闭合,饮水漏水,不能鼓腮吹气,神经病变部位较高的患者还可出现味觉障碍、听觉障碍或唾液腺、泪腺分泌障碍。复发性周围性面瘫还可见于 MRS 患者[13-14],通常为交替性、间歇性单侧面神经麻痹,可自行消失,但继而转变为永久性面瘫,造成部分或全部面神经支配区域出现麻痹症状,有的 MRS 病例甚至出现嗅神经(嗅觉异常)、舌咽神经(吞咽障碍)和舌下神经麻痹(舌运动障碍)症状。

二、头痛

引起头痛的病因众多,主要是由于颅内、外痛敏结构内的痛觉感受器受到刺激,经痛觉传导通路传导到达大脑皮质而引起。由国际头痛协会（International Headache Society，IHS）发表的国际头痛疾患分类（international classification of headache disorders，ICHD）包括3个主要分类：原发性头痛，继发性头痛和疼痛性颅神经病，其他面痛及其他头痛[15]。口腔颌面部的痛敏结构分布于颅内的三叉神经、舌咽神经及颅外的口腔颌面部皮肤、皮下组织、肌肉、牙髓和口腔黏膜等，因此能够刺激痛敏结构的口腔颌面部疾病均可能造成头痛。如中枢血管神经压迫、解剖结构异常可能导致的三叉神经颅内段或周围分支"脱髓鞘"改变，当由脱髓鞘神经纤维支配的面部或口内"扳机点"受到轻微刺激时即可导致面部及中枢神经的刀割样剧烈疼痛，这类疾病即为原发性三叉神经痛（trigeminal neuralgia，TN）[6,16]。此外，当发生急性牙髓炎症时，由于炎症无法及时引流，会造成局部组织压力增高，压迫神经产生剧烈的自发性尖锐疼痛，疼痛常呈放射性或牵涉性，沿三叉神经第二支或第三支放射至同侧的头、耳、面、颞部，导致继发性TN。由水痘-带状疱疹病毒引起的带状疱疹、链球菌或厌氧菌等引起的颌面部间隙感染或颅内占位性病变均可引起继发性TN[7]。

三、口腔源性中枢感染

由于口腔与中枢神经系统在解剖位置上的毗邻关系以及丰富的神经血管沟通，口腔的感染性疾病或菌群在一定因素下将会移行至脑部造成中枢神经系统感染。有诸多病例报道，口腔操作后[17]，口腔感染灶[18-19]的病原菌会通过血液系统或神经纤维或直接蔓延[20]造成颅内感染。除感染之外，侵入脑血管内部的菌团、免疫细胞、凝血组分可结合产生细菌栓造成脑卒中[21]。致病菌及致病物质LPS鞭毛蛋白进入脑内后也会造成慢性炎症，还会进一步导致其他神经退行性疾病和神经心理疾病[22]。

四、腺性囊性癌

腺性囊性癌（adenoid cystic carcinoma，ACC）是最常见于颚部小唾液腺和腮腺的口腔颌面部肿瘤，易沿神经扩散，造成头颈部神经浸润（perineural invasion，PNI）：侵犯面神经造成面瘫，侵犯三叉神经造成面部疼痛，侵犯舌咽神经和舌下神经造成舌麻木和舌运动障碍等[7,23]。发生于颚部小唾液腺的肿瘤可沿腭大孔的颚大神经进入翼颚管，侵犯三叉神经的翼颚神经节甚至经翼颚窝上部和圆孔侵犯颅内，因此部分患者肿瘤切除术后仍出现疼痛，可能提示肿瘤复发或侵犯中枢神经系统。此外，ACC易侵入血管造成血行转移，因此也可能通过血脑屏障造成颅内转移。

五、AD 及相关认知障碍

作为最常见的一种神经退行性疾病，AD以进行性认知功能障碍为主要临床症状。有研究表明，AD患者罹患龋病、牙周病等口腔疾病的风险显著升高，这是由于AD患者记忆力下降及日常生活自理能力减退，往往不能独立实施有效的口腔卫生管理，加上口腔护理缺失，导致口腔卫生状况较差，菌斑、牙石堆积，继而产生牙体龋坏、牙龈炎症、牙松动、牙体缺损，最终脱落[24]。此外,也有研究发现牙周致病菌及其毒力因子如脂多糖可能通过血液循环破坏血脑屏障入侵脑组织诱发神经炎症反应,或持续的牙周慢性感染可引发全身炎症反应,大量的炎症细胞因子进入脑组织,引起神经元损伤,造成认知功能障碍[25-27],因此牙周病患者罹患 AD 的风险显著升高[28]。

六、帕金森病及相关运动障碍

帕金森病(PD)是第二大类最常见的神经退行性疾病,但发病机制尚未阐明。PD 患者常因肌肉僵硬、运动迟缓,自主神经功能紊乱等原因更易发生口腔问题,如龋齿、流涎、口干、磨牙症、颞下颌关节功能紊乱、牙周炎等[29-30]。近期一项回顾性研究发现新诊断为牙周炎的患者后续发生 PD 的风险有所增加[31],佐证了牙周炎对 PD 也可能存在一定的影响。后续的研究中,又发现正常人群持续进行牙周检查能够有效降低 PD 的发生[32],而缺乏对牙周炎的检查与治疗则是 PD 发病的危险因素。诸多学者认为牙周炎导致的促炎细胞因子可通过神经、激素、细胞途径介导神经炎症的产生继而导致多种神经精神疾病的发生[22]。

七、口腔心理科疾病

作为精神心理疾病和口腔科疾病的交叉,口腔心理学较神经口腔科学提出更早,可归为神经口腔科学的一个亚支。多项研究已经发现心理因素、情绪压力及精神分裂症可能会诱发口腔溃疡、游走性口炎、舌炎多形性红斑、黏膜类天疱疮、慢性牙周炎等多种口腔疾病[33-34]。并且通过认知行为疗法可以有效治疗颞下颌关节紊乱、非典型牙痛、灼口综合征等[35],三环类抗抑郁药也能够很好地控制非典型性牙痛[36]。同时有多项研究发现,牙周炎患者更易罹患抑郁症[37-38]。从社会心理角度,有学者认为牙周炎患者糟糕的口腔卫生、牙齿缺损等可能会造成患者出现焦虑抑郁心理从而导致心理问题的产生[39],然而目前并没有充足的基础研究以阐释牙周炎导致抑郁症的机制[22]。

八、颞下颌关节紊乱

作为代表性的功能性神经口腔科疾病,颞下颌关节紊乱(temporomandibular disorders,TMD)是口腔颌面部常见的一类疾病,一般伴有颞下颌关节区和(或)咀嚼肌疼痛,下颌运动异常和伴有功能障碍以及关节弹响、破碎音及杂音等症状[7]。TMD 的发病机制尚未阐明,病因包括精神因素、社会心理因素和免疫因素等。近年来,有研究报道疼痛性 TMD 患者唾液和血液中的谷氨酸明显升高,而谷氨酸是神经系统中主要的兴奋性神经递质,存在于中枢神经和末梢神经,常在伤害性刺激、组织或神经损伤时大量释放,并激活周围感觉传入神经元来释放神经肽,引起疼痛[40]。还有研究发现,部分 TMD 患者因携带儿茶酚氧位甲基转移酶基因,会出现更严重的抑郁症、焦虑症和较高的心理压力,而焦虑抑郁等异常的心理状况可造成 TMD 发生风险显著增高[41]。

九、干燥综合征

原发性干燥综合征（primary Sjögren's syndrome，PSS）是一种累及外分泌腺的慢性炎症反应性自身免疫性疾病，极易累及神经系统和口腔，泪腺和唾液腺最易受累，在口腔中主要表现为口干及伴随的吞咽食物困难、猖獗性龋齿、反复发作的腮腺炎、舌痛以及舌盘萎缩甚至溃烂等[42]，PSS患者也会出现如张口困难、咀嚼肌肉疼痛等颜面部与下颌关节症状[43]。除此之外，也可累及其他组织，如皮肤、骨骼肌、肾脏、肺、神经系统等。因淋巴细胞浸润外分泌腺，唾液腺分泌减少造成口干等症状，累及神经系统可发生于原发性干燥综合征病程的任意阶段，并且存在如感觉性轴索性多神经病、局灶性脑部病变等多种外周、中枢神经系统临床表现[44-45]。此外，其他多种结缔组织病如白塞病、红斑狼疮、硬皮病[46]等均会累及神经系统和口腔造成相应症状。

◆ 第五节　神经口腔科疾病的诊断流程 ◆

一、病史询问

详尽的病史采集是正确诊断神经口腔科学疾病的第一步。鉴于神经口腔科学疾病涵盖口腔科学和神经病学两方面的专业知识，医师在进行病史采集时应更加全面且重点突出。采集病史的内容包括主诉、现病史、既往史、系统回顾、个人史、社会史、女性月经及生育史、家族史等。上述信息的获取对神经口腔科疾病的诊断具有重要的提示意义。例如，以头痛为主诉的患者，根据前述的国际头痛疾患分类方法，可能为原发性头痛、继发性头痛和疼痛性颅神经病、其他面痛及其他头痛。通过询问病史，若患者否认全身系统病史，而存在疲劳、紧张或触碰面部扳机点（如洗脸时）等诱发疼痛因素，可能为原发性头痛（偏头痛、紧张性头痛、丛集性头痛、原发性 TN）；若患者存在其他全身系统病史（如高血压、动脉粥样硬化、脑梗死）、外伤史、感染性疾病史或牙病史，则考虑继发性头痛如出血性疾病（脑出血、蛛网膜下腔出血、脑梗死）、颅内肿瘤（腺样囊性癌）、颅内感染（带状疱疹引起的继发性 TN）、牙源性头痛（牙髓炎引起的继发性 TN）。

二、体格检查

详细的体格检查有助于专科医师识别疾病的特征性表现，及时做出正确诊断。口腔颌面部的专科检查包括口外检查和口内检查，其中口外检查包括观察颌面部是否对称，张口方式是否垂直向下不偏斜，张口幅度是否正常（正常人平均 4 cm），双侧颞下颌关节活动是否在正常范围内，有无关节弹响，颌面部有无肿大淋巴结；口内检查包括牙列、咬合情况、口腔卫生、牙龈及黏膜色性质、牙齿有无龋坏缺损、有无探诊叩诊不适、有无松动等。此外，专科医师在对病患者进行体格检查时,不应仅局限于单纯口腔颌面部的检查,患者精神状况、眼、皮肤等其他部位的病损以及神经专科症状同样具有重要的提示意义。

以三叉神经痛为例:原发性 TN 患者存在面部或口腔内"扳机点",而"扳机点"是指在三叉神经分支区域内某个固定的小块皮肤或黏膜特别敏感,对此点稍加触碰即引起疼痛。由于各"扳机点"痛阈高低不同,检查时用棉签或食指拂过、触摸、压诊或揉诊"扳机点",观察是否出现阳性体征。继发性 TN 常由牙髓炎及水痘-带状疱疹引起,牙髓炎引起的头痛具有典型的症状如单侧的自发痛、夜间痛、冷热刺激加剧疼痛、疼痛不能定位且疼痛放射至同侧的三叉神经 V2、V3 区(颞面耳部);而水痘-带状疱疹引起的皮肤水疱、糜烂常沿神经支分布,仅累及单侧,伴有三叉神经分支对应皮肤区域的剧烈疼痛。为准确诊断三叉神经疼痛的分支范围,在初步确定疼痛分支后,可用 1‰~2‰利多卡因在神经孔处进行阻滞麻醉,以阻断相应的神经干,这属于诊断性封闭。此外,龋坏或缺损及牙髓造成的牙髓炎症急性发作也会导致继发性三叉神经疼痛,此时应着重检查患者疼痛侧的上下颌牙齿有无引起牙髓感染的途径,如龋齿、深牙周袋,进行探诊、叩诊、冷热诊或牙髓电活力测试,较为隐蔽的龋坏可能需要借助其他辅助检查手段,以确定患牙,进行相应的治疗。

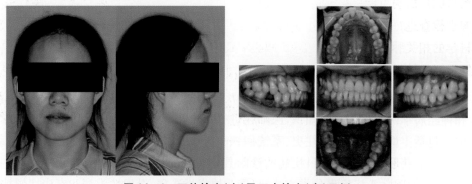

图 14-1　口外检查(左)及口内检查(右)示例

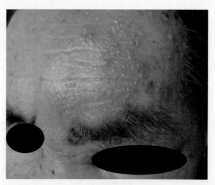

图 14-2　由水痘-带状疱疹感染引起的 V1 区(额部、上睑及鼻背)单侧皮肤的水疱、糜烂,常伴有剧烈疼痛

三、辅助检查

辅助检查是神经口腔科疾病临床诊断工作中不可缺少的手段,除用于明确诊断外,还可用于判定治疗效果、检测不良反应及评估疾病的预后。神经口腔科疾病的诊断和鉴别诊断涉及的辅助检查项目主要包括以下几方面。

(一)血液检查

血液检查作为一种快速、准确的辅助检查手段,在临床中应用十分广泛。常用的血液学检查包括血常规、出凝血功能、肝肾功能、免疫学检查、微生物检查等,其他检查如尿常规等亦归于此类。对于结缔组织疾病(干燥综合征)、感染性疾病(水痘-带状疱疹感染、口腔源性中枢感染)的诊断具有重要意义。

(二)影像学检查

神经口腔科疾病可能单独出现口腔或神经表征,而在原发疾病的表面体征不明显时,常需借助影像学检查进行鉴别诊断。常用的影像学检查包括 X 线片、CT、MRI 等,有助于诊断神经口腔科学的相关肿瘤(如腺样囊性癌)、疼痛性疾病(如原发性三叉神经痛、龋坏牙的牙髓炎造成继发性三叉神经痛)、认知功能障碍性疾病(如 AD、PD)、颞下颌关节紊乱等。

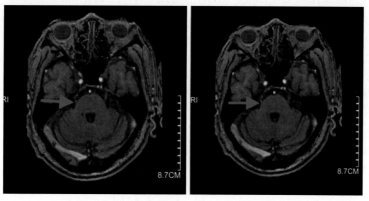

图 14-3 原发性三叉神经痛的 MRI 检查:红色箭头所指处由责任血管压迫三叉神经出脑干段引起的三叉神经痛

◆ 第六节 神经口腔科疾病诊断思路小结 ◆

作为神经病学和口腔科学的一个交叉分支,神经口腔科疾病长期以来被神经科医师和口腔科医师所忽视。与此同时,在神经口腔科疾病的诊断过程中,由于涵盖口腔科学和神经病学两方面的专业知识,除口腔科和神经科的常见病例以外,还存在许多跨学科的疑难病例,其纷繁复杂的临床表现常常使口腔科和神经科专科医师感到困惑。详细的病史询问、细致的查体（口内、口外检查和神经系统查体结合）、针对性的影像学检查及血液检查都可以为神经口腔科疾病的定位诊断和定性诊断提供线索和突破口。

（王刚　宋忠臣　王金涛　邱澈）

● 思 考 题 ●

1. 简述头痛的诊断难点和不同头痛原因的处理方案。
2. 哪些常见病原体可通过口腔造成神经系统感染？
3. 请查阅文献，总结牙周疾病影响认知功能障碍的几种途径。
4. 对于口腔心理科疾病，我们在诊疗过程中需要注意哪些问题？
5. 请参照头痛的诊断思路流程图，尝试绘制流涎患者的诊断流程图。

● 参考文献 ●

［1］ GBD 2016 NEUROLOGY COLLABORATORS. Global, regional, and national burden of neurological disorders, 1990 - 2016: a systematic analysis for the Global Burden of Disease Study 2016 ［J］. Lancet Neurol, 2019,18(5): 459 - 480.

［2］ PERES MA, MACPHERSON LMD, WEYANT RJ, et al. Oral diseases: a global public health challenge ［J］. Lancet, 2019,394(10194): 249 - 260.

［3］ KHAN MT, VERMA SK, MAHESHWARI S, et al. Neuromuscular dentistry: occlusal diseases and posture ［J］. J Oral Biol Craniofac Res, 2013,3(3): 146 - 150.

［4］ 何三纲. 口腔解剖生理学［M］. 8 版. 北京：人民卫生出版社,2020.

［5］ 赵士杰,皮昕. 口腔颌面部解剖学［M］. 2 版. 北京：人民卫生出版社,2014.

［6］ MAARBJERG S, DI STEFANO G, BENDTSEN L, et al. Trigeminal neuralgia-diagnosis and treatment ［J］. Cephalalgia, 2017,37(7): 648 - 657.

［7］ 张志愿. 口腔颌面外科学［M］. 北京：人民卫生出版社,2018.

［8］ DENADAI R, BUZZO CL, TAKATA JPI, et al. Comprehensive and global approach of soft-tissue deformities in craniofacial neurofibromatosis type 1 ［J］. Ann Plast Surg, 2016,77(2): 190 - 194.

［9］ SIQUEIRA JTTD, LIN HC, NASRI C, et al. Clinical study of patients with persistent orofacial pain ［J］. Arq Neuropsiquiatr, 2004,62(4): 988 - 996.

［10］ NGUYEN I, URBANCZYK K, MTUI E, et al. Intracranial CNS infections: a literature review and radiology case studies ［J］. Semin Ultrasound CT MR, 2020,41(1): 106 - 120.

［11］ LEE TC, GUO HR, SU HJJ, et al. Diseases caused by enterovirus 71 infection ［J］. Pediatr Infect Dis J, 2009,28(10): 904 - 910.

［12］ MCGEACHAN AJ, MCDERMOTT CJ. Management of oral secretions in neurological disease ［J］. Pract Neurol, 2017,17(2): 96 - 103.

［13］ 陈谦明. 口腔黏膜病学［M］. 3 版. 北京：人民卫生出版社,2008.

［14］ SACCUCCI M, DI CARLO G, BOSSÙ M, et al. Autoimmune diseases and their manifestations on oral cavity: diagnosis and clinical management ［J］. J Immunol Res, 2018,2018: 6061825.

［15］OLESEN J. From ICHD－3 beta to ICHD－3 ［J］. Cephalalgia, 2016,36(5)：401－402.

［16］MAARBJERG S, SØRENSEN MT, GOZALOV A, et al. Field-testing of the ICHD－3 beta diagnostic criteria for classical trigeminal neuralgia ［J］. Cephalalgia, 2015,35(4)：291－300.

［17］LIN GY, YANG FC, LEE JT, et al. Streptococcus anginosus, tooth extraction and brain abscess ［J］. QJM, 2014,107(8)：671－672.

［18］CLIFTON TC, KALAMCHI S. A case of odontogenic brain abscess arising from covert dental sepsis ［J］. Ann R Coll Surg Engl, 2012,94(1)：e41－e43.

［19］MOAZZAM AA, RAJAGOPAL SM, SEDGHIZADEH PP, et al. Intracranial bacterial infections of oral origin ［J］. J Clin Neurosci, 2015,22(5)：800－806.

［20］RIVIERE GR, RIVIERE KH, SMITH KS. Molecular and immunological evidence of oral *Treponema* in the human brain and their association with Alzheimer's disease ［J］. Oral Microbiol Immunol, 2002,17(2)：113－118.

［21］AARABI G, THOMALLA G, HEYDECKE G, et al. Chronic oral infection: an emerging risk factor of cerebral small vessel disease ［J］. Oral Dis, 2019,25(3)：710－719.

［22］HASHIOKA S, INOUE K, MIYAOKA T, et al. The possible causal link of periodontitis to neuropsychiatric disorders: more than psychosocial mechanisms ［J］. Int J Mol Sci, 2019,20(15)：3723.

［23］LIU X, YANG X, ZHAN C, et al. Perineural invasion in adenoid cystic carcinoma of the salivary glands: where we are and where we need to go ［J］. Front Oncol, 2020,10：1493.

［24］SYRJÄLÄ AMH, YLÖSTALO P, RUOPPI P, et al. Dementia and oral health among subjects aged 75 years or older ［J］. Gerodontology, 2012,29(1)：36－42.

［25］WU Z, NAKANISHI H. Old and new inflammation and infection hypotheses of Alzheimer's disease: focus on Microglia-aging for chronic neuroinflammation ［J］. Nihon Yakurigaku Zasshi, 2017,150(3)：141－147.

［26］RIVERA-SERRANO CM, MAN LX, KLEIN S, et al. Melkersson-Rosenthal syndrome: a facial nerve center perspective ［J］. J Plast Reconstr Aesthet Surg, 2014,67(8)：1050－1054.

［27］QIU C, YUAN Z, HE Z, et al. Lipopolysaccharide preparation derived from induces a weaker immuno-inflammatory response in BV－2 microglial cells than by differentially activating TLR2/4-mediated NF－κB/STAT3 signaling pathways ［J］. Front Cell Infect Microbiol, 2021,11：606986.

［28］CHOI S, KIM K, CHANG J, et al. Association of chronic periodontitis on Alzheimer's disease or vascular dementia ［J］. J Am Geriatr Soc, 2019,67(6)：1234－1239.

［29］VAN STIPHOUT MAE, MARINUS J, VAN HILTEN JJ, et al. Oral health of Parkinson's disease patients: a case-control study ［J］. Parkinsons Dis, 2018,2018：9315285.

［30］祖洁,徐传英,杨锋,等. 帕金森病患者口腔健康情况分析［J］. 中国临床神经科学,2020,28(6)：665－670.

［31］CHEN CK, HUANG JY, WU YT, et al. Dental scaling decreases the risk of Parkinson's disease: a nationwide population-based nested case-control study ［J］. Int J Environ Res Public Health, 2018,15(8)：1587.

［32］CHEN CK, WU YT, CHANG YC. Periodontal inflammatory disease is associated with the risk of Parkinson's disease: a population-based retrospective matched-cohort study ［J］. Peer J, 2017,5：e3647.

［33］ELTAS A, KARTALCI S, ELTAS SD, et al. An assessment of periodontal health in patients with schizophrenia and taking antipsychotic medication ［J］. Int J Dent Hyg, 2013,11(2)：78－83.

［34］曹阳,季若桐,吴琳. 口腔心身疾病的研究进展［J］. 心理月刊,2021,16(2)：215－218.

［35］MATSUOKA H, CHIBA I, SAKANO Y, et al. Cognitive behavioral therapy for psychosomatic problems in dental settings ［J］. Biopsychosoc Med, 2017,11：18.

［36］ TU TTH，MIURA A，SHINOHARA Y，et al. Pharmacotherapeutic outcomes in atypical odontalgia：determinants of pain relief ［J］. J Pain Res，2019，12：831 - 839.

［37］ HSU CC，HSU YC，CHEN HJ，et al. Association of periodontitis and subsequent depression：a nationwide population-based study ［J］. Medicine(Baltimore)，2015，94(51)：e2347.

［38］ LAFORGIA A，CORSALINI M，STEFANACHI G，et al. Assessment of psychopatologic traits in a group of patients with adult chronic periodontitis：study on 108 cases and analysis of compliance during and after periodontal treatment ［J］. Int J Med Sci，2015，12(10)：832 - 839.

［39］ DUMITRESCU AL. Depression and inflammatory periodontal disease considerations：an interdisciplinary approach ［J］. Front Psychol，2016，7：347.

［40］ JASIM H，GHAFOURI B，GERDLE B，et al. Altered levels of salivary and plasma pain related markers in temporomandibular disorders ［J］. J Headache Pain，2020，21(1)：105.

［41］ 骆丹锋，魏晓曦，周颖，等. 心理因素在颞下颌关节紊乱病诊疗中作用的研究进展［J］. 中华口腔医学杂志，2020，55(10)：794 - 798.

［42］ 梅永君，李志军. 干燥综合征的诊断与治疗［J］. 中华全科医学，2020，18(6)：890 - 891.

［43］ CRINCOLI V，DI COMITE M，GUERRIERI M，et al. Orofacial manifestations and temporomandibular disorders of Sjögren syndrome：an observational study ［J］. Int J Med Sci，2018，15(5)：475 - 483.

［44］ 黄丽玉，郭阳. 原发性干燥综合征合并神经系统病变研究进展［J］. 中国现代神经疾病杂志，2019，19(1)：54 - 59.

［45］ MARGARETTEN M. Neurologic manifestations of primary Sjögren syndrome ［J］. Rheum Dis Clin North Am，2017，43(4)：519 - 529.

［46］ PUZIO A，PRZYWARA-CHOWANIEC B，POSTEK-STEFANSKA L，et al. Systemic sclerosis and its oral health implications ［J］. Adv Clin Exp Med，2019，28(4)：547 - 554.

第十五章

功能性神经疾病诊断思路

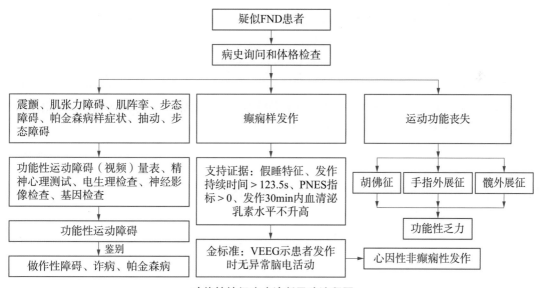

功能性神经疾病诊断思路流程图

功能性神经疾病(functional neurological disorder，FND)是一种具有明确症状而无定位体征的疾病，临床识别率低，诊治困难，而发病人群广泛，社会负担重，甚至在某些欧美国家作为神经科门诊的第二大常见原因，在急诊、卒中和康复中心十分常见，FND 会导致严重的躯体功能障碍，给患者带来极大痛苦和额外的经济负担[1]。多数医师甚至是专科医生对 FND 知之甚少，几乎没有接受过 FND 诊断的正规培训，导致患者往往得不到有效的治疗，临床诊疗现状无法令人满意。最新版《美国精神疾病诊断和统计手册》第 5 版 (The Diagnostic and Statistical Manual of Mental Disorders，5th edition，DSM-V)明确对 FND 的定义要有阳性诊断特征，而不仅仅是排除其他疾病。同时，最新文献中基于诊断证据的系统综述对 FND 给出了操作性强的诊断标准，值得借鉴和应用。本文结合 DSM-V 的疾病定义，阐述如何通过病史询问、体格检查，寻找阳性诊断指征，从而做出 FND 的临床诊断。

◆ 第一节　功能性神经疾病的诊断分类 ◆

功能性神经疾病指的是一种自主运动或感觉系统疾病,其症状包括震颤、瘫痪、肌张力障碍、肌阵挛、步态障碍、癫痫发作等。FND 旧称"癔症或癔病",目前的同义词有分离性神经症状、心因性神经症状和转化障碍。

功能性神经疾病主要分为 3 个亚类:

(1) 心因性运动障碍(psychogenic movement disorders,PMD):又常称为功能性运动障碍(functional movement disorders,FMD),患者多曾有巨大压力、焦虑或抑郁等精神疾病史,其临床特征为患者在排除已知器质性病变情况下出现各类运动障碍症状,或患者症状与已知器质性疾病不相符。临床表现形式多样,包括震颤、肌张力障碍、肌阵挛、步态障碍、帕金森病样症状等,其中震颤和肌张力障碍最常见。

(2) 心因性非痫性发作(psychogenic non-epileptic seizures,PNES):是一种时限性、发作性的运动、感觉、行为或意识的改变,呈癫痫样发作,常被误诊为癫痫,但与癫痫活动无关。视频脑电图(video electroencephalogram, VEEG)是 PNES 的诊断金标准,当 VEEG 显示在发作之前、期间或之后没有癫痫样活动时,可以用完整的神经和精神病史来确认 PNES 的诊断。

(3) 功能性乏力(functional weakness):是一种常见的以自主运动功能丧失为特点的精神障碍,可表现为肢体瘫痪,往往没有提示器质性病变的肌张力及腱反射改变或阳性病理征。胡佛征、手指外展、髋外展征为支持诊断的重要阳性体征。

◆ 第二节　功能性神经疾病的诊断流程 ◆

一、病史询问

详细的病史采集对明确功能性神经疾病类型的诊断十分重要,详细询问病史、细致的体格检查有助于寻找到阳性临床特征,并确定是否需要震颤电图、脑电图或神经影像学等其他进一步的检查。病史采集包括性别、年龄、起病形式、症状(震颤、肌张力障碍、肌阵挛、帕金森病样症状、抽动、步态障碍、瘫痪)、伴随症状(是否有疲劳、疼痛、睡眠障碍、记忆力和解离症状,如人格解体——意念与自己身体分离/脱节的感觉,现实解体——与周围世界分离/脱节的感觉)、功能障碍程度(让患者描述有代表性的一天,可以帮助了解功能障碍的程度、是否存在抑郁症或焦虑症的共病以及病情的多变性)和病程(寻找可能有助于解释特定症状出现原因的身体触发因素,如外伤、偏头痛、晕厥、压力源或不良经历等)[1]。

FND 患者通常有多种症状,询问病史时需要注意的是,要给患者时间让其列出自身的身体症状,尤其是询问常见的解离症状(自我认同混乱、自我认同改变、失现实感、失自我感);当患者发现他们的奇怪经历在其他人也常见,且有对应的医学名词时,可能会有一种解脱感。此外,值得注意的是,许多患者没有明确可识别的近期压力源或不良经历,所以心理压力源和不良经历只是重要的高危因素,对于诊断而言,既非必要条件也非充分条件。对于发作性症状如癫痫发作或发作性运动,在征得患者同意情况下,用智能手机录制视频对诊断会有帮助。

二、体格检查

体格检查包括一般情况检查和神经系统检查。FND 的诊断依赖于一个或多个(通常是一组)阳性临床特征的证据,以下阳性体征有助于辅助诊断。

(1) 夹带试验(entrainment test):被用于诊断功能性震颤。嘱患者以特定频率(与震颤频率不同)用震颤对侧肢体做拍打动作,患者震颤频率转变为与敲击频率一致,则为阳性。

(2) 胡佛征(Hoover sign):胡佛征(图 15-1)是诊断下肢功能性乏力的经典体征,利用对侧协同运动原理测试下肢肌力。嘱患者卧位,健侧下肢做抗阻力屈曲,患侧下肢出现无意识伸展,则为阳性。嘱患者坐位,健侧髋部做抗阻力屈曲,患侧髋部出现无意识外展,则为阳性(图 15-1)。

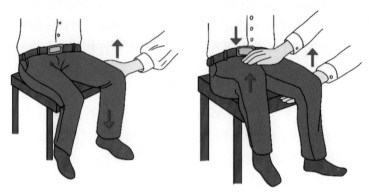

图 15-1　胡佛征[1]

(3) 手指外展征(finger abduction sign):被用于诊断上肢功能性乏力,利用上肢非对抗性运动测试手指肌力。嘱患者健侧手指做抗阻力外展 2 min,患侧手指出现无意识外展,则为阳性。

(4) 髋外展征(Abductor sign):髋外展肌外展无力,对侧髋关节外展抵抗阻力时好转(图 15-2)。

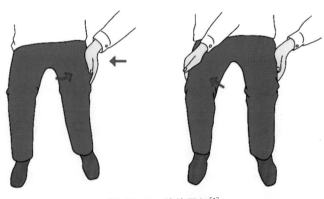

图 15-2　髋外展征[1]

此外,归属于竭力行为障碍(effort-associated behaviors)的气喘吁吁征(huffing and puffing sign)、心因性足趾征(psychogenic toe sign)、转椅征(swivel chair sign)等都也被用于辅助诊断 FMDs。

三、辅助检查

(一)功能性运动障碍(视频)量表

用于确定发作形式和特点。目前国际上已有 2 个相对成熟且经临床效度检验的量表可以评估 FMDs 的类型和严重程度。一是运动转化症状的视频评定量表(video rating scale for motor conversion symptoms, VRMC)[2],用于评估运动分离障碍患者的治疗结果;二是 PMDs 评估量表(psychogenic movement disorders rating scale, PMDRS)[3],通过采集多种类型的运动症状信息从而得到一个整体得分,包括运动现象、解剖分布、严重程度、持续时间、运动功能的影响和运动功能的丧失。由于上述量表还未汉化,结合现阶段国情,推荐对每个患者进行视频录制(尤其是发作状态),并由至少 2 名高年资运动障碍专科医师进行评估,确认发作的不自主运动形式及特点。分离问卷、系统回顾问卷和人格评估量表有助于 PNES 诊断。

(二)精神心理测试

确定是否合并心理因素。目前 FMDs 常用的几个量表包括结构式临床访谈量表(structured clinical interview, SCID - I)[4]、抑郁评定量表如汉密尔顿抑郁量表(Hamilton depression scale, HDS)[5]、焦虑评定量表如贝克焦虑量表(Beck anxiety inventory, BAI)[5]、90 项症状自评量表(symptom check list-90, SCL - 90)[6]、催眠状态评定量表如斯坦福易感性量表(Stanford hypnotic susceptibility scale, SHSS)[7]等。

(三)电生理检查

用于提供实验室诊断证据。

(1)以震颤电图(tremorogram)为代表,通过肌电记录、加速度测量技术的电生理手段客观量化震颤等不自主运动,以帮助鉴别诊断和评估治疗。包括负重任务(loading task)、敲击任务(tapping task)、极速完成任务(ballistic movement task)等方式,获取肌电快速激发的模式、震颤频率和振幅、频率(功率谱)分析、相关性分析、震颤曲线的波形分析等一系列参数[8,9]。

(2)诱发电位可用于功能性感觉症状患者的评估。

(3)特殊脑电图——准备电位(bereitschafts potential, BP),是一种发生在随意运动之前的内源性事件相关电位(通常位于运动皮质和辅助运动皮质),是可以通过 C3、C1、CZ、C2、C4 等位置的 EEG 电极记录到自主运动启动前 1~1.5 s 开始缓慢上升的负性电位,包括 BP1/BP2 两个阶段,对诊断及鉴别诊断器质性和功能性运动障碍具有重要价值[10]。

(4)视频脑电图监测(vedio-Electroencephalography, VEEG):在脑电图设备基础上增加了视频设备同步拍摄患者的临床表现,有助于 PNES 的诊断。

(四) 神经影像检查

用于提供实验室诊断证据。功能影像检查如 DAT – SPECT 或[123] I – FP – CIT SPECT 可用于鉴别器质性疾病[11]。近来的研究发现功能性疾病亦存在轻微的脑结构改变，功能磁共振成像（functional magnetic resonance imaging，fMRI）及正电子发射体层成像（positron emission tomography，PET）等神经影像的应用可能会为 FMDs 的诊断提供帮助[12,13]。

(五) 基因检查

共病风险基因筛查。鉴于 FMD 的高度共病性，在 FMD 中检测并发症的已知风险基因可能有意义，或许可以提示某些基因与功能性表现之间的相关性，如与创伤后应激障碍（post-traumatic stress disorder，PTSD）密切相关的 FK – 506 结合蛋白（*FKBP5*）基因。

虽然 FMD 无法通过现有辅助检查确诊，但脑电图、神经影像学检查和脑脊液检查等也被用于 FMD 的实验室检查结果支持的确诊以及和其他器质性疾病的鉴别诊断。

◆ 第三节　FMD 的诊断 ◆

FMD 的诊断主要依据患者的临床病史与体征，发作时的视频资料对于诊断有很大帮助。神经测评量表及电生理检查对确诊有一定的帮助。目前主要采用 Fahn 和 Williams 制定的 FMD 诊断标准（表 15 – 1）[14]。该标准起初设计用来诊断功能性乏力，后被用于 FMD 各个亚型的诊断。临床医师可在此基础上略做调整，尽量简化，便于临床操作。

表 15 – 1　FMD 的推荐诊断标准

把握度	临床特点
1. 可直接确诊(documented)	心理治疗（暗示治疗、服用安慰剂）后症状可持续缓解
2. 可临床确诊(clinical established)	患者发作症状与已知的运动障碍典型症状不一致，每次发作症状不一致，以及出现下列情况之一：其他假性体征（如震颤、肌张力障碍、肌阵挛等）、多种躯体化症状、明显精神异常
3. 实验室检查结果支持的确诊[15] (laboratory-supported)	电生理证据证实的功能性运动障碍（主要是功能性震颤和功能性肌阵挛）
4. 很可能诊断(probable)	患者发作症状与已知的运动障碍典型症状不一致，但无上述的其他特征
5. 有可能诊断(possible)	患者已经存在心理障碍，且患者症状可能是功能性

FMD 需要与以下形式的非器质性转换障碍以及与各类症状相似的器质性疾病相鉴别：做作性障碍（factitious disorder，FD）、诈病、帕金森病等。

◆ 第四节　PNES 的诊断 ◆

　　PNES 的临床表现与癫痫相似,需注意进行鉴别。PNES 患者往往存在交流障碍、定义自身角色困难,内在的压力通过躯体化表现出来。PNES 发作前可能表现为假睡,但 EEG 表现为觉醒,利用假睡特征诊断假性癫痫发作的灵敏度为 56%,特异性为 100%[16]。PNES 的发作持续时间较长,有研究将超过 123.5 s 的发作持续时间作为 PNES 的最佳阈值时间[17]。"PNES 指标"指从人格评定量表(PAI)的转换量表(SOM－C)中减去健康担忧(SOM－H),在鉴别 PNES 与癫痫上有较高的敏感度和特异性,零以上提示 PNES,零或零以下表明有癫痫[18]。发作 30 min 内血清泌乳素水平的下降有助于鉴别全面强直性阵挛发作和 PNES,Trimble 等的研究证明,全面强直性阵挛发作而非 PNES 可升高血清泌乳素水平[19]。VEEG 是诊断 PNES 的金标准[20],可以获取患者发作时的临床特征及同步 EEG,癫痫患者发作期 EEG 可出现癫痫样放电,而 PNES 患者无异常脑电活动。PNES 仅从病史很难诊断,临床特征、患者人格特质、神经心理学检查加上 VEEG 均有助于疾病的确诊。

◆ 第五节　功能性乏力的诊断 ◆

　　功能性乏力患者可伴随分离障碍、抑郁或人格障碍等心理症状,其运动症状包括瘫痪、平衡障碍等。功能性乏力特征在于体征和表现出来的症状及严重程度的不一致性和不稳定性,瘫痪的肢体可能会在进行活动或注意力转移时"意外"移动[21]。胡佛征、手指外展征、髋外展征阳性提示功能性乏力。功能性乏力患者 fMRI 结果提示其运动区域的激活下降[22]。诊断应当在排除器质性成分或其他心因性诊断后确定。

◆ 第六节　FND 诊断思路小结 ◆

　　在 FND 的诊断中,详尽的病史是最重要的诊断依据,首先判断患者是 FMD、PNES 还是功能性乏力。FMD 发病突然、表现形式复杂多变、震颤为最常见的症状,其他运动障碍形式包括肌张力障碍、肌阵挛、帕金森综合征、抽动、步态障碍等。诊断需要结合临床表现和相关的辅助电生理、影像学证据。VEEG 显示患者发作期间无异常脑电活动,往往提示 PNES。胡佛征、手指外展征、髋外展征是诊断功能性乏力的重要体征。

（王刚　尹豆　林国珍）

思 考 题

1. 功能性运动障碍的临床表现及诊断标准是什么？
2. 心因性非癫痫性发作诊断的金标准是什么？
3. 功能性乏力的常见阳性体征有哪些？如何检查？

参 考 文 献

［1］STONE J，BURTON C，AND CARSON A，Recognising and explaining functional neurological disorder ［J］. BMJ，2020，371：m3745.

［2］MOENE F C，SPINHOVEN P，HOOGDUIN K A，et al. A randomised controlled clinical trial on the additional effect of hypnosis in a comprehensive treatment programme for in-patients with conversion disorder of the motor type ［J］. Psychother Psychosom，2002，71(2)：66 - 76.

［3］HINSON V K，CUBO E，COMELLA C L，et al. Rating scale for psychogenic movement disorders：scale development and clinimetric testing ［J］. Mov Disord，2005，20(12)：1592 - 7.

［4］VOON V，LANG A E，Antidepressant treatment outcomes of psychogenic movement disorder ［J］. J Clin Psychiatry，2005，66(12)：1529 - 1534.

［5］DALLOCCHIO C，ARBASINO C，KLERSY C，et al. The effects of physical activity on psychogenic movement disorders ［J］. Mov Disord，2010，25(4)：421 - 425.

［6］VAN BEILEN M，GRIFFIOEN B T，GROSS A，et al. Psychological assessment of malingering in psychogenic neurological disorders and non-psychogenic neurological disorders：relationship to psychopathology levels ［J］. Eur J Neurol，2009，16(10)：1118 - 1123.

［7］ROELOFS K，HOOGDUIN K A，KEIJSERS G P，et al.，Hypnotic susceptibility in patients with conversion disorder ［J］. J Abnorm Psychol，2002，111(2)：390 - 395.

［8］SCHWINGENSCHUH P，SAIFEE T A，KATSCHNIG-WINTER P，et al. Validation of "laboratory-supported" criteria for functional (psychogenic) tremor ［J］. Mov Disord，2016，31(4)：555 - 562.

［9］王刚，高颖，邹扬，等，震颤的电生理评估［J］. 诊断学理论与实践，2016，15(2)：199 - 201.

［10］邹扬，王刚，第 28 章：生理学发现：震颤和肌阵挛. 马克·哈乐特，安托尼·朗，约瑟夫·坚克威克. 心因性运动障碍和其他转换障碍［M］. 2 版. 上海：上海交通大学出版社. 2020. 210 - 215.

［11］DE ABREU L P F，TEODORO T，EDWARDS M J，Neuroimaging Applications in Functional Movement Disorders ［J］. Int Rev Neurobiol，2018，143：163 - 177.

［12］ROELOFS J J，TEODORO T，EDWARDS M J，Neuroimaging in Functional Movement Disorders ［J］. Curr Neurol Neurosci Rep，2019，19(3)：12.

［13］崔利伦，张一帆，管晓军等. 帕金森病及相关运动障碍的神经影像学诊断专家共识［J］. 诊断学理论与实践，2018，17(4)：403 - 408.

［14］FAHN S，WILLIAMS D T. Psychogenic dystonia ［J］. Adv Neurol，1988，50：431 - 455.

［15］GUPTA A，LANG A E. Psychogenic movement disorders ［J］. Curr Opin Neurol，2009，22(4)：430 - 436.

［16］BENBADIS S R，LANCMAN M E，KING L M，et al. Preictal pseudosleep：a new finding in psychogenic seizures ［J］. Neurology，1996，47(1)：63 - 67.

［17］SENEVIRATNE U，MINATO E，AND PAUL E. How reliable is ictal duration to differentiate psychogenic nonepileptic seizures from epileptic seizures ［J］. Epilepsy Behav，2017，66：127 - 131.

[18] WAGNER M T, WYMER J H, TOPPING K B, et al. Use of the Personality Assessment Inventory as an efficacious and cost-effective diagnostic tool for nonepileptic seizures [J]. Epilepsy Behav, 2005,7(2): 301 - 304.

[19] TRIMBLE M R. Serum prolactin in epilepsy and hysteria [J]. Br Med J, 1978,2(6153): 1682.

[20] GEDZELMAN E R, LAROCHE S M. Long-term video EEG monitoring for diagnosis of psychogenic nonepileptic seizures [J]. Neuropsychiatr Dis Treat, 2014,10: 1979 - 1986.

[21] HERUTI R J, LEVY A, ADUNSKI A, et al. Conversion motor paralysis disorder: overview and rehabilitation model [J]. Spinal Cord, 2002,40(7): 327 - 334.

[22] STONE J, ZEMAN A, SIMONOTTO E. et al. FMRI in patients with motor conversion symptoms and controls with simulated weakness [J]. Psychosom Med, 2007,69(9): 961 - 969.

第十六章

内科疾病相关脑病诊断思路

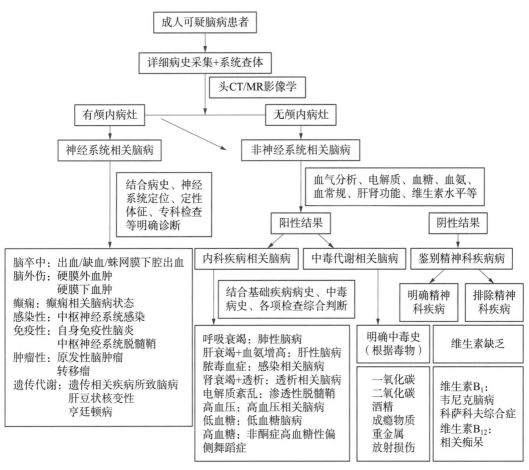

内科疾病相关脑病诊疗思路流程图

　　脑病（encephalopathy）是指脑功能紊乱，通常不是直接的脑结构异常或炎症所致，而是通过代谢过程介导的精神状态改变、意识错乱、定向障碍、行为变化或其他认知障碍。可由中毒、全身器官功能障碍（如肝脏、胰腺等）、物质滥用（酒精、助眠药物等）、代谢疾病（糖尿病等）或脑以外的全身性感染等引起[1]。本章将重点聚焦内科疾病相关脑病的诊断思路。

◆ 第一节　脑病的诊断分类 ◆

　　根据起病方式不同,可将脑病分为急性脑病、慢性脑病和迟发性脑病 3 种形式。急性脑病最需要首先甄别、诊断,因为这类脑病若不及时明确诊断,给予正确的处置可能导致疾病快速进展和较差的临床结局。急性脑病也是我们临床最常面对的脑病类型,包括内科疾病相关脑病(如肝性脑病、狼疮脑病、可逆性后部白质脑病等)和中毒代谢相关脑病(如酒精中毒性脑病、急性一氧化碳中毒性脑病、急性放射性脑损伤等),多种病因均可导致脑病。临床症状变化多端,病因多种多样,鉴别诊断有时相对困难。而慢性脑病和迟发性脑病相对少见,结合病史、临床表现和辅助检查、影像学上可有相对典型和特征性改变,需要丰富的临床经验才不容易漏诊。

◆ 第二节　脑病的诊断流程 ◆

一、病史询问

　　病史采集主要包括:主诉、首发症状和诱因、伴随症状、加重/缓解因素、病程演变、既往史、个人史、家族史。询问病史的方法主要有高控制模式和低控制模式两种。在与患者及家属刚刚进行接触时,一般采取开放式/低控制模式,让患者、家属自行陈述此次就诊的核心诉求,即主诉的提取。在开放式询问病史过程中,在不干预患者/家属进行病史陈述时,可进行适当引导,避免出现天马行空、过度描述细枝末节或转向与核心症状无关的事情赘述。当患者/家属提及存在精神状态改变、意识错乱、定向障碍、行为异常等描述时,需要立即转换成高控制模式,针对精神、意识改变这一核心症状进行详细追问:包括何时、何种状态下发生改变,持续时间,是否存在诱发因素、如何缓解/持续加重等详细情况,从而得到初步诊断印象及需要与哪些疾病鉴别等重要假设,基于上述假设再进行更为深入的诱导询问。反复上述周期循环直到获取详细、完善的病史资料。

　　在脑病的问诊中,起病形式、病程演变、诱发/缓解因素、既往病史等均可提示重要线索,需要重点、详细询问。

　　既往史:脑病是一大类疾病,众多疾病可以导致。因此获得详细、全面的既往病史对明确脑病病因有至关重要的作用。如果患者为长期饮酒/酗酒者,结合眼球运动障碍、共济失调、快速进展的认知障碍或精神症状"三联征"中部分或全部存在上述症状,要考虑到维生素 B_1 缺乏所致韦尼克脑病(Wernicke's encephalopathy, WE)可能。有狼疮病史的患者如出现急性脑血管病症状、头痛、视物模糊、呕吐、意识障碍等症状时,要第一时间想到狼疮脑病的可能。有的既往病史是明确且容易获得的,而有的病史需要更多的耐心、更详细的询问和追踪才能获得。比如抗生素相关脑病中对于高危人群(包括神经精神病史、慢性肾功能不全/肾功能衰竭及血液透析患者、65 岁以上老年人），出现精神错乱、痫性发作、共济失调等症状时，如排除其他可能脑病原因，且患者存在感染、抗生素用药史，需仔细、耐心追问 2 个月内抗生素使用种类、使用方法、使用时间、停药时间及出现脑病时间。由于不同种类抗生素所致脑病特点、发病时间均不尽相同。头孢菌素/青霉素类出现头孢类抗生素脑病症状的平均中位时间为用药 5 天后，而相对少见的甲硝唑神经毒性所致小脑综合征可在用药后 3 周至 2 个月或更久时间才出现临床症状[2-4]。对于以不自主运动、震颤、急性进展的认知功能障碍患者，头 CT 显示双侧苍白球区对称性低密度灶，影像学特征难以与一氧化碳中毒性脑病相鉴别，因此，曾食用发红甘蔗或霉变甘蔗，明确的煤气中毒/一氧化碳中毒史、缺氧昏迷时间，为明确诊断提供了决定性证据，减少了误诊的发生[5]。

脑病的表现形式是多种多样的，临床症状并没有因为不同病因而存在明显的差异。但病程的演变过程有时可以对某些类型的脑病有重要提示。如果在病史询问中提及存在"假愈期"，同时患者存在明确一氧化碳中毒病史，结合颅脑 MR 双侧基底节区对称异常信号，迟发性一氧化碳中毒性脑病是优先考虑的诊断，但并不是所有迟发性脑病都存在"假愈期"，如放射性脑损害尤其是晚期迟发性放射性脑病（放疗后 6 个月至数年后），因为该类放射性脑病与局部脑组织坏死、血管损伤相关，因此病程多不可逆，呈逐渐进展加重，为临床上最常见类型的放射性脑病[5-8]。

诱发/缓解因素也可以为明确诊断提供重要线索，对于有急/慢性肝脏疾病病史，往往在大量高蛋白饮食后出现精神行为异常、上肢震颤等脑病表现，结合血氨明显升高需要考虑"肝性脑病"诊断[9-11]。有急/慢性肾功能不全一般在进行血液透析时或透析后 4 小时内出现的急性剧烈头痛、呕吐、视物模糊、易激惹，严重时可出现昏迷、惊厥发作等要首先排除急性透析性脑病（透析失衡综合征）。而由于各种因素（常见于垂体功能减退、酗酒、营养不良、糖尿病酮症酸中毒等）导致严重电解质紊乱（常见急性或慢性低钠、低钾、低钙血症），在纠正电解质紊乱过程中或迅速纠正电解质紊乱后 1 个月内逐渐出现脑病症状、神经功能缺损症状，结合颅脑磁共振出现桥内（脑桥三叉戟征/猪鼻征/蝙蝠翅征）/桥外（双侧尾状核头、苍白球、豆状核等）脱髓鞘病灶，那么中央髓鞘溶解综合征需要首先考虑[12,13]。对于血压明显升高且出现脑病症状的患者，详细询问平时血压情况及此次诱发血压升高的原因也能对寻找病因提供重要线索。如果患者合并明确的视力障碍（包括视物模糊、视力下降、视野缩窄等）提示枕叶损害证据，结合颅脑 MR 白质脱髓鞘等改变，累及枕叶的可逆性后部脑病综合征（posterior reversible encephalopathy syndrome，PRES）可能性较大[14]。

二、体格检查

对于有意识障碍的患者，除了关注神经科体征外，不应忽视一般内科体征。例如长期酗酒者易出现面色潮红、皮肤粗糙；慢性肾病、尿毒症患者易出现皮肤瘙痒；急性一氧化碳中毒的患者皮肤黏膜特征性樱桃红；合并低血压休克患者的四肢末梢湿冷；贫血患者黏膜皮肤苍白的贫血貌；头颈部放疗患者的皮肤色素沉着、皮肤纤维化变硬及颞颌活动受限所致张口困难；肝病患者特征性肝病面容、肝掌、脐周静脉显露（美杜莎头）等内科体征，均对我们判断病情严重程度、明确诊断提供了重要线索和依据。

脑病的神经系统查体：

（1）高级神经活动的准确评估：包括意识状态、认知功能等。意识状态的分类不尽相同，神经外科将意识状态分 5 类：包括意识清楚、意识模糊、浅昏迷、昏迷、深昏迷。神经内科将意识障碍分 3 类，每种意识障碍又有不同亚型。这些分类大同小异，对脑病的神经系统查体要求医师能熟练掌握各种意识障碍的定义并准确区分。对意识障碍评估应用最广泛的量表为格拉斯哥（Glasgow）昏迷量表。对于意识清楚的患者，认知评估也需要关注，我们常用 MMSE、MoCA 等量表进行认知初筛，认知障碍患者常能被准确区分出来。

（2）颅神经检查：准确发现眼球运动障碍、区分眼震及眼震类型并与其他神经系统症状正确关联是非常重要的。例如脑病患者出现眼球运动障碍（水平或垂直性眼肌麻痹）合并凝视诱发眼震或自发的较粗大兴奋性眼球震颤，结合患者肢体/躯干共济失调，形成"眼球运动障碍-共济失调-精神/意识障碍"三联征，应首先考虑维生素 B_1 缺乏所致韦尼克脑病[15]。

（3）运动系统检查：识别肌张力障碍和震颤是十分重要的。肌张力障碍是一种常见运动障碍，其特征是持续性或间歇性肌肉收缩引起的异常运动和（或）姿势异常，常重复出现。脑病患者中，间歇性/持续性肌张力障碍非常常见，但往往容易和痫性发作相混淆。对于快速进展的认知功能障碍患者合并肌张力障碍、震颤等体征，严重者可伴随肌肉萎缩、关节挛缩等，是需要着重询问既往疾病、中毒史及具体相关情况的。如肝性脑病的诊断和分级，查体时意识状态改变、识别认知障碍（往往为轻度，对定向力、计算力、记忆力等均需要较为仔细地检查），发现扑翼样震颤将为临床诊断提供重要依据。

三、辅助检查

（一）血液检查

血液检查应包括血常规、血糖、血氨、铜蓝蛋白、血乳酸、血气分析、转氨酶、肌酐、尿素氮、电解质、风湿系列、维生素 B_1、维生素 B_{12}、叶酸、同型半胱氨酸等。从上述检查中，我们能第一时间发现许多内科相关疾病，同时也对明确脑病类型提供重要依据。

（二）影像学检查

影像学检查是脑病诊断的重要辅助检查。有条件的患者建议优先选择 MRI，而对于不能进行 MRI 检查的患者，头部 CT 也可以对诊断提供重要线索。脑病有其自身的影像学特点：大多为双侧对称大脑结构受累，包括大脑深部核团、皮质灰质、丘脑、胼胝体以及侧脑室周围白质。影像学表现同时也是非特异性的，不同的疾病可有相似的影像表现；脑病的不同时期，也可出现差异显著的影像学表现。因此，再次强调临床病史对疾病诊断分析的重要性。如狼疮性脑病，在系统性红斑狼疮的基础上，多种因素共同作用导致免疫损伤，狼疮性脑病的发生和多种自身抗体的产生、变化相关。以弥漫性的高级皮质功能障碍为主要表现的神经精神狼疮就与产生神经元抗体、抗核糖体蛋白抗体相关；由于系统性红斑狼疮既累及脑血管，可形成急性坏死性小动脉炎，以纤维素样坏死为主导致脑出血，又可以形成血管壁纤维化，造成管腔狭窄所致缺血性卒中。因此狼疮脑病不仅临床表现多种多样，影像学表现也是变化多端，需要不同的辅助检查共同夯实证据链[16-18]。

对于在磁共振检查上出现一些特征性改变时,不要遗漏相关脑病诊断。

(1)韦尼克脑病:影像学特征见表 16‐1,典型 MRI 表现见图 16‐1。

表 16‐1 韦尼克脑病影像学特征[19]

颅脑 CT	不敏感,脑室旁丘脑低密度灶,强化或不强化(频率低)
	导水管周围、中脑顶盖、桥脑被盖低密度影
颅脑磁共振	导水管和丘脑内侧区 T_2 和 FLAIR 高信号
	少见影像:
	1. 乳头体、导水管周围、下丘脑、顶盖、小脑高信号
	2. 极小的乳头体
	3. 乳头体强化与酒精滥用相关
	4. 乳头体和小脑蚓部萎缩(慢性期)
	MRS:丘脑乳酸含量增高和低 NAA/Cr 比值

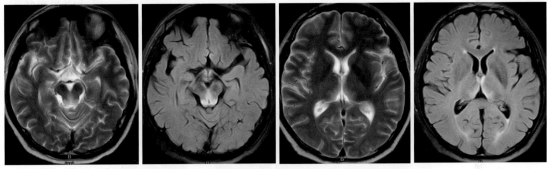

图 16‐1 韦尼克脑病(维生素 B_1 缺乏)典型 MRI 表现

(2)渗透性脱髓鞘综合征:与快速纠正低钠、低钾等电解质紊乱、酒精中毒相关。急性期:融合性脑桥中央高信号,脑桥周边和皮质脊髓束正常,亚急性期,高信号通常可部分恢复正常。患者的 MRI 特点为桥脑基底部长 T1、长 T2 信号,T2 Flair 高信号。病灶呈现“蝙蝠翅”征、“三叉戟”征或“猪鼻”征[12‐13, 20](图 16‐2)。

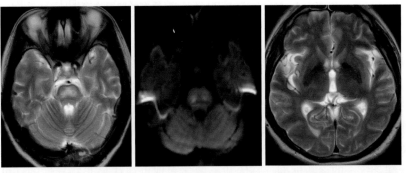

图 16‐2 渗透性脱髓鞘综合征/中央髓鞘溶解(桥内)和渗透性脱髓鞘综合征(桥外)

（3）一氧化碳中毒：一氧化碳中毒急性期由于苍白球对缺氧非常敏感，因此一氧化碳中毒特征表现是双侧对称性苍白球坏死。磁共振 T2、FLAIR 高信号灶周围环绕一圈低信号，SWI 在出血灶显示低信号。当数周后进入一氧化碳迟发中毒脑病期，磁共振表现也动态改变，可出现延迟性脑白质病变（白质脱髓鞘），T2 加权像显示半卵圆中心、脑室旁白质脱呈白质高信号融合，部分可经过数月恢复后好转或消失[5,21]（图 16-3）。

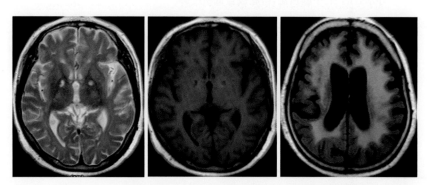

图 16-3　一氧化碳中毒引起的双侧苍白球坏死和迟发性脑病

（4）Marchiafava Bignami 病（原发性胼胝体变性）：被认为是一种与酒精中毒、营养缺乏相关的罕见、致死性疾病。随着神经影像的发展，该疾病在临床无症状或症状较轻时就被发现，从而大大降低了病死率。磁共振表现以胼胝体脱髓鞘、坏死为特征[22]（图 16-4）。

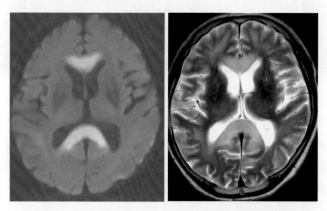

图 16-4　Marchiafava Bignami 病（原发性胼胝体变性）

（5）狼疮性脑病（图 16-5）：中枢神经狼疮（NSLE）包括多种类型中枢神经系统损伤，如脑萎缩、脑梗死、脑出血、静脉窦血栓形成、脊髓炎、自身免疫性脑炎等。其中脑梗死较为常见，占中枢神经狼疮的 15% 以上。病因可能与抗磷脂抗体综合征继发的凝血障碍、激素所致高凝状态及内皮损伤、血管炎、凝血障碍所致血栓形成后栓塞等相关。

（6）肝性脑病：可见对称双侧苍白球细胞毒性水肿所致高信号[19]（图 16-6）。

（7）PRES：1996 年 Hinchey 首次报道，现在被越来越多医生认识的可逆性后部脑病综合征，迄今为止缺乏统一的诊断标准。临床和影像学表现也往往是非特异性的。可逆性后部白质脑病的诊断需要排除其他诊断。神经系统症状、影像学上血管源性水肿、可能的诱发因素和

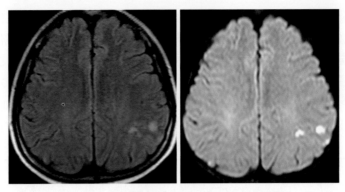

图 16-5 狼疮性脑病(血管炎所致急性脑梗死)

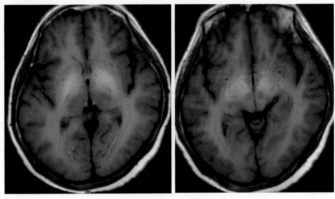

图 16-6 肝性脑病

既往共病临床背景共同组成证据链,指向最终诊断[23]。颅脑 MR 典型表现为双侧顶叶、枕叶为主的血管源性水肿。磁共振上呈 T1 低信号、T2/FLAIR 高信号,DWI 等/低信号,ADC 高信号。病灶一般双侧,可不完全对称(图 16-7)。

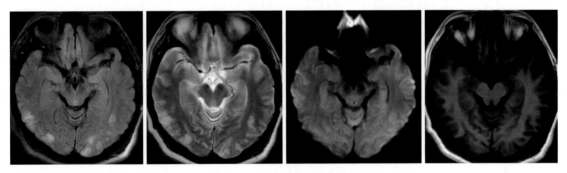

图 16-7 可逆性后部脑病综合征

(三) 脑电图

脑电图也是重要的辅助检查手段,尤其对有怀疑痫性发作和意识障碍的脑病患者明确是否存在脑内异常放电,与震颤、肢体不自主运动等症状、体征进行鉴别提供重要依据。三相波

(triphasic waves，TWs)在脑病患者脑电图中常常出现，最常见的是中毒代谢性脑病，其中以肝性脑病为首，此外还可见于肾性脑病、肺性脑病、酒精中毒、电解质紊乱等代谢性脑病，其他可出现三相波的疾病包括克雅氏病（CJD）、脓毒血症、脑炎、阿尔茨海默病、药物中毒性脑病（如锂剂、抗生素）等。不典型三相波还可与非惊厥性癫痫持续状态（NCSE）发作等其他多种疾病状态混淆[24-30]。脑电图在不同时期，呈现不同的背景及脑电图特点。如经典的肝性脑病脑电图变化示特征性三相波，典型三相波于浅昏迷期可被监测到（图16-8），在明显慢波背景

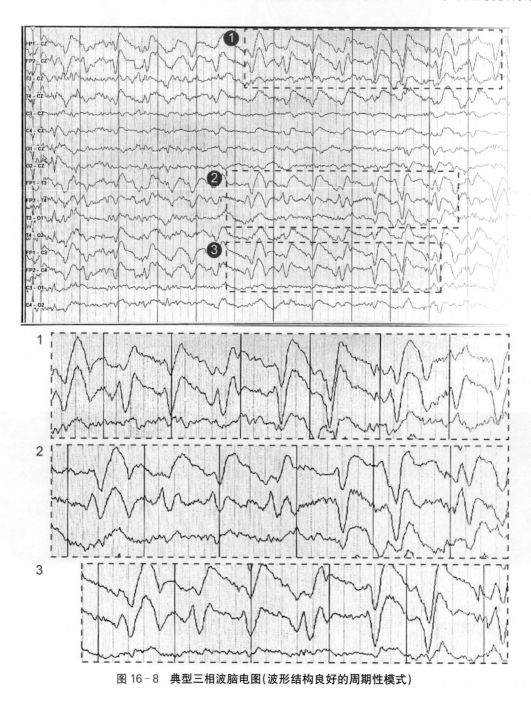

图16-8　典型三相波脑电图（波形结构良好的周期性模式）

上出现三相波；肝性脑病患者在清醒期及深昏迷期则不一定在脑电图看到典型三相波改变。因此，如果脑电图上出现典型的三相波，提示可能存在脑内较严重病变，但特异性不高。腰椎穿刺检查对于排除中枢神经系统感染、自身免疫相关脑炎等鉴别诊断有重要意义。

◆ 第三节 脑病诊断思路 ◆

在脑病的诊断中，准确可靠的病史采集是最重要的诊断依据，急性脑病的常见症状往往包括意识障碍和认知改变，因此对意识水平和认知障碍的准确判断在急性脑病的快速识别中有重要作用。格拉斯哥昏迷评分、MMSE量表可以帮助我们更准确地评估意识障碍和认知功能。重视病史采集，详细的既往史包括既往疾病、治疗过程、中毒史及接触毒物、饮食情况等，均能对我们的初步诊断提供重要线索和佐证。诊断需要结合血液检查和辅助检查来共同夯实证据，辅助检查中颅脑CT/MRI的典型影像是证据链中的重要一环。

总之，以脑病为起病的患者，病因复杂，临床表现变化多端，症状多种多样，查体可累及多个系统，神经系统专科查体异常各不一样，影像学检查也千变万化。临床医师应刻苦努力在临床学习中练就一双火眼金睛，准确识别各种脑病及病因，给予患者及时、有效的治疗。

（袁芳　梁兵）

● 思 考 题 ●

1. 脑病根据起病形式分为哪几类？急性脑病的常见疾病有哪些？
2. 脑病的影像学特征有哪些？
3. 脑电图三相波有哪些特点？三相波可见于哪些疾病？

● 参 考 文 献 ●

［1］ MARK A. OLDHAM, ROBERT G. HOLLOWAY, et al. Delirium disorder：Integrating delirium and acute encephalopathy［J］. Neurology, 2020,95(4)：173－178.

［2］ PAYNE LE, GAGNON DJ, RIKER RR, et al. Cefepime-induced neurotoxicity：a systematic review［J］. Critical care：the official journal of the Critical Care Forum, 2017,21(1)：276.

［3］ BHATTACHARYYA S, DARBY RR, RAIBAGKAR P, et al. Antibiotic-associated encephalopathy ［J］. Neurology, 2016,86(10)：963－971.

［4］ SØRENSEN CG, KARLSSON WK, AMIN FM, et al. Metronidazole-induced encephalopathy：a systematic review［J］. Journal of neurology, 2020,267(1)：1－13.

［5］ 中国医师协会神经内科医师分会脑与脊髓损害专业委员会,朱红灿等执笔. CO中毒迟发性脑诊断与治疗中国专家共识［J］.中国神经免疫学和神经病学杂志,2021,28(3)：173－177.

［6］ DROPCHO EJ. Neurotoxicity of Radiation Therapy［J］. Neurologic clinics 2010,28(1)：217－234.

［7］ WANG YX, KING AD, ZHOU H, et al. Evolution of radiation-induced brain injury：MR imaging-based study [J]. Radiology, 2010,254(1): 210 - 8.

[8] 黎成,卜超等. 放射性脑病的影像学诊断进展[J]. 岭南现代临床外科,2019,19(1): 11 - 18.

[9] 中华医学会消化病学分会,中华医学会肝病学分会. 中国肝性脑病诊治共识意见(2013 年,重庆)[J]. 中华消化杂志,2013,33(9): 581 - 596.

[10] WIJDICKS EF. Hepatic. Encephalopathy [J]. The New England journal of medicine, 2016,375(17): 1660 - 1670.

[11] ROSE CF, AMODIO P. Hepatic encephalopathy: Novel insights into classification, pathophysiology and therapy [J]. Journal of hepatology, 2020,73(6): 1526 - 1547.

[12] ÖRGEL A, HAUSER TK, NÄGELE T, et al. Image Findings in Central Pontine Myelinolysis (CPM) and Extrapontine Myelinolysis (EPM) [J]. RöFo: Fortschritte auf dem Gebiete der Röntgenstrahlen und der Nuklearmedizin, 2017,189(2): 103 - 107.

[13] KUMAR S, FOWLER M, GONZALEZ-TOLEDO E, et al. Central pontine myelinolysis, an update [J]. Neurological researchl, 2006,28(3): 360 - 366.

[14] MICHAEL R. DOBBS. Toxic encephalopathy [J]. Seminars in neurology, 2011,31(2): 184 - 193.

[15] 中国医师协会神经内科分会脑与脊髓损害专业委员会,李艺,彭英等. 慢性酒精中毒性脑病诊治中国专家共识[J]. 中华神经科杂志,2018,1(17): 3 - 7.

[16] JOHN G HANLY, ELIZABETH KOZORA, Review: Nervous System Disease in Systemic Lupus Erythematosus: Current Status and Future Directions [J]. Arthritis & rheumatology, 2019,71(1): 33 - 42.

[17] NOA SCHWARTZ, ARIEL D STOCK, Neuropsychiatric lupus: new mechanistic insights and future treatment directions [J]. Nature reviews. Rheumatology, 2019,15(3): 137 - 152.

[18] GOVONI M, BORTOLUZZI A. The diagnosis and clinical management of the neuropsychiatric manifestations of lupus [J]. Journal of autoimmunity, 2016,74: 41 - 72.

[19] SUTTER R, KAPLAN PW. What to see when you are looking at confusion: a review of the neuroimaging of acute encephalopathy [J]. Neurol Neurosurg Psychiatry, 2015,86(4): 446 - 459.

[20] SINGH TD, FUGATE JE, RABINSTEIN AA. Central pontine and extrapontine myelinolysis: a systematic review [J]. European journal of neurology, 2014,21(12): 1443 - 1450.

[21] TAPEANTONG T, POUNGVARIN N. Delayed Encephalopathy and Cognitive Sequelae after Acute Carbon Monoxide Poisoning: Report of a Case and Review of the Literature [J]. Med Assoc Thai, 2009, 92(10): 1374 - 9.

[22] HILLBOM M, SALOHEIMO P, FUJIOKA S, et al. Diagnosis and management of Marchiafava-Bignami disease: a review of CT/MRI confirmed cases [J]. Neurol Neurosurg Psychiatry, 2014,85(2): 168 - 173.

[23] GAO B, LYU C, LERNER A, et al. Controversy of posterior reversible encephalopathy syndrome: what have we learnt in the last 20 years? [J]. Neurol Neurosurg Psychiatry, 2018,89(1): 14 - 20.

[24] OGUNYEMI A. Triphasic waves during post-ictal stupor. [J]. Can J Neurol Sci Actions Search in PubMed Search in NLM Catalog Add to Search, 1996,23(3): 208 - 212.

[25] KANE N, ACHARYA J, BENICKZY S, et al. A revised glossary of terms most commonly used by clinical electroencephalographers and updated proposal for the report format of the EEG findings [J]. Clin Neurophysiol Pract, 2017,2: 170 - 185.

[26] HIRSCH LJ, LAROCHE SM, GASPARD N, et al. American Clinical Neurophysiology Society's Standardized Critical Care EEG Terminology: 2012 version. [J] Clin Neurophysiol, 2013,30: 1 - 27.

[27] BICKFORD RG, BUTT HR. Hepatic coma: the electroencephalographic pattern. [J] Clin Invest Actions Search in PubMed Search in NLM Catalog Add to Search, 1955,34(6): 790 - 799.

［28］ TRIPLETT JD，LAWN ND，DUNNE JW. Baclofen neurotoxicity：a metabolic encephalopathy susceptible to exacerbation by benzodiazepine therapy ［J］. J Clin Neurophysiol，2019；36：209 - 212.

［29］ MARTÍNEZ-RODRÍGUEZ JE，BARRIGA FJ，SANTAMARIA J，et al. Nonconvulsive status epilepticus associated with cephalosporins in patients with renal failure ［J］. Am J Med，2001，111：115 - 119.

［30］ FERNÁNDEZ-TORRE JL，KAPLAN PW. Atypical or Typical Triphasic Waves-Is There a Difference? A Review ［J］. Clin Neurophysiol，2021，38(5)：384 - 398.

名词对照及索引